Annette Heuwinkel-Otter

Anke Nümann-Dulke

Norbert Matscheko

Pflegediagnosen für die Kitteltasche

Menschen pflegen

Annette Heuwinkel-Otter
Anke Nümann-Dulke
Norbert Matscheko

Pflegediagnosen für die Kitteltasche

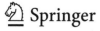 Springer

Annette Heuwinkel-Otter

Leopoldstraße 108b

80802 München

Norbert Matscheko

Eduard-Schmid-Straße 13

81541 München

Anke Nümann-Dulke

Kluskampstraße 29

32657 Lemgo

ISBN-13 978-3-642-01318-8 Springer-Verlag Berlin Heidelberg New York

Bibliografische Information der Deutschen Nationalbibliothek
Die Deutsche Nationalbibliothek verzeichnet diese Publikation in der Deutschen Nationalbibliografie;
detaillierte bibliografische Daten sind im Internet über http://dnb.d-nb.de abrufbar.

Springer Medizin
Springer-Verlag GmbH
ein Unternehmen von Springer Science+Business Media

springer.com

Planung: Barbara Lengricht und Susanne Moritz, Berlin
Projektmanagement: Ulrike Niesel, Heidelberg
Lektorat: Ute Villwock, Heidelberg
Layout und Einbandgestaltung: deblik Berlin
Satz: Fotosatz-Service Köhler GmbH – Reinhold Schöberl, Würzburg

SPIN: 86205378

Gedruckt auf säurefreiem Papier   22/2122/UN – 5 4 3 2 1

Geleitwort

Sehr geehrte Kolleginnen und Kollegen,

das Aufgabenspektrum von beruflich Pflegenden hat sich in den vergangenen Jahren gewandelt und das Arbeitspensum verstärkt. Für Pflegende bedeutet das möglichst effektiv zu arbeiten und mit zeitlichen Ressourcen sorgfältig umzugehen. Dieses Kitteltaschenbuch hilft Ihnen dabei. Es gehört zu dem **4. Teil des pflegediagnostischen Lehr- und Lernkonzeptes »Menschen pflegen«**.

Das **Gesamtkonzept** besteht nunmehr aus einem 3-bändigem Ausbildungsbegleiter, einem 1-bändigem Praxisbegleiter für Pflegeprofis, einer Lernplattform www.menschen-pflegen-ist-mehr.de und dem nun veröffentlichten Kitteltaschenbuch. Bereits im Jahr 2009 erhielten die Herausgeber für das Gesamtkonzept den **Clementine von Wallmenich-Sonderpreis der Schwesternschaften des Deutschen Roten Kreuzes** (DRK), obwohl zu dem Zeitpunkt das Kitteltaschenbuch noch nicht veröffentlicht war. Dieses zeigte schon im Vorfeld, welchen Erfolgsweg dieses Lernkonzept in den nächsten Jahren für Pflegende im Alltag als verlässlicher Begleiter darstellen würde.

Der **Buchaufbau** folgt dem Motto der anderen Bücher in dieser Reihe: »Gleiches steht an gleicher Stelle«. Das Taschenbuch ist zum Nachschlagen gedacht, so dass Sie schnell und korrekt Pflegediagnosen stellen sowie die geeigneten Pflegemaßnahmen auswählen können. Sie finden kurze Informationen:

– zu den pflegerischen Beobachtungstechniken,
– zum Erstellen einer Pflegeanamnese,
– zum Formulieren von Pflegezielen,
– zum Pflegetherapeutischen Konzept, mit Angaben zur Prävention, zu Pflegemaßnahmen und zum Anleiten und Beraten und
– Krankheitsbilder bzw. Lebenssituationen mit den wichtigsten Kurzinformationen aus dem Pflegetherapeutischen Konzept.

Trotz der vielen Herausforderungen an unseren beruflichen Alltag wünsche ich Ihnen viel Freude an Ihrem Beruf und halten Sie sich vor allem die attraktiven Chancen des Berufsbildes Pflege vor Augen. Allerdings vergessen Sie bei allem Engagement für Ihren Beruf nicht sich selbst und nutzen sie Hilfen, die Ihnen die Arbeit erleichtern, wie das Konzept »Menschen pflegen«.

Ihr
Andreas Westerfellhaus
Präsident des Deutschen Pflegerates (DPR)

Inhaltsverzeichnis

Wo finde ich was? So nutzen Sie Ihren Kitteltaschenbegleiter

Sehr geehrte Kolleginnen und Kollegen,

das Kitteltaschenbuch dient der schnellen Orientierung, um Pflegediagnosen (PD) zu stellen und die geeigneten Interventionen auszuwählen. Wir haben dieses Praxisbuch für Auszubildende wie für Pflegeprofis geschrieben. Es bietet Ihnen eine Übersicht der Pflegemaßnahmen bei verschiedenen Lebenssituationen und Krankheitsbildern. Ziel ist es, dass Sie als Leserinnen und Leser, mit diesen Informationen, sofort handeln können.

Das Buch beinhaltet die **60 grundständigen Pflegediagnosen** aus Heuwinkel-Otter et al. »Menschen pflegen«. Sie orientieren sich an den NANDA-Pflegediagnosen. Zu Beginn jedes Kapitels finden Sie die Übersetzung der Pflegediagnosen-Titel und Kennzeichen vom Huber Verlag (2005–2006). Sternchen (*) weisen auf Ergänzungen bzw. Veränderungen der Herausgeber für die jeweilige Pflegediagnose hin. Im hinteren Serviceteil des Buches finden Sie eine Liste der PD-Titel und der Definitionen beruhend auf der aktuellen Übersetzung der NANDA-Pflegediagnosen des RECOM Verlags (2007-2008). Anhand der einheitlichen Taxonomie finden Sie die Diagnosen schnell und können sie miteinander vergleichen.

Das Buch ist nach einer einheitlichen Kapitelstruktur aufgebaut:
1. **Grundständige Pflegediagnosen** mit PD-Titel, Definitionen, Risikofaktoren, Kennzeichen und die NANDA-Pflegediagnosen-Titel mit Taxonomie
2. **Kriterien der Beobachtung** mit Beobachtungstechnik (PA = Pflegeanamnese, PB = Pflegerische Beobachtung, PZ = Pflegeziele)
3. **Pflegetherapeutisches Konzept** (P = Prävention, PM = Pflegemaßnahmen, A/B = Anleiten und Beraten)

4. **Lebenssituationen und Krankheitsbilder** (P = Prävention, SM = Sofort-
   maßnahmen, PM= Pflegemaßnahmen, A/B = Anleiten und Beraten)

Stichwortartig erfahren Sie welche Pflegemaßnahmen, bei welchen Pflegediagnosen anzuwenden sind. Die dafür genutzten **Abkürzungen** und
Symbole finden Sie in der folgenden Legende erklärt. In diesem Kitteltä-
schenbuch wird, innerhalb der Pflegemaßnahmen, auf **Handlungstabellen**
aus dem Buch »Menschen pflegen. Der Praxisbegleiter für Pflegeprofis«
hingewiesen. Diese Handlungstabellen sind wie Standards aufgebaut, was
eine schnelle Orientierung fördert und einheitliches Arbeiten und Dokumentieren ermöglicht. Aspekte zur »**Gesundheitsberatung**« sind in blauer
Schrift dargestellt.

Das Buch gehört zur Reihe »Menschen pflegen«. Neben diesem Kitteltä-
schenbuch sind bereits der »Ausbildungsbegleiter« und der »Praxisbegleiter
für Pflegeprofis« erschienen. Hilfreiche Arbeitsmaterialien finden Sie auf
der Webseite www.menschen-pflegen-ist-mehr.de

Mit diesem Buch möchten wir für Lehrer, Auszubildende und Pflegeprofis
in Zukunft ein Standardwerk anbieten, das ein einheitliches Lehren und
Arbeiten fördert. Darin sehen wir unseren Beitrag den Theorie-Praxiskon-
flikt aufzulösen.

Im August 2010

Annette Heuwinkel-Otter (mitte), Anke Nümann-Dulke (re.),
Norbert Matscheko (li.)
Herausgeber

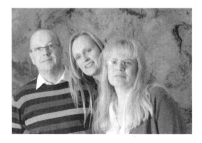

Abkürzungen und Symbole

∅	Durchmesser/Durchschnitt
≅, ≙	entspricht
≠	entspricht nicht
↑	erhöht, gesteigert
↓	herabgesetzt, reduziert
→	daraus folgt/führt zu
3×	dreimal
A/B	Anleiten und Beraten
AHB	Anschlussheilbehandlung
allg.	allgemein
ASE	Atemstimulierende Einreibung
auf Anordnung	auf Anordnung des Arztes
AZ	Allgemeinzustand
b. B.	bei Bedarf
bes.	besonders
BWS	Brustwirbelsäule
BZ	Blutzucker
chron.	chronisch
d	Tag
D	Diagnose
DMS	Durchblutung Motorik Sensorik
einschl.	einschließlich
entspr.	entsprechend
GCS	Glasgow Coma Scale (Glasgow-Koma-Skala)
gel.	gelegentlich
h	Stunde
HWS	Halswirbelsäule
HZV	Herzzeitvolumen
i. Allg.	im Allgemeinen
i. d. R.	in der Regel
i.m.	intramuskulär
i.v.	intravenös

IE	internationale Einheiten
insb.	insbesondere
IZ	Infektionszeichen
KG	Körpergewicht
KH	Krankenhaus
KT	Konservative Therapie
li.	links
Lj.	Lebensjahr
LWS	Lendenwirbelsäule
M.	Maßnahmen bzw. Morbus
max.	maximal
Med.	Medikament/e
med.	medikamentös
medi.	medizinisch
Mo.	Monat(e)
mögl.	möglichst
MT	Medikamentöse Therapie
MTS	medizinischer Thromboseprophylaxestrumpf
NaCl	0,9%ige Kochsalzlösung
NW	Nebenwirkungen
O_2	Sauerstoff
OGTT	oraler Glukosetoleranztest
Op.	Operation
OT	Operative Therapie
P	Prävention
PA	Pflegeanamnese
PB	Pflegerische Beobachtung
peri-op.	perioperativ
PH	Pflegeheim
PM	Pflegemaßnahmen
post-op.	postoperativ
pp.	postpartum
prä-op.	Präoperativ
PZ	Patientenziele

R	Rehabilitation
re.	rechts
rel.	relativ
Rö.	Röntgen
Rö.-Thorax	Thoraxröntgenaufnahme, Brustkorb röngten etc.
s.c.	subkutan
sl.	sublingual
SM	Sofortmaßnahmen
stündl.	stündlich (1/4-stündlich)
Supp.	Suppositorium
tägl.	täglich
Tbc	Tuberkulose
Temp	Körpertemperatur/Temperatur
Trpf.	Tropfen
v. a.	vor allem
V. a.	Verdacht auf
VW	Verbandwechsel bzw. Verband (Gips-VW, Druck-VW)
weibl.	weiblich
wg.	wegen
Wo.	Woche(n)
wöchentl.	wöchentlich
WS	Wirbelsäule (WS-Abschnitt)
Z. n	Zustand nach
ZNS	zentrales Nervensystem
ZVD	zentraler Venendruck
zw.	zwischen

Kurz und knapp – Was Sie über Pflegediagnosen wissen sollten

Annette Heuwinkel-Otter

Grundständige Pflegediagnosen – Warum?

Zur Zeit gibt es 188 internationale NANDA-Pflegediagnosen und stets kommen weitere hinzu. Für eine besser Übersicht, haben die Herausgeber **Pflegediagnosen-Cluster** gebildet. Ziel dieser neuen Kategorisierung war es, **für den deutschsprachigen Raum schlüssige, alphabetisch ordnungsfähige Sammelbegriffe** zu erhalten. Dafür haben die Herausgeber eine Auswahl der NANDA-Pflegediagnosen getroffen, formulierten sie z. T. um und ergänzten neue Pflegediagnosen. So entstanden die **60 grundständigen Pflegediagnosen**, die sich besser einprägen und der Praxis gerecht werden. Mit den grundständigen PD lässt sich das Aufgabenspektrum von Pflege so gut wie vollständig abbilden. Beherrschen Sie diese 60 PD, werden Sie jeden Menschen angemessen versorgen können.

Zur **Dokumentation** können Sie die Klassifikation aus diesem Buch (A1, A2, A3 etc.), die NANDA-Taxonomie II (NANDA 00094, NANDA 00092, NANDA 00042 etc.) oder eine Kombination von beiden (A1 NANDA 00092) für die Pflegediagnosen verwenden. Die NANDA-Klassifikation oder eine Kombination beider Klassifikationen bietet sich an, wenn Sie mehr als 60 PD und eine dezidiertere Unterteilung benutzen wollen.

Pflegediagnosen im Pflegeprozess

Die Einbindung der PD in den Pflegeprozess ist einfach: Sie ersetzen die Pflegeprobleme. Die Herausgeber entwickelten ein 4-Phasenmodell des Pflegeprozesses (◘ Abb. 1), um die **Anwendung der PD** zu erleichtern und zwei wichtige Faktoren hervorzuheben:

1. Pflege ist auch **Therapie**.
2. Die **Anpassung** der Pflege ist ein eigenständiger Schritt des Pflegeprozesses. Er bezieht sich auf eine veränderte Patientensituation, ist aber auch aufgrund von neuen wissenschaftlichen Erkenntnissen notwendig (◘ Tabelle 1).

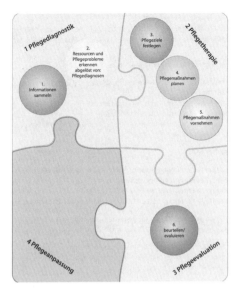

◘ Abb. 1. Pflegeprozesspuzzle: Vom 6-Phasenmodell zum 4-Phasenmodell. Der Pflegeprozess funktioniert nur, wenn alle Teile vollzählig sind

Bestandteile von Pflegediagnosen

Die NANDA-PD setzen sich zusammen aus einem **PD-Titel** (eingeschränkte Gesundheit oder veränderter Lebensprozess), meist einem **Bestimmungswort** und einer **Definition** (bzw. Problembeschreibung). Hinzu kommen je nach PD-Art die **E**influssfaktoren (Ätiologie/Ursachen, mögl. Ursachen, Risikofaktoren/Gefahren) und **S**ymptome/Kennzeichen (Zeichen, Merkmale). Des Weiteren wird **präzisiert** nach **Inhalt, Grad** und **Zeit**.

> ◲ **Tab. 1.** 4-Phasenmodell des Pflegeprozesses nach Heuwinkel-Otter, Nümann-Dulke, Matscheko in Anlehnung an das 4-Phasen-Model der WHO
>
> **1) Pflegediagnostik** (Pflegediagnostischer Prozess)
>
> ▬ Informationen, inklusive Ressourcen, **sammeln** (Gespräche, Untersuchung, Messungen etc.)
> ▬ Informationen **analysieren**, interpretieren
> ▬ Informationen **synthetisieren** (bündeln)
> ▬ Kennzeichencluster **benennen**, Pflegediagnose **formulieren** (Verdachtsdiagnose und/oder endgültige)
>
> **2) Pflegetherapie**
>
> ▬ Pflegeziele und Pflegerichtung festlegen (aktivierend, gleich bleibend, palliativ, koordinierend und präventiv)
> ▬ Pflegemaßnahmen planen
> ▬ Pflegemaßnahmen umsetzen (inkl. Prävention, Gesundheitsberatung)
>
> **3) Pflegeevaluation** (Erfolg der Pflegetherapie anhand der Situation des Pflegebedürftigen bewerten, z. B. Gesundheitszustand, Verhaltensänderung)
>
> **4) Pflegeanpassung** (Pflegetherapie anpassen aufgrund veränderter Situation des Pflegebedürftigen, erfolgloser Pflegetherapie, neuem Pflegefachwissen, neuer wissenschaftlicher Erkenntnisse)

Das PES-R-Schema

Pflegediagnosen werden nach dem PES bzw. besser nach dem PES-R-Schema erstellt: **P**D-Titel, **E**influssfaktoren, **S**ymptome, **R**essourcen. In anderer Literatur ist das »E« durch ein »Ä« (Ätiologie = Ursachen) ersetzt = PÄS-R-Schema. Zum **Beispiel: P** = PD-Titel – beeinflusst durch (b/d) **E** = Einflussfaktor – angezeigt durch (a/d) **S** = Symptome, Zeichen und Merkmale

❶ **Wichtig:** Bei der Dokumentation auf eine Formulierungsweise einigen! Die Formulierungen »b/d« oder »a/d« entfallen, wenn mit den Buchstaben PESR oder PÄSR gearbeitet wird.

Arten von Pflegediagnosen

- **Aktuelle PD** beschreiben aktuelle, d. h. derzeitige Reaktionen von Menschen auf Gesundheitsprobleme oder Lebensprozesse und sind nach dem PES-R-Schema aufgebaut.
- **Risiko-PD** benennen voraussehbare Zustände, die evtl. eintreten werden, aber noch nicht eingetreten sind.
- **Syndrom-PD** umfassen eine Gruppe von aktuellen PD oder Risiko-PD, die mindestens einen gemeinsamen ätiologischen Faktor besitzen, der im PD-Titel enthalten ist.
- **Gesundheitsdiagnosen** finden Anwendung bei gesunden Menschen, die den Wunsch äußern, ihr Gesundheitsverhalten zu ändern, um von einem bestehenden Gesundheitsniveau zu einem höheren zu gelangen oder um sich persönlich weiterzuentwickeln.

Tabelle 3 im hinteren Teil des Buches erläutert die 60 grundständigen PD und die Clusterbildung mit den zugeordneten NANDA-PD. Die NANDA-PD sind zusätzlich durch die Taxonomie II kenntlich gemacht.

A1 Aktivitätsintoleranz, Gefahr/Aktivitätsintoleranz

Grundständige PD

Aktivitätsintoleranz, Gefahr/Aktivitätsintoleranz: Gefahr einer bzw. ungenügende physische oder psychische Kraft, um die erforderlichen oder erwünschten Lebensaktivitäten zu verkraften oder auszuführen
Risikofaktoren/Aktivitätsintoleranz, Gefahr: Bettruhe; Schlafdefizit*; bestehende oder frühzeitig erkannte schwerwiegende Erkrankungen* (z. B. Krebs, Multiple Sklerose, Morbus Alzheimer, Depressionen); schlechter Allgemeinzustand; Herzkreislaufprobleme, Atemnot; Überängstlichkeit, sich weh zu tun oder zu verletzen*; äußert Unvermögen/Unfähigkeit, die erwartete Aktivität auszuführen*

Kennzeichen

Verbale Hinweise: Klagt über Müdigkeit und Schwäche, Schlafmangel, äußert bei Anstrengung Missbehagen*, äußert »Ich kann das nicht« oder »Ich will das nicht*«
Veränderungen im Verhalten: Unterbricht Aktivität aufgrund von Atemnot oder Schmerzen*; bewegt sich nur, wenn notwendig, verlangsamt und zögerlich*
Veränderungen des Körpers: Schwacher Muskeltonus*, gebeugte Körperhaltung*, bei Anstrengung: evtl. Zyanose, Blässe, Tachykardie/Bradykardie, Herzrhythmusstörungen, Hypertonie/Hypotonie*

NANDA-PD, Taxonomie

Aktivitätsintoleranz 00092
Aktivitätsintoleranz, Gefahr 00094
Bewegungsmangel 00168

1   Kriterien der Beobachtung

Ursachen: Einschränkungen körperlicher Funktionsfähigkeiten, z. B. Verlust der Sehfähigkeit oder motorischer Fähigkeiten; **psychische Belastungen,** z. B. Traumata; **psychiatrische Erkrankungen,** z. B. endogene Depression, schizophrene oder organische Psychosen mit Bewusstseinsstörungen; durch Med., z. B. Neuroleptika und Sedativa (wirken **antriebsmindernd, sedierend).**

Beobachtungstechniken

PA: Aufnahmegespräch mit Blick auf frühere Gewohnheiten, Verhaltensweisen:

- Wie aktiv schätzen Sie sich selbst ein? Hat sich eine Veränderung ergeben?
- Betreiben Sie Sport? Wenn ja, welchen, in welcher Pulsfrequenz haben Sie trainiert?
- Haben Sie Hobbys? Welche Bedeutung haben diese für Sie? Wünschen Sie sich von uns dahingehend Unterstützung?
- Haben Sie körperliche Einschränkungen, die Sie bei gewohnten Aktivitäten behindern?

PB: **Aktive und passive PB:** körperliche Leistungsfähigkeit (Kreislauf, Atmung, muskuläre Ressourcen), Verhalten (bevorzugte Art der Aktivität, Ruhephasen, Lebensweise, z. B. isst schnell/langsam, verbringt viel Zeit im Bett), vitale Parameter und Reaktionen bei Belastung messen.

PZ: Der Patient
- steigert die Anzahl der Aktivitäten,
- nimmt am Aktivitätsprogramm kontinuierlich teil,
- ist sozial in das soziale Geschehen der Pflegeeinrichtung integriert.

2   Pflegetherapeutisches Konzept

P: Aktivitäten, die den Patienten interessieren. Überforderung vermeiden! Ausführung der M. kontrollieren, auf Überlastungszeichen achten, ggf. Ruhepause einlegen oder Weiterführung verschieben.

PM: **Hilfen zur Erleichterung der Aktivität anbieten,** z. B. in Gruppen, spez. Interessen berücksichtigen; **Aktivitätsprogramme erstellen** ggf. in

Zusammenarbeit mit externen Therapeuten, z. B. Beschäftigungs-, Musik-, Sport- oder Bewegungstherapie.

A/B: Angehörige auf die Zeit nach dem Klinikaufenthalt vorbereiten, in die Gestaltung des Aktivitätsprogramms einbeziehen.

3   Autismus

P: Leitfaden zur Erkennung des frühkindlichen Autismus anwenden, Frühberatung bei V. a. Autismus organisieren, Balance zw. Anforderung und Unterforderung halten, Aufbau einer Beziehung, damit Betroffene sich der Außenwelt öffnen.

PM: Gesellschaftliche Integration fördern, z. B. verhaltenstherapeutische Verfahren, körperbezogene Therapieansätze, gestützte Kommunikation (FC = facilitated communication), unterstützende Kommunikation (AAC = augmentative and alternative communication), TEACCH-Programm (treatment and education of autistic and related communication handicapped children). **Wechsel** von **Bezugspersonen vermeiden.** Kontakt zu Angehörigen, Aktivitätsprogramme, Kontaktangebote, auf Betroffenen eingehen, Routinen beibehalten, Veränderungen nur in überschaubaren Schritten, Rückzugsmöglichkeiten geben. Ggf. Med.-Einnahme überwachen (z.B. Benzodiazepine, Anitkonvulsiva, Antidepressiva).

A/B: Eltern motivieren, sich einer Selbsthilfegruppe anzuschließen: z. B. Bundesverband zur Förderung von Menschen mit Autismus (www.autismus.de).

A2 Allergische Reaktion, Gefahr/Allergische Reaktion

Grundständige PD

Allergische Reaktion, Gefahr*/Allergische Reaktion*: Gefahr einer bzw.
überempfindliche körperliche Reaktion durch den Kontakt mit best. (meist
exogenen) Substanzen*

Risikofaktoren/Latexallergische Reaktion, Gefahr: Kontakt mit Latex-
proteinen*, latexhaltigen Produkten* (z. B. Blasendauerkatheter, Absaug-
katheter, Tuben, Kondome), latexhaltigen Pflanzen* (z. B. Ficus, Weih-
nachtsstern, Gummibaum); bestehende Allergien (z. B. Bananen,
Kiwis, Avocados); Berufe mit tägl. Kontakt zu Latexprodukten (z. B. Handschuhe)

Kennzeichen

Verbale Hinweise: Klagt über Juckreiz, Brennen, Hitzegefühl
Veränderungen im Verhalten: Unruhig, kratzt Körperregionen*
Veränderungen des Körpers: Veränderung der Haut und Schleimhaut:
Quaddeln, Bläschenbildung, lokale Rötung, Schwellung, Kratzspuren*;
Atemnot (Stridor); tränende, geschwollene Augen (Quincke-Ödem*); evtl.
Schockzeichen*

NANDA-PD, Taxonomie

Latexallergische Reaktion, Gefahr 00042
Latexallergische Reaktion 00041

1   Kriterien der Beobachtung

Histamin als Hauptauslöser z. B. für Hautrötung, Schwellung, Verengung
der Luftwege, Erhöhung der Durchlässigkeit von Blutgefäßen. Bes. an
Schleimhäuten von Augen, Nase, Bronchien, Magen-Darm-Trakt, Haut und
im Herz-Kreislauf-System → starke Reaktionen → auf eine Körperregion

begrenzt, z. B. Heuschnupfen, Kontaktallergie; oder betreffen gesamten Körper, z. B. anaphylaktischer Schock.

Beobachtungstechniken

PA: Lebenssituation des Patienten klären, z. B. durch folgende Fragen

- Reagieren Sie auf best. Stoffe, z. B. Nahrungsmittel, überempfindlich?
- Gibt es Med., die Sie nicht vertragen?
- Hatten Sie schon einmal eine Bluttransfusion? Wenn ja, haben Sie sie gut vertragen oder gab es unangenehme Reaktionen?

PB: **Allergische Reaktionen erkennen: Augen:** Juckreiz, gerötet, vermehrter Tränenfluss; **Nase:** Juckreiz z. T. übergehend auf Gaumen, Ohren, häufiges Niesen, klarer, flüssiger Schleim; **Atemsystem:** Verengung der Luftwege, anschwellende Schleimhaut; **Magen-Darm-Trakt:** Übelkeit, Erbrechen; **Haut:** Rötung, Schwellung, Quaddel-, Pustel- oder Bläschenbildung, Juckreiz; **Herz-Kreislauf:** Tachy- oder Bradykardie, Hypo- oder Hypertonie → ❶ **Gefahr:** anaphylaktischer Schock.

Hauttest bei Allergien: z. B. Prick-Test, Intradermaltest (Intrakutantest), Reibetest, Scratch-Test, Epikutantest (Läppchentest). **Ergänzende diagnostische M.:** z. B. Ausschlussdiät bei Nahrungsmittelallergien, Radioallergosorbenttest (RAST), Provokationstests (Bestätigungstests).

PZ: richten sich danach, ob vorgebeugt oder bestehenden Allergien entgegengewirkt werden soll:
- Die Schwangere weiß, dass Stillen das Allergierisiko mindert.
- Patienten kennen ihre auslösenden Allergene und wissen, wann und wo sie anzutreffen sind; sie berücksichtigen M. im Alltag, um Allergenen auszuweichen.

2   Pflegetherapeutisches Konzept

P: **Allg. M.:** z. B. zum Stillen anleiten, kein übermäßiger Gebrauch von Deos, Körperwaschlotionen, Seifen, Desinfektionsmitteln im Haushalt. Rangfolge der Präventionsmaßnahmen:
- **Primär:** Potenziell gesundheitsschädigende Faktoren vor ihrem Wirksamwerden ausschalten, z. B. Atopieprophylaxe im Säuglingsalter

- **Sekundär:** Vorsorgeuntersuchungen ermöglichen frühestmögliche Diagnose mit entspr. Therapie, z. B. Allergenvermeidung oder spezifische Immuntherapie (SIT)
- **Tertiär:** Präventionsstufe dient der Begrenzung und Rehabilitation von Krankheitsfolgen, z. B. wenn mögl. berufliche Umschulungen, Kuraufenthalte in entspr. Regionen mit Reizklima

PM: **Allergene** in der Ernährung **vermeiden**. Allergene in der Umgebung meiden, z. B. Kontakt mit Tieren verringern. Allergien durch Heilfasten minimieren, ❶ **Vorsicht:** Fasten belastet den Kreislauf. Allergische Reaktionen durch **Kälte** lindern, z. B. Eisauflagen, Wickel, kalte Quark-, Moor- oder Lehmpackungen, Eislutschen bei Schwellung von Zunge oder Rachen (wirkt nicht bei Kehlkopfödem!).
A/B: Nur Produkte kaufen, deren Inhaltsstoffe auf der Packung angegeben sind. Vor dem Umstellen von Kosmetika und Hautpflegemitteln: Ellenbeugentest. ❶ **Vorsicht** beim Umgang mit Tensiden, Duft-, Farb- und Konservierungsstoffen!

3   Mit einer Allergie leben

P: Allergenkarenz, über Hyposensibilisierung informieren.
PM: Nicht übermäßig häufig und lange waschen, baden. Meersalz, bes. vom Toten Meer → wirkt positiv auf Hautmilieu. Notfallset und Wirkung der Notfall-Med. (H1-Rezeptor-blockierendes Antihistaminikum, Glukokortikoid, Adrenalin) erklären.
A/B: Allergiepass, ggf. Notfallset stets dabei haben (besser Sprays und Flüssigkeiten als Tabletten, da sie bei zugeschwollene Rachen meist noch geschluckt werden können).
Hinweise für den **Alltag**:
- **Autofahren:** Allergiker fühlen sich im Auto wohler mit einer auf Rezirkulation gestellten Belüftung
- **Bau-** und **Einrichtungsmaterial:** Schadstoff- und allergenarmes Material
- **Hausputz:** schwer zugängliche oder selten gereinigte Stellen vom Staub befreien
- **Lüften:** Stoßlüften, d. h. mehrmals tägl. für kurze Zeit Fenster öffnen → spart Energie, verringert Atemluftbelastung
- **Sonnenschutz:** im Solarium vorsichtig vorbräunen; allergenfreie Sonnenschutzmittel, mit mind. LSF 15 verwenden

- **Staubschutz:** 2x/Wo. Staub saugen (Mobiliar, Bodenbeläge, Vorhänge, Kissen, Polster)
- **Temperatur:** Milben und Pilze mögen es warm → daher im Schlafzimmer max. 18°C
- **Trockenheit:** Schimmelpilze und Hausstaubmilben brauchen rel. Luftfeuchtigkeit von 70–80% daher → im Haus Luftfeuchtigkeit nicht > als 70%

4   Allergische Erkrankungen

4.1   Nahrungsmittelallergie

P: Allergie auslösende Lebensmittel vermeiden, (Hyposensibilisierung ist hier wirkungslos). **Allergiepass** stets bei sich tragen.
SM: Schockposition, Adrenalininjektion, Kortisoninjektion, Flüssigkeitssubstitution durch Infusion.
PM: Für komplette Allergenelimination sorgen, Ernährung entspr. ausrichten. Über Kreuzallergien informieren. Antihistaminika und Salben zur Symptomreduktion (Juckreiz, Hautrötung).
A/B: Beschaffung und Umgang mit allergenfreien Lebensmitteln schulen. Über **SM** informieren: bei Schwellung im Mund/Rachenraum Eiswürfel zum Lutschen geben!

4.2   Pollenallergie (Heuschnupfen)

P: Über regionale Pollenflugkalender und Pollenflugvorhersagen in Radio und Fernsehen informieren. Hyposensibilisierung (über 3–5 J. hinweg).
PM: Med.-Therapie (Antihistaminika, Cromoglicinsäure- ggf. kortikoidhaltige Präparate). Bei entzündeten Augen mehrmals tägl. feuchte Kompressen oder Tücher mit klarem, kaltem Wasser auf geschlossene Augen legen.
A/B: Sonnenbrillen in Räumen tragen → mildert evtl. Lichtempfindlichkeit der Augen. Bei Augenentzündungen → keine Kontaktlinsen. Vor dem Schlafen Duschen (Pollen abspülen), nachts Fenster geschlossen halten. Urlaub in Gegenden machen, wo keine Pollen vorhanden sind.

4.3   Hausstauballergie

P: Auslöser: Kot der Hausstaubmilbe → Staubfänger (Teppichböden, Bettvorläger, Polstermöbel, offene Bücherregale, Textiltapeten, schwere Vorhänge, Jalousien) aus Schlafzimmer **entfernen**. Gründliche, mögl. feuchte **Wohnungsreinigung**, insbes. z. B. Wandabsätze, Bodenleisten. Evtl. milbentötende Präparate. Staubsauger mit Feinstaubfilter ausrüsten. Wohnung regelmäßig gründlich lüften. Matratzen mit Plastikfolien oder milbenkotdichten Überzügen umwickeln, ältere Matratzen ersetzen, Matratzenauflagen benutzen und 1-mal/Mo. wechseln. Kopfkissen, Bettdecken bei 60° waschen, Kopfkissen mehrmals/J. waschen. Besser Ledersofa statt Stoff oder Velourleder.
PM: Zur Vorbeugung und Therapie cromoglicinsäurehaltige Nasensprays und Augentropfen. Weiter M. nach Symptomatik.
A/B: Atemmaske beim Reinigen der Wohnung tragen.

4.4   Medikamentenallergie

P: Med. meiden, evtl. Hyposensibilisierung.
SM: Verursachendes Med. sofort absetzen; Bluttransfusion sofort unterbrechen. Patienten mit leicht erhöhter Position der Beine hinlegen. Bei Asthmaanfall oder Schockzeichen: O_2 über Nasensonde oder Maske verabreichen. Bei anaphylaktischen Reaktionen: ggf. Herz-Lungen-Wiederbelebung.
PM: Tabletten, Salben, Injektionen (z. B. Antihistaminika, Kortison, Bronchodilatatoren) auf Anordnung verabreichen. Bei Hautausschlag: Eispackungen, kühle Umschläge.
A/B: Bei bekannter Med.-Allergie: immer Allergiepass mitführen,
❶ **Vorsicht:** bei freiverkäuflichen Med. (Apotheker, Arzt nach Inhaltsstoffen fragen).

4.5   Kontaktallergie

P: Auslösende Stoffe (Kosmetika, Nickel in Modeschmuck, Desinfektionsmittel, Latexprodukte) meiden.
SM: Auslösendes Material entfernen, ggf. kortisonhaltige Salbe auftragen.
PM: Bei akutem Kontaktekzem: Kühlen. Bei trockner, rissiger Haut: Fettsalben. Med. (z. B. harnstoffhaltige Salben, Kortison, Antihistaminika) auf Anordnung. Regelmäßige sterile Schutzverbände, Hautblasen nicht eröffnen (Infektionsgefahr!).

A/B: Bei bekannter Kontaktallergie: individuelle Schutz-M.: z. B. Schutzhandschuhe, Hautschutzschaum.

4.6   Neurodermitis

P: **Ursachen** eines Schubes: emotionaler Stress, Temp.-Schwankungen, jahreszeitliche Einwirkungen, Woll- und Seidenkleidung, Waschmittelrückstände, Nahrungsmittel, z. B. best. Öle und Fette. Mögl. **Folge**: Unsicherheit, Zurückgezogenheit, Depressionen → ggf. Psychotherapie. Nicht zu oft, zu heiß und zu lange baden oder duschen. Waschen nur mit Wasser, ggf. rückfettende Waschlotionen. Kosmetika, Deos usw. nicht dauernd und übermäßig verwenden.

PM: Salben (z. B. kortison- oder teerhaltig) auf Anordnung. Verdickte Hautschichten mit azetylsalizylhaltiger Salbe entfernen. Keine Massagebürsten, harte Schwämme benutzen. Bei trockener Haut: Ölbäder. Nach Körperwäsche: Haut trocken tupfen, nicht reiben.

A/B: **Ist keine Allergie**, tritt jedoch oft in Kombination mit Allergien auf. Kleidung aus Baumwolle, Schutzhandschuhe bei Hausarbeit tragen. Sonnenlicht, Meer- oder Höhenluft wirken oft positiv.

4.7   Anaphylaxie/Anaphylaktischer Schock

P: Allergen vermeiden, Langzeit-Hyposensibilisierung. ❶ **Wichtig:** Allergiepass, Adrenalinspritze mit sich führen.

SM: Schocktherapie: z. B. Schockposition (bei Atemnot: Oberkörper erhöht!), O_2-Gabe, Venenzugang legen, Adrenalin-, Antihistaminika- und Kortisoninjektion, Flüssigkeitssubstitution mit Infusionen, ggf. Herz-Lungen-Wiederbelebung.

PM: Allergenzufuhr (z. B. Infusion, Bluttransfusion) sofort unterbrechen, O_2 über Sonde oder Maske verabreichen, ggf. Reanimationsteam informieren, Wiederbelebungs-M. ergreifen.

A/B: Bei bekannter Allergie: sichtbaren Notrufhinweis »112« am Telefon anbringen. Notfallset mit sich tragen (s. P).

A3 Angst/Furcht

Grundständige PD

Angst: Ein unbestimmtes, unsicheres, bedrohliches Gefühl, dessen Ursache dem Menschen unklar od. unbekannt ist

Grundständige PD: Furcht: Gefühl des Schreckens vor einer realen, identifizierten Situation

Kennzeichen

Angst

Verbale Hinweise: Äußert Gefühle des Bedauerns*, Besorgnis um Veränderungen der Lebensumstände, Gefühl eines drohenden Unheils*, Schlafstörungen, stellt wiederholt Fragen*

Veränderungen im Verhalten: Beobachtet*, lauert* (z. B. schaut umher), übervorsichtig*, angespannt*, zittrig, übererregt*, erschreckt*, erschüttert*, verzweifelt*, weint*, meidet Blickkontakt, ruhelos, nervös (z. B. reibt Handflächen, kann Beine nicht ruhig halten), geht auf und ab*, betätigt sich ziellos*, bewegt sich fahrig, uriniert häufig, spricht mit zitternder Stimme, schlaflos, appetitlos*

Veränderungen des Körpers: Mundtrockenheit, Muskelanspannung, angespannte Gesichtszüge, erweiterte Pupillen, vermehrtes Schwitzen, Tachykardie, RR-Anstieg od. -abfall, gesteigerte Atemfrequenz; kalte, blasse Hände und Füße (Vasokonstriktion); Harn- und/od. Stuhldrang; Körperzittern, nervöse Zuckungen

Furcht

Verbale Hinweise: Äußert Panikgefühl, benennt die Ursache der Furcht*, z. B. Schuldgefühle, bedrohte Gesundheit, drohender Tod, bevorstehende Verlegung, operative Eingriffe, Chemotherapie, Scheidung, Bestrafung

Veränderungen im Verhalten: Unsicher*, impulsiv, spricht stockend, leise oder schreit*; wachsam*, ungeduldig*, aufgeregt*, weint*, kurzatmig

Veränderungen des Körpers: Muskelanspannung, aufgerissene Augen*, erweiterte Pupillen, Übelkeit, Erbrechen, Durchfälle, vermehrtes Schwitzen,

Tachykardie; kalte, blasse Hände und Füße* (Vasokonstriktion); ggf. Flucht-verhalten* (Rückzug oder Angriffs- bzw. Kampfhaltung)

NANDA-PD, Taxonomie

Angst 00146/Angst
Todesangst 00147/Todesangst
Furcht 00148/Furcht
Verleugnen, unwirksam 00072
Relokationssyndrom (Verlegungsstress-Syndrom) 00114
Relokationssyndrom, Gefahr (Verlegungsstress-Syndrom) 00149

1   Kriterien der Beobachtung

Furcht: situativ bedingt, Anlass meist ersichtlich od. schnell identifiziert; Reaktionen oft nicht so heftig ausgeprägt wie bei Angst.

Stufen der Angst: 1. Stufe: Sorge, Vorsorge, Unsicherheit; **2. Stufe:** Angst als Zustand od. Eigenschaft (kann reale od. irreal sein); **3. Stufe:** Panik.
Angstintensität (Stefan et al. 2009): geringfügig, mäßig, ausgeprägt, panisch.
Krankhafte Angst: Veränderte Wahrnehmung, zunehmende Ängste, z. B. Angstneurosen/-phobien.
Quellen der Angst in Pflegeeinrichtungen: umgebende Technik, Gesprächsdefizite od. sprachliche Missverständnisse, Fachsprache, unverständliche Visite, krankheitszentrierte unpersönliche hektische Versorgung, Angst vor Krebs, Intensivmedizin, diagnostische und therapeutische M., verunsichernde Medienberichte, fundamentale Verlustängste, soziale Distanz, niedrige Patientenposition in der Klinikhierarchie, Miterleben von schwerer Krankheit und Tod.

Beobachtungstechniken

PA: Bei offensichtlicher situativer Angst, z. B. bei einer Untersuchung, Angst direkt ansprechen → gleichzeitig Angstminderung einleiten. Bei verdeckter und ggf. krankhafter Angst langsam an das Thema herantasten, Ängste nicht sofort und direkt ansprechen. Hilfreich: **offen formulierte Fragen**, nachdem dem Patienten mitgeteilt wurde, dass die Informationen vertraulich behandelt werden.

- Weshalb wurden Sie stationär aufgenommen?
- Was ist Ihrer Meinung nach Ihr Hauptproblem?
- Wie wirkt sich Ihr Problem auf Ihren Alltag aus?
- Was haben Sie bisher dagegen unternommen?
- Wie stehen Ihre Bezugspersonen dazu?
- Was können wir für Sie tun?

Zielgerichtete Fragen zum Thema »Angst«:

- Möchten Sie über Ihre Gefühle reden?
- Haben Ihre Gefühle mit den Themen »Sorge, Furcht, Angst« zu tun?
- Was macht Ihnen Angst bzw. wodurch fühlen Sie sich bedroht?
- In welchen Situationen treten diese Gefühle auf?
- Bezieht sich Ihre Angst auf Zukünftiges oder Vergangenes (wichtige Entscheidungen, mögliche Verluste, frühere Erlebnisse)?
- Welche Beschwerden treten in Zusammenhang mit Angstgefühlen auf?
- Welche Gedanken haben Sie in Zusammenhang mit der Angst?
- Wie lange halten die Gefühle der Angst an?
- Wie oft treten diese Gefühle auf?
- Gibt es Situationen, Dinge, Menschen, die für Sie Angst auslösend sind?
- Was passiert üblicherweise beim Auftreten der Angst?
- Haben Sie Strategien entwickelt, mit Ihrer Angst umzugehen?

PB: Angstintensität mittels Angstskala **einschätzen. Ausdrucksebenen der Angst:** subjektive Ebene (Erleben von Gefühlen), Ausdrucksebene (Gesichtsausdruck), Handlungsebene (Bewältigungsmuster, Vermeidungsstrategien), kognitive (Interpretation der Gesamtsituation) und physiologische Ebene (körperliche Erregbarkeit). **Körperliche Reaktionen, Verhaltensänderungen**: z. B. Vitalzeichen, ggf. auch Körpertemp. ↑; Unruhe, Nervosität, veränderte Empfindungen, Albträume; Appetit ↓.
PZ: Der Betroffene
- macht einen entspannten Eindruck,
- teilt mit, dass sich seine Angst auf ein erträgliches Maß reduziert hat,
- spricht Gefühle der Angst aus,
- sucht nach den Ursachen (Auslösern) für die Angst.

2   Pflegetherapeutisches Konzept

Hauptstrategien: Ängste vermeiden statt auslösen, erkennen und differenzieren, annehmen und abbauen.

P: Angstfreie Erziehung von Kindern, z. B. keine unangepassten Bestrafun-
gen, Überbehütung, Übervorsichtigkeit. Eltern reflektieren eigenes Vermeidungsverhalten (z. B. gesteigerte Ängstlichkeit), übertragen es nicht auf ihre
Kinder. Patientenversorgung → informative **Auseinandersetzung mit potenziellen Angstursachen:** Krankheit, Sterben, Tod und gezielte Informationsgespräche, z. B. vor Untersuchungen.

PM: Gesprächsführung - therapeutische Beziehung aufbauen, z. B. reflek-
tiert-akzeptierende Grundhaltung mit Selbstreflexion, Empathie, Konflikt-
fähigkeit, angstmindernde Gespräche, z. B. personenzentrierte Gesprächsführung durch aktives Zuhören, Furchtreduktion, z. B. altersgerechte den
kognitiven Möglichkeiten angepasste Informationsgespräche. **Bewältigungsformen zum Angst- und Furchtabbau,** z. B. Beruhigen, Hoffen, Vertrauen, Glauben, Entspannen, Ablenken. **Sicherheits-M. bei panischer
Angst,** z. B. beim Betroffenen bleiben, an die Person keine Anforderungen
stellen, die vom Betroffenen gewählte Strategie unterstützen, Empathie
zeigen, Ruhe bewahren, für ruhige Umgebung sorgen, auf mögl. Lösungen
hinweisen, klare Anweisungen geben, bei Asthmaanfällen: Lippenbremse,
Kutschersitz anwenden, bei Hyperventilation: kurzfristig Tüte vor Mund
und Nase halten, CO_2-Rückatmung → wirkt tetanischen Streckkrämpfen
entgegen, bei aggressiven od. sich selbst gefährdenden Patienten: ggf.
vorübergehende Teil- od. Vollfixierung. **Angstreduzierende Kräuter/Med.
A/B:** Bei Angstphobien, z. B. Flugangst, helfen oft Trainings- und Verhal-
tenstherapien. Bei krankhaften Angstzuständen sollten sich Angehörige
Selbsthilfegruppen anschließen → können so ggf. ihrer eigenen Scham und
Angstgefühlen begegnen.

3   Tumorerkrankungen

P: Krebsfrüherkennung und Selbstuntersuchung, z. B. der Brust.
PM: Signale, Äußerungen von Angst ernst nehmen und thematisieren,
Ängsten entgegenwirken, Patienten peri-op. überwachen, Bestrahlungspatienten betreuen (NW wie Übelkeit, Brechreiz, Erbrechen, Appetitlosigkeit,
Müdigkeit, Hautreizungen, -schäden, Schäden an Mund- und Nasenschleimhaut, den Speicheldrüsen, des Darmes entgegenwirken), Zytostatika anwenden; **Chemotherapie-Patienten:** Infektionsprophylaxe; Ausscheidungen

sind zw. 24–30 h zytostatisch kontaminiert → deshalb mit viel Wasser in die Kanalisation spülen. Unangenehmen Geschmack während der Infusion mit Bonbon, Kaugummi reduzieren; viel trinken lassen → schnellere Ausscheidung der Zytostatika über die Nieren. Körpertemp. kontrollieren (→ Tumorzerfall kann Fieber auslösen). Sorgfältige Mundpflege mit weicher Zahnbürste, regelmäßigen Mundspülungen → Soorprophylaxe.

A/B: Bestrahlungspatienten meiden die Sonne an den bestrahlten Hautpartien bis zu 1 J. nach Bestrahlung. Nach Chemotherapie über kosmetische Nachsorge informieren, z. B. bei Haarausfall Perücke; bei jungen Patienten für späteren Kinderwunsch evtl. Samen oder Eizellen entnehmen und einfrieren lassen. Zur Rehabilitation i. d. R. AHB für mindesten 3 Wo.

A4 Anpassung beeinträchtigt

Grundständige PD

Anpassung beeinträchtigt: Unfähig, die Lebensweise so zu ändern, dass diese mit dem veränderten Gesundheitszustand übereinstimmt*

Kennzeichen

Verbale Hinweise: Bagatellisiert Krankheit und ihre Symptome*; spricht nicht über den veränderten Gesundheitszustand, um ihn zu verdrängen; äußert negative Einstellung zur Krankheit und gegenüber gesundheitsfördernden Maßnahmen*

Veränderungen im Verhalten: Strebt nicht nach Unabhängigkeit*; pessimistisch, demotiviert*, gleichgültig*; ist langanhaltend geschockt und damit unfähig für Aktivitäten; zornig*; wehrt sich gegen notwendige, seinem Gesundheitszustand angepasste Maßnahmen

Veränderungen des Körpers: Gebeugte Körperhaltung*, hängende Schultern*, trüber oder ins Leere gerichteter Blick*, hängende Mundwinkel*

NANDA-PD, Taxonomie

Anpassung beeinträchtigt NANDA 00070

1 Kriterien der Beobachtung

Ursachen im psychosozialen Bereich: pessimistische Lebenseinstellung, emotionale Überforderung, z. B. nicht abgeschlossener Trauerprozess, negative Einstellung gegenüber gesundheitsfördernden M., mehrfache Stressfaktoren, fehlende soziale Unterstützung bei veränderten Überzeugungen und Verhaltensformen, Behinderungen oder Veränderungen des Gesundheitszustandes, die eine Änderung der Lebensweise erfordern, fehlende Motivation für Verhaltensänderungen, mangelnde intellektuelle und praktische Fähigkeiten, Bildungsdefizite.

Kennzeichen: fehlendes und/oder erfolgloses Setzen von Zielen, fehlende Problemlösungsstrategien und -lösungen, Mangel an zukunftsorientiertem Denken, Nichtbefolgen von Behandlungsempfehlungen, Äußerungen mangelnder Akzeptanz über verändertem Gesundheitszustand, mangelnde Akzeptanz für notwendige Veränderungen des Lebensstils.

Hinweise: verzögertes Streben nach Unabhängigkeit, selbstzerstörendes Verhalten, Berichte über Suizidgedanken, Stille und Zurückgezogenheit, Berichte über Gefühle der Angst, Furcht, Beunruhigung und Sorge, Berichte über Unzufriedenheit mit der Rollenausübung und Feindseligkeit.

Beobachtungstechnik

PA: Anpassungsveränderungen beurteilen durch Fragen u.a. im Aufnahmegespräch:

- Können Sie Ihren veränderten Gesundheitszustand beschreiben?
- Akzeptieren Sie Ihren Therapieplan?
- Welche gesundheitsfördernden M. kennen Sie und führen Sie durch?
- Wünschen Sie eine Verbesserung Ihres Wohlbefindens und möchten Sie best. Verhaltensweisen, wie Ernährung, Rauchen, Bewegung, verändern?
- Unterstützen Ihre Angehörigen Sie?

PB: Verhaltensweisen feststellen, hinterfragen: Haben die Krankheitssymptome Auswirkungen auf die Lebensqualität? Beeinflussen die Therapievorschläge das Ausüben der Lebensaktivitäten? Sprechen Persönlichkeitsmerkmale, z. B. im Rahmen einer schweren psychischen Erkrankung, gegen eine zielgerichtete Anpassung? Warum nimmt der Patient seine Med. nicht? Übernimmt er die Kontrolle über den Behandlungsverlauf oder verlässt er sich auf andere Personen? Besteht Desinteresse, mangelnde Unterstützung durch Vertrauenspersonen oder ein Wissensdefizit, z. B. beim Diabetes im Hinblick auf Ernährung, Insulin-Handling, Lebensführung?

PZ: Der Patient
- kennt seinen Gesundheitszustand, nimmt ihn wahr und reagiert darauf,
- erlernt Techniken und adäquate Methoden für seine Pflege,
- beteiligt sich aktiv und kooperativ an seiner Pflege,
- übernimmt Verantwortung für seine eigene Pflege,
- erkennt belastende Situationen, die zur Anpassungsbeeinträchtigung führen können, und kann darauf reagieren,
- verändert seine Lebensweise im Sinne einer Anpassung an seinen Gesundheitszustand.

2   Pflegetherapeutisches Konzept

P: Psychosoziale Fähigkeiten entwickeln, die einen positiven Umgang im Krankheitsfall erlauben. Vertrauensbildende Aufklärungsarbeit durch Gesundheitseinrichtungen (z. B. Gesundheitsministerium, Gesundheitsämter, Krankenkassen, Selbsthilfegruppen).
PM: **Anpassungstechniken einüben:** Situation langsam verändern, Veränderungen deutlich erleben. Voraussetzung: erreichbare Ziele festlegen.
A/B: Angehörige frühzeitig in die Anleitung einbeziehen. Sie sind als Ressource des Betroffenen zu sehen und nicht selten müssen sie später Anpassungs-M. gänzlich übernehmen.

3   Diabetes mellitus

P: Risikofaktoren für Typ-2-Diabetes vermeiden, z. B. fettreiche, hyperkalorische Ernährung, Bewegungsmangel. Gezielte Lebensstiländerung auch nach Schwangerschaftsdiabetes.
SM: **Hyperglykämie** (mit Ketoazidose): nach Anordnung Elektrolyt- und Bikarbonatsubstitution, Flüssigkeitszufuhr i. v., langsame BZ-Senkung durch Insulin. **Hypoglykämie:** je nach der Schwere der Unterzuckerung:
− Bei Bewusstseinsstörungen (leichte bis mittelschwere Hypoglykämie): BZ-Schnelltest, Gabe von Fruchtsaft (0,2 l-Packung ≅ 1,5–2 BE) oder Trauben- oder Würfelzucker je nach Schwere 2–5 Stück (1–2,5 BE) oder »Hypohelfern« (z. B. Jubin, Wellbion, Carrero).
− Bei Bewusstlosigkeit: in stabile Seitenlage positionieren; BZ-Schnelltest; nach Anordnung: 1 Amp. Glukagon oder 10 40%-ige Glukoselösung i. v.

PM: Messen: Harnzucker; BZ (▶ Tab. A4.6); auf Anordnung Insulin spritzen, orale Antidiabetika verabreichen; BE-Werte berechnen. **Spez. Fußpflege:** tägl. Füße auf Rötungen, Blasenbildung, Schwielen, Risse, Druckstellen inspizieren. Nägel schneiden: Nagelplatte gerade abschneiden, nicht seitlich in den Nagelpfalz einschneiden (Infektionsgefahr!). Hornhaut mit Keramikfeilen oder Bimsstein entfernen (keine Hornhauthobel wg. Verletzungsgefahr benutzen!). Kalte Füße durch warme Bekleidung, Fußgymnastik vermeiden.
❶ **Achtung:** keine heißen Wärmflaschen o. Ä. → Verbrennungsgefahr! Barfuß laufen vermeiden. Bei nachlassender Sehkraft (Alterssehschwäche; Retinopathie) Fußpflege in Anspruch nehmen, Fußpfleger auf Diabetes hinweisen, bei Verletzungen sofort desinfizieren, Arzt aufsuchen. Schuhkauf:

nachmittags nach längerem Laufen (Füße dann leicht angeschwollen →
vermeidet Druckstellen durch neue Schuhe).

A/B: Änderung des Ernährungsverhaltens, selbstständige BZ-Bestimmung,
Selbstinjektion (s. c.-Injektion), Tagebuch führen. Folgeschäden vermindern Lebensqualität, z. B. verändertes Sexualleben. Beim Männern: erektile
Dysfunktion; bei Frauen: verminderte Scheidensekretbildung → Beratungsgespräche.

4 Diabetisches Koma

P: Selbstkontrolle des Patienten; BZ, Azeton im Urin bestimmen; regelmäßige ärztliche Untersuchung.

SM: Stationäre KH-Behandlung. BZ-Messung durch Schnelltest. ❶ **Wichtige Unterscheidung:** bei diabetischen Koma → Insulinzufuhr; bei hypo-
glykämischem Schock → Glukosezufuhr.

PM: Vitalparameter, Bewusstseinslage, Flüssigkeitsbilanz. Blasendauerkatheter, Sonden- und Katheterpflege, Prophylaxen.

A5 Aspirationsgefahr und Aspiration

Grundständige PD

Aspirationsgefahr/Aspiration*: Gefahr des Eindringens und/oder das Eindringen von Sekreten (aus Magen, Rachen, Mund), Nahrungsbestandteilen, Flüssigkeiten oder Fremdkörpern in das Atemsystem*
Risikofaktoren: Eingeschränktes Bewusstsein*, Schluckstörungen, verminderter Husten- und Würgereflex, Operationen oder Traumen im Gesicht-, Hals- oder Mundbereich, verzögerte Magenentleerung, erhöhter Druck im Magen, Aufstoßen*, Tracheostoma, ungenügend aufgeblasener Tubuscuff*, falsche Lage gastrointestinaler Sonden*

Kennzeichen

Verbale Hinweise: Klagt über Schwierigkeiten beim Schlucken*
Veränderungen im Verhalten: Ringt nach Luft*, räuspert sich stark und wiederholt*, würgt*, hustet*, ist bewusstseinsgetrübt*, teilnahmslos, ggf. bewusstlos*
Veränderungen des Körpers: Rotes Gesicht*, Stridor*, aufgerissene und tränende Augen*, Zyanose*, angespannte Atemhilfsmuskulatur*, Atemnot/Atemstillstand*, Tachykardie*

NANDA-PD, Taxonomie

Aspirationsgefahr 00039/Risiko einer Aspiration

1   Kriterien der Beobachtung

Offensichtliche Aspirationszeichen bei wachen Patienten: Husten, Würgen, Verschlucken, gestörter Schluckreflex, Schlucklähmung. **Stille Aspiration bei bewusstseinsgestörten Patienten**: »feuchte« Stimme, schwacher oder fehlender Hustenstoß, verminderte Kehlkopfhebung. **Verdachtszeichen**: rezidivierende Bronchitiden, Aspirationspneumonien.

Aspirationsursachen: Schluckstörungen (z. B. Verschlucken beim Essen und Trinken, gestörter Schluckreflex, Schlucklähmung). Schluckauf, Aspirationsgefährdung bei Säuglingen und Kleinkindern durch angeborene Fehlbildungen (im Mundbereich, z. B. Kiefer-Gaumen-Spalte; der Luftwege und Lungen, z. B. Stenosen der Speiseröhre, ösophagotracheale Fisteln) oder Fremdkörper im Mund.

Beobachtungstechniken

PA: Beurteilen, ob Aspirationsgefahr vorliegt:

- Bekommen Sie beim Sprechen ausreichend Luft?
- Haben Sie Schwierigkeiten beim Schlucken? Wie äußern sich diese?
- Schlucken Sie feste oder flüssige Substanzen besser?
- Bekommen Sie Schmerzen beim Schlucken?
- Leiden Sie an Erstickungsanfällen?
- Haben Sie sich schon einmal verschluckt? Wie war Ihre Reaktion darauf?
- Haben Sie öfter Schluckauf?

PB: **Aspirationszeichen erkennen:** Bei Aspirationsgefahr: Husten, Würgen, Augentränen, nach Luft ringen, ggf. Zyanose. Bei Bewusstseinsgetrübten, Bewusstlosen oder Hirngeschädigten: Lunge auskultieren, Lage von Magen- und Ernährungssonde kontrollieren.

PZ: Der Patient
- kann ohne zu aspirieren essen,
- wendet geeignete M. zur Erhaltung der Atmung bei Aspiration an.

2   Pflegetherapeutisches Konzept

P: **Aspirationsprophylaxe**, z. B. Oberkörperhochpositionierung (45–90°) bei Nahrungseinnahme, Zeit zum Essen und Trinken geben, Kost zerkleinern, breiig in kleinen Portionen anbieten, nach Mahlzeit Mundhöhle inspizieren, Säuglinge, Kleinkinder altersgemäß ernähren, bei Sondenernährung vor jeder Mahlzeit Sondenlage prüfen, bei Bewusstlosen regelmäßig Lunge auskultieren, bei intubierten/tracheotomierten Patienten Cuffdruck kontrollieren.

PM: Bei Atemstillstand nach Aspiration: Notfall-M. einleiten! **Atemwege inspizieren, freimachen, freihalten. Erst-M.:** ansprechbare Patienten sofort aufsetzen, beruhigen, von enger Kleidung befreien, zum Abhusten und

kräftigem Ausatmen auffordern, mit der Hand zw. die Schulterblätter schlagen; bei bewusstlosen Patienten stabile Seitenlage (→ vermeidet weitere Aspiration durch Erbrechen), mit Handballen zw. die Schulterblätter klopfen, Mund öffnen, ggf. Esmarch-Handgriff, Mundhöhle mit Fingern säubern, flüssige Fremdstoffe durch Drehen des Kopfes auf die Seite drainieren, Mundhöhle und Nasen-Rachen-Raum absaugen. **Heimlich-Handgriff** bei akuter Erstickungsgefahr an stehendem oder liegendem Patienten vornehmen (nicht bei Kleinkindern!). ❶ **Achtung:** Verletzungsgefahr innerer Organe → mögl. nur für geübte Ersthelfer. **Säuglinge, Kleinkinder von Fremdkörpern befreien:** in Bauch- und Kopftieflage mit der Hand 5 kräftige Rückenschläge, dann in Rücken- und Kopftieflage 5 Brustkompressionen → unterstützt das Ausstoßen eines Fremdkörpers. **Ausbleibende Spontanatmung:** Wiederbelebungs-M. einleiten, Notruf.
A/B: Eltern von Kleinkindern über altersgemäße Nahrung und Spielzeug informieren. Aspirationsgefährdete Menschen über Risikofaktoren informieren, M. zu Aspirationsprophylaxe, Erst-M. und Notfall-M. schulen.

3   Falsch geschluckt

P: Aspirationsprophylaxe, z. B. Schlafen mit erhöht positioniertem Oberkörper, Husten gezielt einsetzen. Ältere Menschen schneiden faseriges Fleisch sehr klein, kauen gut, trinken stets zum Essen ein Getränk in kleinen Schlucken.
PM: Wissensstand über Aspirationsgefährdung prüfen, schulen; zur Anwendung von technischen Hilfsmittel anleiten, kontrollieren, z. B. Pulsoximeter, Absauggerät zum Absaugen von fehlgeleiteten Nahrungsbrei (▶ Tab. A5.2).
A/B: Sicheren Alltag mit Betroffenen, Angehörigen planen, z. B. Notrufnummer im Telefon speichern.

4   Aspirationspneumonie

P: Aspirationsprophylaxe.
PM: Bei schwerer Aspirationspneumonie intensivmedizinische Überwachung und Therapie, ggf. mit Intubation und Beatmung. Information, Zuwendung und seelische Unterstützung, stündl. bis halbstündl. Vitalzeichenkontrolle, atemunterstützende Positionierungen, Atemtherapie, frühzeitig mobilisieren, Mundhygiene, Bronchialtoilette, ggf. fiebersenkende M.

A6 Atemstörung, Gefahr/ Atemstörung

Grundständige PD

Atemstörung, Gefahr*/Atemstörung*: Gefahr einer unzureichenden Ein- und Ausatmung bzw. unzureichende Ein- und Ausatmung, z. T. mit der Folge einer ungenügenden zellulären Sauerstoffversorgung*

Risikofaktoren Atemstörung*: Aspiration, Erschöpfung, Bewusstseinstrübung, Erkrankungen der Atemwege (z. B. Pneumonie, Epiglottisödem, Asthma), Schmerzen, Bettlägerigkeit, anhaltende Flachpositionierung (z. B. nach Liquorpunktion), längere Bettruhe, Gewalteinwirkung auf den Kehlkopf, Sauerstoffmangel (z. B. in Silos, Höhlen, unter Wasser)

Kennzeichen

Verbale Hinweise: berichtet über Gefühl der Bedrohung*, Probleme beim Ein- od. Ausatmen*, Kurzatmigkeit

Veränderungen im Verhalten: Unruhe, Einnahme der Kutscherhaltung, unfähig Sekret auszuhusten

Veränderungen des Körpers: Abnorme Atemgeräusche (Rasselgeräusche, Pfeifen, Giemen, Stridor*), Veränderung der Atmung* (Nasenflügelatmung, Gebrauch der Atemhilfsmuskulatur, Atmen mit der Lippenbremse), Husten mit od. ohne Sekretion*; vermehrte zählflüssige Sekretion; abnorme Hautfarbe (Röte*, Blässe, Zyanose); gesteigerte od. verminderte Atemfrequenz und/od. -tiefe

NANDA-PD, Taxonomie

Gasaustausch beeinträchtigt 00030
Selbstreinigungsfunktion der Atemwege unwirksam 00031
Atemvorgang unwirksam 00032
Spontanatmung beeinträchtigt 00033
Beatmungsentwöhnung erschwert 00034

1   Kriterien der Beobachtung

Atemfrequenz: Tachypnoe, Bradypnoe, Apnoe. **Atemtiefe/-rhythmus:** Cheyne-Stokes-, Biot-, Kussmaul-, Schnapp-, Nasenflügel-, Schonatmung, Dyspnoe, Orthopnoe. **Atemgeräusche:** inspiratorischer od. exspiratorischer Stridor, Brodeln, Husten mit Auswurf, nervöser Husten, Reizhusten, Schluckauf. **Atemgeruch:** z. B. Azeton, Bittermandel, Ammoniak, Alkohol; süßlich, faulig stinkend bei Gewebezerfall. **Sputum:** Konsistenz, Menge, Farbe, Geruch; zähflüssig, glasig bei Asthma bronchiale; eitrig, gelb-grün bei Atemweginfektionen; dünnflüssig, schaumig, blutig bei Lungenödem. **Zyanose:** an Lippen, Haut, über den Wangenknochen, am Nagelbett.

Beobachtungstechniken

PA: Fragen, um die Atmung zu beurteilen:

- Haben Sie Probleme bei der Atmung, z. B. Schmerzen, Gefühl, nicht genügend Luft zu bekommen?
- Müssen Sie häufiger husten und Schleim ausspucken?
- Verspüren Sie Atemgeräusche, z. B. Quietschen, Brodeln, Ziehen?
- Sind Sie manchmal atemlos? Wenn ja, wann und wie nehmen Sie Ihre Atemlosigkeit wahr?
- Leiden Sie unter Atemnot? Wenn ja, wie beeinflusst die Atemnot Ihr Leben? Welche Faktoren verschärfen die Situation und was hilft Ihnen in dieser Situation?

PB: Atemrhythmus, -tiefe, -frequenz, -geruch, -geräusche, Anstrengung beim Atmen, abnorme Thoraxbewegungen, blasse od. zyanotische Haut, Stärke und Häufigkeit des Hustens, Sekretabsonderung und Aussehen des Sekretes, Verwirrtheitszustände, Müdigkeit od. Appetitlosigkeit ermittel. Atemskala anwenden, Auskultieren, O_2-Versorgung kontrollieren, z. B. Pulsoxymetrie, Blutgasanalyse.

PZ: Der Patient
- kennt erforderliche präventive M., um die Atemwege freizuhalten,
- beteiligt sich im Rahmen seiner Möglichkeiten an M., die zur Verbesserung des Gasaustauschs führen,
- kennt und führt Abhusttechniken aus, um das Freihalten der Atemwege zu verbessern.

2   Pflegetherapeutisches Konzept

P: Pneumonierisiko erfassen. Erhöhtes Risiko: Raucher, immobile Patienten, Schonatmung, Lungenerkrankungen, Abwehrschwäche, Beatmung, bei erhöhter Aspirationsgefahr, nach chirurg. Eingriffen im Brust- und Bauchraum, bewusstseinsgestörte Patienten. **Pneumonie- und Atelektasenprophylaxe:** z. B. Atemtrainingsprogramme, Mobilisation, verschiedene Positionierungen, Sekretmobilisation, Inhalationsbehandlung, Hygiene-M.

PM: Atemtechnik erklären, einüben: z. B. Atemmechanik unterstützen, atemstimulierende Einreibungen, gegen einen Widerstand atmen (z. B. Luftballon, Trinkhalm, Lippenbremse), apparative Hilfsmittel (z. B. SMI-Trainer, IPPB und CPAP nach Rücksprache mit dem Arzt). **Atemunterstützend positionieren,** z. B. sitzende, halbsitzende od. Dehn-Positionierungen, V-/A-/T-/I-Positionierung. **Inhalationsbehandlung erklären, ausführen:** Dampfbad, Düsen- und Ultraschallvernebler, ❶ Achtung: Überwässerung wg. hoher Nebeldichte mögl., Med.-Zusätze od. Dosieraerosole. **Sekretentleerung unterstützen,** z. B. Positionierungsdrainagen, Quincke-Hängelage, Perkutieren, sekretlösende Hilfsmittel (Jetter, Flutter), Abhusten unterstützen, Sekret absaugen (nasal, oral ▶ Tab. A6.5; endotracheal ▶ Tab. A6.6). **Pulsoxymetrie anwenden. O₂ verabreichen,** ❶ Achtung: bei chron. Lungenerkrankungen enge Indikationsstellung → Gefahr: Atemstillstand! **Tracheotomierte betreuen:** Tracheostoma pflegen (▶ Tab. A6.7), Trachealkanüle wechseln (▶ Tab. A6.8), ❶ Vorsicht: 1. Wechsel durch Arzt → Tracheostoma kann nach Entfernen der Kanüle kollabieren; Kommunikationstafeln einsetzen; Sprechkanülen so bald wie mögl. anwenden.

3   Atemwegerkrankungen

3.1   Akute Bronchitis

P: Erkältungskrankheiten durch gesunde Lebensweise vorbeugen.
PM: Viel Flüssigkeit, Brustwickel, Inhalation, ggf. Fiebersenkung und Bettruhe, ätherische Öle, Tees und Heilpflanzen. Sekretolytika, evtl. Antibiotika bei bakterieller Infektion auf Anordnung.
A/B: Bei trockenem Reizhusten ggf. Antitussiva zur Nacht (eingeschränkt anwenden → Schleim aushusten ist wichtig!).

3.2 Chronisch obstruktive Atemwegerkrankungen (chron. Bronchitis, Lungenemphysem)

P: Anhaltenden Husten über 4 Wo. abklären lassen, nicht rauchen, ggf. am Arbeitsplatz Atemschutzmasken tragen, evtl. Wohnungs- od. Arbeitswechsel.
PM: Raucherentwöhnung, Inhalationsbehandlung, Lippenbremse od. Flutter, IPPB, atemunterstützende Positionierungen, O_2-Therapie bei Lungenemphysem. Med. nach Anordnung (z. B. Bronchodilatatoren, Mukolytika, Kortikosteroide, Antibiotika).
A/B: Raucherberatung (Nikotinsubstitutiontherapie, Suggestivmethoden, Akupunktur), Informationen über Berufserkrankungen anbieten.

3.3 Asthma bronchiale

P: Säuglinge mögl. > 6 Mo. stillen, Passivrauchexposition vermeiden, auf Haustiere verzichten. Auslöser meiden → Asthmaanfälle reduzieren.
SM: Auslöser entfernen, sitzende Positionierung, Arzt informieren, Patienten beruhigen. Atemtechniken: Lippenbremse, Ausatmung verlängern, Pressen beim Atmen vermeiden. Med.: β_2-Sympathikomimetika (Berotec), Theophyllin (Euphyllin) Kortikosteroide (Solu-Decortin-H) i. v., O_2-Gabe (2–4 l/min) unter Überwachung mittels Pulsoxymetrie; Bewusstseinslage, Zeichen einer Atemdepression kontrollieren.
PM: Atemunterstützende Positionierung: sitzende Position, Kutschersitz. Atemtechniken: Kontaktatmung in Kombination mit Lippenbremse, Atmen gegen einen Widerstand. Atemluft anfeuchten, Inhalationstherapie mit Kochsalz, Jetter, Flutter, Pulsoxymetrie. Ggf. Hilfe bei Med.-Einnahme (β_2-Sympathikometika, Theophyllin → erweitern Bronchien, stimulieren Atmung).
A/B: Auf Deutsche Atemwegliga hinweisen, spez. ausgebildete Atemtherapeuten, Atemschulungen (z. B. Umgang mit einen Spacer), Rehabilitation meist in spez. Asthmakliniken über 1.550 m ü. d. M. od. an der Nordsee.

3.4 Mukoviszidose (zystische Fibrose)

P: Erbkrankheit, keine P mögl.
PM: Sekretentleerung, Abhusten unterstützen, Drainagepositionierungen, Jetter, Flutter, Inhalationsbehandlung, auf Anordnung Mukolytika. Diätetische M., hochkalorische Ernährung, Wunschkost, ↑orale Salzzufuhr (Patienten schwitzen oft stark) Vitaminpräparate.
A/B: Ggf. schon während der Schwangerschaft, auf Beratungsstellen, Selbsthilfegruppen, Kureinrichtungen hinweisen.

3.5   Krupp-Syndrom

P: Kleinkinder vor Verkehrsbelastung in Wohnungsnähe schützen, Betroffene über erhöhte Außenluftbelastungen informieren, vor Passivrauchen warnen.
SM: Eltern und Kind beruhigen, kühle, frische mögl. feuchte Luft einatmen lassen; evtl. Med. verabreichen; bei starkem Stridor: Epinephrin-Racemat-Vernebelung (Mikronephrin) od. O_2-Gabe. Bei Zyanose und Bewusstseins-einschränkungen: intensivmedizinische Behandlung.
PM: Inhalationstherapie mit kalter, feuchter Luft, Atmung überwachen, Med. auf Anordnung, z. B. Rectodelt-Zäpfchen (→ abschwellend, entzün-dungshemmend).
A/B: Eltern beraten; kühle, feuchte Luft, z. B. aus dem Kühlschrank, Kaltver-nebler, »Nebel« einer erst heißen, dann kalten Dusche einatmen lassen.

4   Lungenerkrankungen

4.1   Keuchhusten (Pertussis)

P: Standard-6fach-Impfung (aktive Immunisierung), Auffrischimpfungen für Berufsgruppen, die mit Kindern arbeiten. Todesfall ist meldepflichtig!
SM: Kind sofort hochnehmen, beruhigen. Bei Säuglingen Monitorüber-wachung, O_2-Zufuhr.
PM: **In der Klinik:** Isolation. **Bei Säuglingen:** Pulsoxymetrie, Monitorüber-wachung, O_2-Zufuhr, beim Hustenanfall hochnehmen, Schleim in den Atemwegen absaugen, bei Erbrechen nach ca. 20 min nachfüttern. **Bei Kin-dern:** viel ruhen, trinken, Frischluftzufuhr nachts kühle, feuchte Raumluft. Ätherische Öle anwenden, z. B. Pfefferminzöl, Fichtennadelöl (→ sektret-lösend, antibakteriell).
A/B: Zu Hause: Kontakte meiden, bis Ansteckungsgefahr vorüber (bis 5 d nach Beginn der Antibiotikagabe).

4.2   Tuberkulose (Tbc)

P: **Hygiene-M.**: z. B. Einzelzimmer, Belüftung des Patientenzimmers, Ein-malhandschuhe, Schutzkleidung, Feinstaubmaske bei Kontakt mit Tröpf-chenkernen. Routinemäßige Reinigung der Flächen, ggf. Desinfektion nach Kontamination mit potenziell infektiösem Material so lange, bis Infektions-gefahr durch mikrobiol. Untersuchungen ausgeschlossen. In Ambulanzwar-teräume evtl. UV-Licht. Tuberkulintestung (Mendel-Mantoux-Test).

PM: Atemunterstützende Positionierung, Inhalationsbehandlung, Sekretentleerung unterstützen, hochkalorische Ernährung, Wunschkost, Alkohol- und Rauchverbot, Bettruhe, ggf. Fieber senken. Auf Anordnung O_2-Gabe. Infektionshygiene: infektiöse Wäsche und infektiöse Abfälle entspr. entsorgen, Kontaktpersonen und Personal informieren.

A/B: Auf korrekte Med.-Einnahme achten (Antituberkulotika über mehrere Mo., gleichzeitige Einnahme aller Mittel! **NW:** Rifampicin kann Ovulationshemmer unwirksam machen!). Meldepflicht bei Gesundheitsamt, nach 2 J. Kontrolluntersuchung.

4.3   Pneumonien

P: Pneumonieprophylaxe, Beatmungszeiten ↓ od. nichtinvasive Beatmungsverfahren, atemtherapeutische M., Positionierungs- M., Inhalationsbehandlung, Raumluft-/Atemluftbefeuchtung, Sekretmobilisation, atraumatisches Absaugen, Tracheostomapflege, Mobilisation, M. der Infektionshygiene, sorgfältige Mundpflege, frühzeitige enterale Ernährung. Bei Sondenernährung: Restmenge < 50 ml. ❶ **Achtung:** zu viel Restmenge im Magen → Aspirationsrisiko ↑. Kommunikationsdefizite, Isolation, Monotonie, Beschäftigungsdefizit vermeiden.

SM: O_2-Gabe, Bettruhe, Fieber senken, Flüssigkeitszufuhr, Sekretolyse, Antibiotikatherapie, ggf. Intubation vorbereiten. Anzeichen der Atemnot überwachen.

PM: Atmung beobachten, Pulsoxymetrie, atemunterstützende, sitzende Positionierung, Dehnpositionierungen, Atemtechniken. Apparative Hilfsmittel: IPPB, SMI-Trainer, CPAP. Sekretentleerung, Drainagepositionierungen, Positionierungswechsel. Perkussion, Unterstützung beim Abhusten, ätherische Öle, Brustwickel. Inhalationsbehandlung, Raumluftbefeuchtung, Atemgasbefeuchtung, O_2-Gabe. ❶ **Wichtig:** Schwache Patienten, die das Sekret nicht abhusten können → absaugen!

AB: Zu regelmäßigen Atemübungen und Positionswechseln motivieren.

4.4   Lungenfibrosen

P: Auslöser ausschalten od. meiden.

PM: Atemerleichternde M., Selbstversorgungsfähigkeiten unterstützen. Bei Rauchern Sekret lösen, Entwöhnung anstreben. ❶ **Wichtig:** O_2 nicht bzw. nur auf Anordnung vorsichtig geben → Gefahr: Atemdepression!

A/B: Über Rehabilitationsmögl., z. B. Lungenheilanstalten informieren.

5 Lungentumoren

5.1 Gutartige Lungentumoren

PM: Bei diagnostischen M. begleiten. **Prä-op.**: Vorbereitung, Patient informieren/anleiten z. B. Rasur, Nahrungskarenz, Med.-Einnahme, postop. PM. Einüben von post-op. M. (Atemtechniken, sekretlösenden M. od. Körperpositionen). **Post-op.**: Atmung überwachen, z. B. Pulsoxymetrie. Atemtechniken: Kontaktatmungstechnik, ASE, Ausatmen gegen Widerstand, SMI-Trainer, IPPB, CPAP-Maske. Atemunterstützend positionieren, Perkutieren (n. Anordnung des Arztes), Abhusten unterstützen: ggf. Schmerzmittel verabreichen, Wunden durch Druck mit der Hand komprimieren. Ggf. Atemwege absaugen. Drainagen überwachen: Lage-, Sog-, Ablaufkontrolle, Sekret prüfen, Verband kontrollieren. O_2-Gabe (n. Anordnung des Arztes). Entspannungstechniken, Motivieren, Ablenken, ätherische Öle.
A/B: Hinweise zur Rehabilitation in der AHB od. zur Nachsorge beim Hausarzt und zur Physiotherapie.

5.2 Primäre Bronchialkarzinome

P: Rauchstopp, Passivrauchen vermeiden.
PM: Prä- und post-op. M. wie bei gutartigen Lungentumoren, zusätzlich meist Dekubitus-, Thromboseprophylaxe, Ernährungstherapie. **Bei Chemotherapie**: ernährungstherapeutische M., Wunschkost, vitaminreiche Ernährung, Antiemetika verabreichen. **Bei Strahlentherapie**: atemtherapeutische M., Hautpflege im bestrahlten Bereich auch außerhalb der Bestrahlungsintervalle.
A/B: Kommunikationsangebote zur Bewältigung der Krankheit mit Angehörigen, Ärzten, Pflegepersonal, Geistlichen und Betroffenen.

6 Brustkorbverletzungen

6.1 Pneumothorax

P: Sachgemäßes Arbeiten bei Punktionen, beim Positionieren mit Rippenserienfraktur, mit Beatmungs- od. Atemübungsgerät.

SM: Thorax (Bülau)-drainage, für ca. 3–5 d in Pleuraraum einlegen, an Saugpumpe anschließen. Kreislauf überwachen, O_2-Gabe.
PM: Bei Anlage der Thoraxdrainage assistieren, Thoraxdrainage, Atmung, Atemfrequenz Thoraxbewegungen, Pulsoxymetrie, Herz-Kreislauf überwa-

chen. Zyanose beobachten, auf Hautemphysem abtasten. Schmerzfrei positionieren, mobilisieren.

6.2   Hämatothorax

SM: Thoraxpunktion od. -drainage.
PM: Engmaschig Kreislauf überwachen, evtl. Hb-Kontrollen, Thoraxdrainage (insb. Sekretabfluss) kontrollieren; Atemtechniken einüben, ASE, Atemmechanik unterstützen, SMI-Trainer, (IPPB und CPAP n. Rücksprache mit Arzt), atemunterstützend positionieren: sitzend od. halbsitzend, evtl. Wechselpositionierung (mögl. für Patienten angenehme Positionen wählen!).

6.3   Rippen- und Sternumfrakturen

P: Sicherheitsgurte im Auto anlegen, Airbags einschalten.
PM: Schmerzentlastend positionieren, Analgetika auf Anordnung. Atemvorgang unterstützen, Gasaustausch optimieren. ❶ **Achtung:** M. dürfen keine Schmerzen verursachen, Stabilität des Bruches bleibt erhalten, auf Abklopfen der Lunge verzichten! **Post-op.** wie bei gutartigen Lungenerkrankungen (▶ Kap. A6.5.1).
A/B: Keine absolute Schmerzfreiheit trotz Analgetika mögl. → dennoch zu selbstständigen Atemübungen motivieren.

7   Lungenkreislauferkrankungen

7.1   Chronisches Cor pulmonale

▶ Kap. H3.8.

7.2   Lungenembolie

P: Risikofaktoren ausschalten, z. B. Bettlägerigkeit, Immobilität, langes Sitzen mit abgeknickten Beinen, hormonelle Ovulationshemmer, Östrogentherapie, Rauchen bei Frauen, Krampfadern, Fettleibigkeit, postop. Zustand, Tumorerkrankungen, Gerinnungsstörungen.
SM: Arzt informieren, Bettruhe, Oberkörperhochpositionierung, Kreislauf und Atmung überwachen, O_2-Gabe auf ärztl. Anordnung. Beim Patienten bleiben, ihn beruhigen und informieren. Bei Kreislauf- und Atemstillstand Reanimation beginnen.

PM: Engmaschig Herz-Kreislauf, Atmung überwachen, Pulsoxymetrie anwenden. Einhaltung der Bettruhe überwachen, bei Körperpflege unterstützen. Kompressionsverbände od. MTS. Vorsichtige Atemübungen n. Rücksprache mit dem Arzt: Unterstützung der Atemmechanik, ASE, SMI-Trainer, O_2-Gabe. Für weichen Stuhlgang durch Ernährung sorgen, d. h. viel trinken, evtl. Med. Auf Blutungen achten, z. B. Wunden kontrollieren, Zahnfleisch beobachten, Ausscheidungen beurteilen. ❶ **Achtung:** Keine i. m.-Injektionen!

A/B: Patient über Verhaltensweisen bei Einnahme von gerinnungshemmenden Med. informieren, bei Blut in Ausscheidungen → Arzt aufsuchen.

7.3 ARDS

SM: O_2-Gabe n. ärztl. Anordnung, Kreislauf überwachen. Intensivmedizinische Behandlung ggf. Verlegung vorbereiten, Intubation, Beatmung.

PM: Ggf. Beatmung, Atmung überwachen. Sekretentleerung: Lagerungsdrainagen, Bauchlagerung, kinetische Therapie, Jetter, ätherische Öle, absaugen, Inhalationstherapie. O_2-Gabe n. ärztl. Anordnung. Vitalzeichen, Atmung (Blutgase, Pulsoxymetrie) überwachen. Ein- und Ausfuhrkontrolle, Sondenernährung, Dekubitus-, Thrombose-, Kontraktur- und Obstipationsprophylaxe.

8 Pleuraerkrankungen

8.1 Pleuraerguss, Pleuritis

PM: Atmung, Kreislauf überwachen. Bequem positionieren mit leicht erhöhtem Oberkörper → erleichtert Atmung.

A/B: Therapie-M. besprechen, erklären.

9 Mediastinalerkrankungen

9.1 Mediastinitis

P: Steriles Arbeiten bei Eingriffen in den Thoraxraum.

PM: Kreislauf, Körpertemperatur überwachen (ggf. Fieber senken). ❶ **Achtung:** Korrekte Antibiotika-Gabe → schwere Entzündung lebenswichtiger Organe → Gefahr: Sepsis! **Post-op:** Verband, Drainagen/Sekrete, Wunde auf Rötungen, Schwellungen, Sezernieren kontrollieren; Kreislauf- und Körpertemp. überwachen. Positionierungs-M., Atemtraining. Pneumonie-, Thrombose- und Dekubitusprophylaxe.

B1   Beschäftigungsdefizit

Grundständige PD

Beschäftigungsdefizit: Verminderter Antrieb und Interesse für die Gestaltung von Freizeit und Erholung*

Kennzeichen

Verbale Hinweise: Langeweile; den Wunsch, etwas tun zu können; Aussage über Hobbys, die jetzt nicht möglich sind*
Veränderungen im Verhalten: Zurückgezogenheit*, Feindseligkeit*
Veränderungen des Körpers: Körperliche Einschränkungen*, Bettlägerigkeit*

NANDA-PD, Taxonomie

Beschäftigungsdefizit NANDA 00097

1   Kriterien der Beobachtung

Ursachen: Abgelenktheit, Antriebsarmut, Ambivalenz, institutionsbedingt, psychiatrische Medikationen, Erkrankungen, z. B. akute oder chron. Psychosen, Depressionen, Autismus, Tumorerkrankungen.

Beobachtungstechnik

PA: Früher ausgeübte Aktivitäten, geschätzten Hobbys, Interessen erfassen → erleichtert Anregung zur Beschäftigung; Fremdanamnese durch Angehörige.

- Welchen Beruf haben/hatten Sie? Welche Bedeutung hat/hatte der Beruf für Sie?
- Welchen anderen Aktivitäten sind Sie bisher nachgegangen? Wie groß ist Ihr Interesse an diesen Aktivitäten jetzt?
- Würden Sie sich eher als aktiv oder als passiv bezeichnen?
- Wie groß ist Ihr Freundeskreis? Welche Gelegenheiten nutzen Sie i. d. R. für Treffen?
- Gibt es etwas, das Sie jetzt im Moment gerne unternehmen würden?

PB: Im Rahmen der Anamnese und bei späteren Pflegeaktivitäten beobachten: Ist der Patient untätig? Liegt er im Bett und starrt zur Decke? Ist er offen für Gespräche? Sprache/Kommunikation (Flüssigkeit, Nachvollziehbarkeit, angemessener Ton?), nonverbale Kommunikation?
PZ: Der Patient
- kann sein Verhalten und Verhaltensentwicklungen objektiv beschreiben,
- achtet auf sein Äußeres,
- spaziert 15 min tägl. durch den Garten.

2 Pflegetherapeutisches Konzept

P: Stufenweise Zunahme der Beschäftigung durch Angebote, angenehme Beschäftigungen mit anspruchsvolleren kombinieren.
PM: **Tagesablauf ermitteln, strukturieren,** z. B. Pflegeplanung n. Beziehungsphasen (Peplau). **Beschäftigung anbieten, ❶ Wichtig:** gelegentlichen Rückzug tolerieren. **Für Abwechslung sorgen. Kommunikation/Interaktion unterstützen,** Zeit und Kontinuität, offene Kommunikationskultur. **Beschäftigungs- und Arbeitstherapie, Ziel:** Wiedereinstieg ins Berufsleben.

3 Das Kind im Krankenhaus

PM: Pflege- und Beschäftigungsplan mit Eltern, bei längerer Aufenthaltsdauer auch mit Lehrern, Erziehern, Beschäftigungs- und Physiotherapeuten erarbeiten. ❶ **Wichtig:** Kinder brauchen Bewegung, auch bei körperlicher Einschränkung (z. B. Rollstuhl). Möglichst außerhalb des Zimmers beschäftigen; Betten zur großen Spielfläche zusammenschieben, Geschwister, Freunde u. a. Bezugspersonen kommen zum Vorlesen und zu Besuch, Klinik-Clowns.

4   Erkrankungen der Psyche

4.1   Depressionen

P: Funktionierendes soziales Netz, Risikofaktoren erkennen, z. B. psychosoziale Stresssituationen wie Wochenbett, Auszug erwachsener Kinder, Tod eines geliebten Menschen. Feinfühlige direkte Fragen nach Befinden, Stimmung oder typischen Symptomen → bringen oft Erleichterung.

SM: Bei V. a. schwere Depression: Betroffene feinfühlig, aber direkt ansprechen (n. Suizidgedanken oder konkreten -plänen).

PM: Ggf. Grundbedürfnisse unterstützen (z. B. Trinken, Essen, persönliche Hygiene), evtl. Thromboembolieprophylaxe). Med.-Einnahme (Antidepressiva) überwachen, über NW informieren (sedierend, antriebsfördernd → ❶ Gefahr: Suizid). Gespräche: günstige Prognose vermitteln, über krankheitsbedingte Schuldgefühle, Gefühle der Wertlosigkeit und Perspektivlosigkeit. Tag strukturieren, zu den Therapien motivieren, gemeinschaftliche Aktivitäten. ❶ Wichtig: Nie auffordern, sich zusammenzureißen → ist dem Patient nicht möglich → Schuldgefühle ↑.

A/B: Über Krankheit, Therapie, Prognose informieren; evtl. Besuchseinschränkungen → beugt Überforderungen vor. Keine bedeutenden Entscheidungen während der akuten Krankheit treffen.

B2 Bewusstsein gestört

Grundständige PD
Bewusstsein gestört*: Vorübergehende oder andauernde, komplette oder inkomplette Einschränkung des Wachzustandes*

Kennzeichen
Verbale Hinweise: Spricht selten*, undeutlich*, verwaschen oder gar nicht*
Veränderungen im Verhalten: Teilnahmslos*, reagiert auf Ansprache oder Schmerzreize langsam, ungezielt oder ist reaktionslos*, bewegungslos*
Veränderungen des Körpers: Ggf. erhöhter Hirndruck (über 10 mm Hg), veränderte Pupillenmotorik* (verlangsamt, lichtstarr und weit), Abnahme von Körpergewicht und Muskelmasse bei längerer Bewusstlosigkeit*

NANDA-PD, Taxonomie
Intrakranielles Anpassungsvermögen vermindert (Hirndrucksteigerung)
NANDA 00049

1   Kriterien der Beobachtung

Bewusstseinseintrübungen: Benommenheit (leichteste Form): verlangsamtes Denken und Handeln; Patient ist relativ wach, örtlich, zeitlich, zur eigenen Person orientiert. **Somnolenz:** abnorme Schläfrigkeit, kurze Zeit erweckbar, gerade noch zu Ort, Zeit und Person orientiert, kann nur einfache Fragen beantworten. **Sopor:** schlafähnlicher Zustand, durch Ansprache nicht mehr erweckbar, reagiert gezielt auf Schmerzreize. **Präkoma:** leichte Bewusstlosigkeit, nicht erweckbar, reagiert ungezielt auf Schmerzreize. **Koma:** tiefe Bewusstlosigkeit, reagiert nicht mehr auf Schmerzreize.

Komagrade:
- **Grad 1:** Bewusstlosigkeit ohne weitere neurologische Störungen
- **Grad 2:** Bewusstlosigkeit mit neurologischen Störungen, z. B. Lähmungen, Anfälle, seitendifferente Pupillen (Anisokorie) und/oder Augenbewegungsstörungen
- **Grad 3:** Bewusstlosigkeit mit Beuge- oder Streckphänomenen, spontan oder auf Schmerzreiz
- **Grad 4:** Bewusstlosigkeit, Tonusverlust der Extremitäten, beiderseits lichtstarre weite Pupillen, aber noch erhaltene Spontanatmung

Beobachtungstechnik

PA: Zustand bei Aufnahme: Adäquate Reaktion auf Ansprache/Aufforderungen,; örtliche, zeitliche, persönliche Orientierung; Koordination der Sprache, einzelne Wörter? Fremdanamnese durch Angehörige.

- Ist die Bewusstlosigkeit abrupt oder langsam aufgetreten?
- Hatte Ihr Angehöriger in der jüngeren Vorgeschichte ein Schädel-Hirn-Trauma?
- Leidet er an Diabetes, Hypertonie oder Anfällen?
- Sind Ihnen frühere Insulte oder Herzinfarkte bekannt?
- Sind psychiatrische Erkrankungen, Alkohol-, Drogenabusus oder Tabletteneinnahme bekannt?

PB: **Pupillenreaktion überprüfen:** z. B. Verengung, Erweiterung, Entrundung, Starre? **Vegetative Funktionen und Bewusstsein überwachen:** z.B. Grad der Bewusstseinstrübung (Glasgow-Koma-Skala, GCS)? **M. bei plötzlicher Bewusstlosigkeit:** körperliche Inspektion wie Bewusstseinslage und -störung einschätzen; Spontanatmung, Atemmuster; Pupillenweite und -reaktion; Kopfhaltung (Überstreckung, Kopfwendung); Symmetrie oder Asymmetrie von spontanen Bewegungen; Auftreten von fokalen Anfällen, Myoklonien (Zuckungen), spontanen Streck- oder Beugesynergismen; Verletzungen, Erbrechen, Urinabgang; Hautveränderungen, z. B. Exsikkose, Kachexie. Umgebung: Tablettendosen, Injektionsnadeln, Alkoholflaschen.
PZ: Der Patient
- fühlt sich in seiner Situation sicher,
- fördert seine Eigenwahrnehmung,
- kennt M., um seine Hirnleistung zu fördern,
- baut kontinuierlich Vertrauen zum therapeutischen Team auf.

2 Pflegetherapeutisches Konzept

P: Stressfaktoren (Lärm, unnötiges Licht) vermeiden. Schlaf-Wach-Rhythmus einhalten → Tagesstrukturierung, Tagesplan. Verlust von Raum und Zeit entgegenwirken → Mitbringen gewohnter Gegenstände durch Angehörige (z. B. Waschzeug, Bücher, Musik, Bilder der Familie).

PM: **Basale Stimulation (BS)**, z. B. basalstimulierende Ganzkörperwäsche; somatische BS (z. B. über die Körperseite streichen, auf die der Patient gelegt werden soll); vestibuläre BS (z. B. regelmäßige Positionswechsel → Gleichgewichtssinn anregen, horizontale Lage → Beruhigung (Schlafen), vertikale Lage → Anregung und Aufmerksamkeit; vor 1. Mobilisation Hochstellen des Kopfteils → an vertikale Stellung gewöhnen); vibratorische BS (z. B. elektrische Zahnbürste/Elektrorasierer an Knochenvorsprüngen aufsetzen); auditive BS (z. B. Lieblingsmusik, vertraute Stimmen); taktil-haptische BS (z. B. verschiedene Materialien ertasten lassen, Igelball); visuelle BS (z. B. persönliche Fotos im Blickfeld, Schwarzweißbilder, Farbkontraste, Mobiles).

A/B: Angehörige integrieren, Gespräche → Vertrauen fördern, Ängste aussprechen, detaillierte Informationen über Lebensgewohnheiten. BS individuell abstimmen, Angehörigen dazu anleiten.

3 Verletzungen des Zentralnervensystems (ZNS)

3.1 Schädel-Hirn-Trauma (SHT)

P: Unfallverhütung: Sturzhelme für Motorrad- und Radfahrer, Sicherheitsgurte für Autofahrer.

PM: In ersten Tagen **Bettruhe, körperlich schonen**. Bewusstseinslage zu Beginn alle 15 min, nach 24 h 1×/h kontrollieren. Vitalzeichen-, Ausscheidungs- (Bilanzierung) und ggf. Hirndruck-Kontrolle. 30°-Position, erhöhter Oberkörper bei allen pflegerischen M., Kopf mit Kopfschale oder Kissen in Mittelstellung positionieren. Pneumonieprophylaxe → Ausstreichen des Interkostalraums oder Rollen von Hautfalten; Beine erhöht, MTS. Obstipationsprophylaxe. »Minimal handling« bei schwerem SHT: beruhigende GKW 1×/d, Mundpflege 1×/Schicht, Drehen, Betten max. 1×/d, endotracheales Absaugen b. B., viel Ruhe, gedämpftes Licht. Transparente Augensalbe.

R: Je nach Ausprägung des SHT schnellstmögliche Verlegung in neurologisches Rehabilitationszentrum → soziale, berufliche Wiedereingliederung.

Ausgeprägtes SHT: alltägl. Handlungen müssen z. T. mühsam neu erlernt werden. Konzentrationsstörungen, verlangsamtes Denken, motorische Bewegungseinschränkungen, Wesensveränderungen bleiben oft lebenslang bestehen.

3.2 Intrakranielle Blutungen (Epidural-, Subdural-, Subarachnoidalblutung SAB, intrazerebrale Blutung)

P: SAB durch Aneurysma: evtl. Vorankündigung durch kurzzeitiges Doppelbildsehen (Druck des Aneurysmas auf benachbarte Gehirnstrukturen).
PM: **❶ Achtung:** Nach Aneurysma nach SAB prä- und post-op. für ca. 2 Wo. jede körperliche Anstrengung vermeiden (**Nachblutungsgefahr!**). Patienten dürfen nicht husten, nicht abgeklopft werden! Obstipationsprophylaxe (Pressen beim Stuhlgang vermeiden). 30° erhöhte Oberkörperposition (Hirndruckprophylaxe). Weitere M. ► SHT Kap. B2.3.1.
A/B: Nach schneller Hämatomausräumung meist gute Prognose. Bei großen Blutungen oft mehrwöchiger Genesungsprozess → evtl. Wesensveränderungen mit abnormem Verhalten → Angehörige vorbereiten.

4 Tumoren des ZNS

4.1 Gehirntumoren

PM: ► SHT Kap. B2.3.1, bei Chemo- und Strahlentherapie entspr. M.

4.2 Spinale Tumoren

PM: Gemäß auftretenden Symptomen und therapeutischen NW. Querschnittslähmung ► Kap. D3.

5   Infektiöse und entzündliche Erkrankungen des ZNS

5.1   Meningitis

SM: Bakterielle Meningitis → Erregernachweis, Meldepflicht. Virale Meningitiden → nicht meldepflichtig. Bei schwerem Verlauf intensivmedizinische Behandlung.

PM: Bakterielle Meningitis (außer Pneumokokkenmeningitis) → vor Erregernachweis oder 24 h nach systemischer Antibiotikagabe isolieren; Raum abdunkeln, ruhige Atmosphäre. **PM nur mit Schutzkittel**, Handschuhen, Mundschutz. Engmaschige Vitalzeichen- und Bewusstseinskontrolle; komplette Übernahme von Grundpflege, Prophylaxen; Bettgitter, ggf. Fixierung und Sedierung.

5.2   Enzephalitis

PM: Stets Schutzkittel, Handschuhe, Mundschutz → Ansteckungsgefahr ↑ !
► Meningitis Kap. B2.5.1

5.3   Hirnabszess

PM: ► Meningitis Kap. B2.5.1

5.4   Zeckenbedingte ZNS-Infektionen

P: Aktive Impfung mögl. (NW!). In gefährdeten Gebieten Impfung der Risikogruppen.
PM: Med.-Therapie überwachen, Symptome beobachten; zu Bewegungsübungen der Gelenke anleiten → Beweglichkeit erhalten. Über korrektes Entfernen einer Zecke informieren.

6   Hydrozephalus (Wasserkopf)

PM: ► Meningitis Kap. B2.5.1. Eltern benötigen Trost, Zuspruch und Unterstützung bzw. Anleitung bei der Pflege. Kopfumfang tägl. messen, Vitalzei-

chen- und Gewichtskontrolle, Flüssigkeitsbilanzierung. Bewegungseinschränkung durch Schwere und Größe des Kopfes → Dekubitus- und Pneumonieprophylaxe. Mit erhöhtem Oberkörper positionieren → fördert intrakranielle Druckentlastung.

7   Apallisches Syndrom

P: Patienten nicht vorschnell aufgegeben → rasche Frührehabilitation kann
Syndrom abmildern bzw. verhindern. **Ziel:** zurückholen aus der Passivität
ins aktive Leben → nur durch unermüdliche Aktivität mit Betroffenem
mögl.; Angehörige einbeziehen.
PM: Allg. pflegerische M.; **aktivierende Pflege**. Kommunikationsformen,
z. B. Basale Stimulation, Musiktherapie, Positionierung nach Bobath → fördert aktiven Kontakt mit der Umwelt (Patient kann nicht kommunizieren,
nimmt aber die Umwelt wahrscheinlich wahr, ist empfindungsfähig). Mobilisieren, z.B. hinsetzen, hinstellen, nach draußen in die Sonne bringen →
Normalität vermitteln. Einfühlsam provozieren, z. B. Gesicht unvorbereitet
mit kaltem Waschlappen berühren → starke Reize → Reaktionen.
A/B: Angehörige ermutigen, den Kranken an ihrem Leben zu beteiligen:
vom Alltag erzählen; liebgewonnene Dinge, Gegenstände, Parfum, Nahrungsmittel mitbringen → an die frühere Welt erinnern. Angehörigen zur
Aktivierung durch ungewöhnliche M. anleiten, provokante oder körperlich
erregende Reize einsetzen.

C1 Copingdefizit (Bewältigungsveränderung)

Grundständige PD

Copingdefizit* (Bewältigungsveränderung): Falsche oder ungenügende Bewältigung belastender Lebenssituationen oder alltäglicher Anforderungen von Einzelpersonen bzw. Lebensgemeinschaften (Familie, Gemeinde)*
Gesundheitsdiagnose/Bewältigungsformen der Familie (Coping), Entwicklungspotenzial: Wunsch oder Bereitschaft, wirksame Bewältigungsformen zu erlernen und gemeinsam mit dem betroffenen (z. B. kranken, hilfe- oder pflegebedürftigen) Familienmitglied zu reifen

Kennzeichen

Verbale Hinweise*: Verneint oder bagatellisiert offensichtliche Probleme/eigene Schwächen; berichtet über chronische Sorgen*, Depressionen, Ängste, geringes Selbstwertgefühl*; Unfähigkeit, Probleme lösen zu können oder um Hilfe nachzusuchen*; Projektion von Schuld/Verantwortung*, Rationalisierung von Misserfolgen; klagt über Appetitlosigkeit oder zwanghaftes übermäßiges Essen*, muskuläre Verspannungen*, Schlafstörungen
Veränderungen im Verhalten: Schwierigkeiten, Beziehungen aufrechtzuerhalten; überheblich oder unsicher, macht sich über andere lustig, schätzt sich und seine Fähigkeiten falsch-positiv ein, unbeständig, verweigert Teilnahme an Therapie, überempfindlich auf Nichtbeachtung oder Kritik, gereizt, krankheitsanfällig, raucht übermäßig*, trinkt zu viel Alkohol*, konsumiert übermäßig Medikamente*, schläft viel* (Flucht in den Schlaf)
   Veränderungen des Körpers: Gewichtszu- oder -abnahme*, körperliche Veränderungen durch Alkohol- oder Medikamentenmissbrauch*
(► Kap. V2)

NANDA-PD, Taxonomie

Coping defensiv NANDA 00071
Coping familiär behindert NANDA 00073
Coping familiär, mangelhafte Unterstützung NANDA 00074

Coping einer Gemeinschaft, Bereitschaft zur Verbesserung NANDA 00075
Coping familiär, Bereitschaft zur Verbesserung NANDA 0075
Coping einer Gemeinschaft, unwirksam NANDA 00077
Therapiemanagement unwirksam NANDA 00078
Therapiemanagement, familiär unwirksam NANDA 00080
Therapiemanagement, gemeinschaftlich unwirksam NANDA 00081
Therapiemanagement wirksam NANDA 00082

1   Kriterien der Beobachtung

Beeinflussende Faktoren: Persönlichkeit; Übung bei Problemlösungen; Art, Schwere und Dauer der ursächlichen Belastung; Vorliegen weiterer belastenden Faktoren; Größe der aktuell erlebten Bedrohung; vorhandene Überzeugung, die Aufgabe meistern zu können; frühere Bewältigung ähnl. Situationen; soziale und materielle Ressourcen.
Problemorientiertes Coping: direkter, offensiver Umgang mit Problemen, z. B. kämpfen, flüchten, verhandeln, vorbeugen.
Emotionsorientiertes Coping: defensiver Umgang, z. B. Entspannungstechniken, Ablenkung. Art der Belastung: z. B. Persönlichkeitsstörung; akutes, schweres Ereignis → akute Belastungsreaktion → eingeschränkte Aufmerksamkeit, unfähig zur Reizverarbeitung, desorientiert, Rückzug, Depression, Angst, Verzweiflung, Unruhe. Posttraumatisches Syndrom (▸ Kap. P1): wiederholtes Erleben des Traumas, Gefühl der Betäubung, emotionale Stumpfheit, akute Ausbrüche von Angst, Panik, Aggression.

Beobachtungstechnik

PA: **Beobachten:** Verhalten: angepasst/misstrauisch? Ressourcen: soziales Netz, Arbeitsplatz, gesichertes Einkommen, angemessene Wohnung, gelungenes Coping in der Vorgeschichte. **Interview** → objektive Inhalte zeigen Konzentration des Patienten, Intelligenz, Lebenserfahrung, Interesse an Zusammenarbeit, Selbstbild, Wahrnehmung der Realität, eigene Copingleistung → Anhaltspunkte durch Mimik, Gestik.
PB: Beobachtungen mit den Ergebnissen des Interviews vergleichen, Differenzen mögl. aufgrund von Psychosen, Borderline-Persönlichkeitsstörung, M. Alzheimer.
PZ: Der Betroffene
− ist über seine Situation informiert,
− akzeptiert das Problem,
− ist motiviert, sein Verhalten zu ändern.

2 Pflegetherapeutisches Konzept

P: Erlernen der Problembewältigung in früher Kindheit in einer Umgebung, die stützt, hilft und zur Entfaltung der eigenen Ressourcen ermutigt.
PM: **Bewältigungsstrategien/-methoden anbieten, einüben,** z. B. Listen über positive, negative Situationen, Tagebuch → ermöglichen bessere Wahrnehmung; Gruppendiskussionen (professionell begleitet oder unbegleitet) für Betroffene und Angehörige; Rollenspiele; Entspannungstechniken oder Biofeedback (▶ Kap. S3). **Sicherheits-M. umsetzen:** feste Strukturen; Fixierung (Fremd- und Eigenschutz). ❶ Achtung: gesetzlich vorgeschriebene Form der Dokumentation unerlässlich für freiheitsentziehende M.(!). **Selbstschutz-M. vornehmen,** z. B. Frühwarnzeichen eines Rückfalls wahrnehmen, Reizabschirmung in akuter Phase, geschlossene Station.

3 Persönlichkeitsstörungen

P: Soziale, emotionale, materielle Stabilität in der Kindheit.
SM: Ruhe, ausreichendes Raumangebot → vermitteln Sicherheit.
PM: **Formen unterscheiden:** paranoide, schizoide, dissoziale, emotional instabile, histrionische, anankastische, ängstliche, abhängige Persönlichkeitsstörung, Impulsiver Typus, Borderline-Typus.
Akzeptanz signalisieren, Zeit und Raum geben (zuhören, Aktivitäten üben), Hilfsangebote häufig wiederholen, motivieren, Angehörige einbeziehen.
❶ Wichtig: Kommunikation und Supervision im Team → Patienten können manipulieren und Team spalten (z. B. bei Borderline-Persönlichkeit)!
A/B: Angehörigen-, Betroffenengruppen empfehlen → vermitteln Wissen, Tipps, Tricks, motivieren für die Therapie. Ggf. therapeutische Wohngemeinschaften oder Langzeiteinrichtungen als Alternative. Stabile Lebensgestaltung nötig.

4 Psychosen

P: Als Komplikation einer somatischen Krankheit (z. B. Fieberdelir) durch rechtzeitige Therapie des Grundleidens evtl. vermeidbar; bei Substanzeinnahme → präventive Aufklärung, Zugänglichkeit einschränken.
SM: Sichere, ruhige Umgebung, Zuwendung. Je nach Zustand und Compliance übernehmen Bezugspersonen, Verantwortung für die Grundbedürfnisse. ❶ Achtung: Selbst- oder Fremdgefährdung vermeiden!

PM: Formen unterscheiden: hebephrene und paranoid-halluzinatorische Schizophrenie.

Primärbedürfnisse gewährleisten (Nahrungs-, Flüssigkeitsaufnahme, Körperpflege, Schlafen). Sicherheit des Betroffenen, u. U. sedieren oder fixieren (Schutz vor Eigen- oder Fremdgefährdung). ❶ **Achtung:** Nie Patienten einen Wahn versuchen auszureden!

A/B: Günstig: stabile soziale, materielle Umgebung. Bes. behütetes Verhalten in der Familie oder sehr belastende Ereignisse → fördern Rückfallquote.

D1 Denkprozesse gestört

Grundständige PD

Denkprozesse gestört: Teilweise oder vollständige, reversible oder irreversible Störung der kognitiven Abläufe im Gehirn (Anmerkung: Spezifizieren, was genau betroffen ist: Gedächtnis, Denkprozess, Orientierung, Verwirrtheit oder Kombinationen der genannten Bereiche)*

Kennzeichen

Verbale Hinweise: Erzählt zufällige Einfälle, ohne Bezug zur jeweiligen Situation, und Vorgänge, die nur in der Phantasie existieren* (Konfabulation); äußert Konzentrationsschwäche, Gedächtnislücken, Unbehagen*, Angst*, Schlafstörungen*

Veränderungen im Verhalten: Desorientiert bzgl. Zeit, Ort, Person, Umständen und Ereignissen*; leicht ablenkbar, unkonzentriert, verstärkt oder vermindert aufmerksam; beantwortet Fragen zögerlich bzw. langsam; sucht nach Worten, die nicht einfallen wollen*; redet vermehrt*, Ich-bezogen (egozentrisch), zurückgezogen oder distanzlos*, macht unfreiwillige Bewegungen*, hypo- oder hyperaktiv*, handelt nicht situationsgerecht (kognitive Dissonanz = Differenz zwischen Denken und Handeln)*, versorgt sich selbst nachlässig (z. B. vergisst zu essen, sich zu waschen)*

Veränderungen des Körpers: Leerer, verständnisloser Blick*; ggf. Gewichtszu- oder -abnahme*, ungepflegtes äußeres Erscheinungsbild*

NANDA-PD, Taxonomie

Orientierungsstörung (beeinträchtigte Umgebungsinterpretation) NANDA 00127
Verwirrtheit, akut NANDA 00128
Verwirrtheit, chronisch NANDA 00129
Denkprozess gestört NANDA 00130
Gedächtnisleistung beeinträchtigt NANDA 00131
Umhergehen, ruhelos NANDA 00154

1   Kriterien der Beobachtung

Denkstörungen: Formale: Gedankenablauf (z. B. Denkhemmungen), -verlangsamung, Abreißen der Gedanken, Zerfahrenheit, Ideenflucht, Perseveration (krankhaftes Hängenbleiben an best. Vorstellungen). **Inhaltliche:** Gedankeninhalte, z. B. Wahn, Zwangsideen, überwertige Ideen.
Gedächtnisstörungen: retrograde, anterograde, dissoziative, psychogene oder hysterische Amnesie, Hypermnesie, Hypomnesie, Erinnerungsverfälschung, Konfabulation.
Verwirrtheit: Desorientierung (zeitlich, örtlich, situativ, personell); gestörte Wahrnehmungsfähigkeit oder gestörte Fähigkeit, Gefühle und Gedanken eindeutig zu erkennen, zu erleben und richtig mit der Realität zu verbinden.
Akute Verwirrtheit: z. B. Störungen von Aufmerksamkeit, Denkvermögen, psychomotorischer Aktivität, Bewusstsein und Schlaf-Wach-Zyklus. **Chron. Verwirrtheit:** z. B. irreversibler, langsam über Mo./J. entstehender Zustand mit Zerstörung von Nervenzellen, Störungen der Denkleistung und der Fähigkeit, Informationen zu interpretieren.

Beobachtungstechniken

PA: Ausgangsstatus erfassen, kontinuierlich relevante Daten zur Verlaufsbeurteilung erfassen.

Fragen zur Orientierung:

- Wie alt sind Sie, wie ist Ihr Name, wann sind Sie geboren, sind Sie verheiratet, welchen Beruf üben Sie aus bzw. haben Sie ausgeübt?
- Welcher Wochentag ist heute, welcher Mo., welches J.?
- In welcher Stadt leben Sie, in welchem Land?
- Wo befinden Sie sich derzeit?

Fragen zur Denk-, Erinnerungsfähigkeit:

- Lesen Sie tägl. Zeitung oder sehen Sie Nachrichten?
- Fällt es Ihnen leicht, sich etwas zu merken? Können Sie sich besser an länger zurückliegende oder an aktuelle Situationen erinnern?
- Haben Sie manchmal das Gefühl, dass Ihnen Worte fehlen, nicht einfallen? Wenn ja: Hat das in der letzten Zeit zugenommen?
- Ist es schon passiert, dass Ihnen ein Ort, der Ihnen gut bekannt ist, plötzlich nicht mehr vertraut erscheint? Können Sie Ihnen bekannte Personen, zeitweise nicht erkennen bzw. nicht zuordnen?

PB: **Denkfähigkeit, Orientierung prüfen. Geriatrisches Assessment:** z. B. Barthel-Index, »Mini-Mental-State Examination« (MMSE) nach Folstein, Mobilitätstest nach Tinetti (Tinetti-Test), »Cohen-Mansfield Agitation Inventory« (CMAI), Reisberg-Skala, Performance-Aufgaben, z. B. Geldzählen (Feinmotorik), Timed-up-and-go-Test (Beweglichkeitstest), »clock completion« (Zifferblatt einer Uhr ergänzen), **»Dementia Care Mapping«** (DCM: Messinstrument zur personenzentrierten Einschätzung der Lebensqualität, Instrument zur internen Qualitätssicherung).

Gedächtnisambulanz: zur differenzialdiagnostischen Abklärung von Gedächtnisstörungen, Bewertung der Störung und Beratung über Hilfsmöglichkeiten, med. und weitere Therapiemögl.

PZ: Der Betroffene
- nimmt an diagnostischen M. aktiv teil,
- akzeptiert Sicherheits-M.

2 Pflegetherapeutisches Konzept

P: Aktivität (!) → körperliche Passivität → Unsicherheit beim Gehen und Gelenksteifigkeit. **Körperliche Interventionen:** Spaziergänge, Krafttraining, Entspannungstechniken, altersangepasster Sport, gesunde Ernährung, ausreichend Schlaf, KG ggf. senken, regelmäßig Vorsorgeuntersuchungen wahrnehmen. Geistige Passivität und Rückzug → reduzierte Anregungen vermindern Leistungsfähigkeit des Gehirns. **Geistige/seelische Interventionen:** Wissen erwerben, Neues ausprobieren/umsetzen, förderliches Gesundheitsverhalten, soziale Kontakte, Lesen, Rechnen, Kreuzworträtsel, Kartenspiele, mit anderen diskutieren.

PM: **Situationsgerecht kommunizieren:** z. B. nicht überfordern, drängen, verunsichern; Zeit nehmen; störende Hintergrundgeräusche ausschalten; kurze, einfache Botschaften; Fragen eindeutig stellen; Doppeldeutigkeiten, Kindersprache, Telegrammstil und Duzen vermeiden; Biografie berücksichtigen. Bei Zwangsideen durch Auswahl des Gesprächsinhalts ablenken; bei gehemmtem Denken fehlende Wörter ergänzen; bei Ideenflucht Struktur für Gespräch festlegen. **Selbstschutz-M. umsetzen,** bei Weglauftendenz ggf. räumliche Beschränkung, vor Verbrennungen, Verletzungen, Vergiftungen schützen. **Realitätsorientierungstraining** (ROT, n. Folsom). **Zehn-Minuten-Aktivierung. Gedächtnis- bzw. Erinnerungstraining. Milieutherapie. Validation** (n. Naomi Feil), z. B. festen Tagesablauf einhalten, Blickkontakt herstellen, begleiten, Gefühle akzeptieren, bestätigen, Selbstwertgefühl stärken, berühren, nicht diskutieren, korrigieren oder versuchen, das Verhalten zu verändern; Gefahrenquellen sichern, Fixieren vermeiden. **Integrative Validation (IVA)** (n. Nicole Richard). **Basale Stimulation,** z. B. verschiedene Körperwaschung, oraler Stimulation.

A/B: Belastungen kompensieren: Angehörigen raten, 1×/J. Auszeit (mind. 14 Tage) einzuplanen und Gesundheits-, Pflege- oder häusliche Versorgungsdienste in Anspruch zu nehmen. Selbsterhaltungstherapie n. Romero und Eder.

3   Demenz

P: Nicht mögl. Im Alter ratsam: geistige Aktivität → erhält Konzentrationsfähigkeit, Gedächtnisleistung.

PM: Begleiten, unterstützen, würdevolles Leben ermöglichen, Validation nach Feil, konstante Pflegebezugspersonen. ❶ **Wichtig:** Schaden von Demenzkranken abwenden.

A/B: Nach schleichenden Veränderungen, Versagen des Kurzzeitgedächtnisses können nach Diagnosesicherung »Demenz« Vorkehrungen getroffen werden. **Betroffene:** behandelnden Arzt (Hausarzt) zu Rate ziehen; über Behandlungsmöglichkeiten informieren. Offen über Zukunft sprechen; bei Berufstätigkeit → Übergang in Ruhestand planen. Nicht mehr selbst Auto fahren; tun, was Freude bereitet; soziale Kontakte pflegen; sportlich betätigen; finanzielle Angelegenheiten regeln, Antrag auf Pflegeeinstufung stellen; Betreuungs-/Patientenverfügung beim Notar hinterlegen, Testament aufsetzen. **Angehörige:** über Krankheit/-sverlauf informieren; ambulante Pflege, Tages-, Nacht-, Kurzzeitpflege oder vollstationäre Pflege in Anspruch nehmen; an Pflegekursen teilnehmen; Erfahrungsaustausch in Selbsthilfegruppen; psychologische Unterstützung; Selbstpflege betreiben, sich Freiräume gönnen; eigene Wünsche und Bedürfnisse befriedigen.

4   Akute Verwirrtheit

P: Alkohol oder Schlafmed. in kontrollierten Maßen konsumieren. Bei Alkoholkrankheit evtl. bei KH-Aufenthalt eine gewisse Menge Alkohol gestatten, um Delir zu vermeiden.

SM: Arzt informieren; 24-h-Überwachung (ggf. auf Intensivstation → minimiert Selbstgefährdung bzw. Kreislaufkollaps aufgrund körperlicher Entzugssymptome).

PM: Für verwirrtes, aggressives Verhalten Verständnis zeigen; auf Selbstschutz achten (aggressive Patienten stets zu zweit versorgen). Überwachen, bis akute Verwirrtheit abgeklungen ist.

A/B: Angehörige über Durchgangssyndrom informieren, damit sie die Situation verstehen.

5   Parkinson-Syndrom

P: Sturzprävention.

PM: Entspr. Therapie vermitteln→ **Teufelskreis** des sozialen Rückzugs, der Depressionen **durchbrechen**. Patienten über Med. und NW informieren, ggf. Med.-Einnahme kontrollieren, ggf. beim Essen, Körperpflege, Anziehen unterstützen. Aktivieren, Selbstständigkeit fördern.

A/B: Kranke, Angehörige auf allmähliches Fortschreiten der Symptomatik vorbereiten (müssen lernen zu akzeptieren, dass sie im Spätstadium auf Hilfe angewiesen sind). Dinge tun, die Freude machen, Vorkehrungen für später treffen (Patientenverfügung), Selbsthilfegruppen geben Tipps.

6   Multiple Sklerose (MS)

P: Vermeiden: Temperaturschwankungen, hohe Anforderungen, Disstress.

PM: Patienten, Angehörige ermutigen, Zuspruch geben, damit sie unaufhaltsamen Krankheitsverlauf bewältigen können. Bei Miktionsstörungen: Blasentraining, Selbstkatheterisierung oder taktile Stimulation der Blase.

A/B: Patient ablenken, positive Lebenseinstellung entwickeln (→ erleichtert Leben mit der Krankheit). Vorkehrungen treffen (z. B. behindertengerechte Wohnung). ❶ **Wichtig:** Unterstützung und Zusammenhalt in der Familie bzw. im Freundeskreis!

D2 Durchblutungsstörung/ venöse Abflussstörung (arterielle Durchblutung und/ oder venöser Abfluss gestört)

Grundständige PD

Durchblutungsstörung (DS)/venöse Abflussstörung (VAS): Mangelnde Gewebedurchblutung mit der Folge einer unzureichenden Nähr- und Sauerstoffversorgung der Zellen. Zwischen Ort und Art differenzieren:

Ort: Peripher, zerebral, kardiopulmonal, renal, gastrointestinal
Art: Venös, arteriell (die Art der Durchblutungsstörung ist aufgrund der klinischen Zeichen, also durch Beobachtung oder körperliche Untersuchung, nicht immer eindeutig feststellbar; hier sind diagnostische Verfahren notwendig)

Kennzeichen

Peripher (die Beine sind vorwiegend betroffen)
Verbale Hinweise:
Venös*: Klagt über schwere Beine*, Ziehen in den Waden*, Wadenschmerzen beim Strecken des Fußes (positives Homans-Zeichen = Hinweis auf Thrombose im Unterschenkel)
Arteriell: Berichtet über Temperatur- und Schmerzempfindlichkeit, Juckreiz am Bein
Veränderungen im Verhalten:
Venös*: Kann nicht lange stehen, da sich Ödeme und Schmerzen einstellen*
Arteriell: Geht nur kurze Strecken, da sich Schmerzen einstellen*, hinkt*, kratzt juckende Körperregion*
Veränderungen des Körpers:
Venös*: Blasse oder bläuliche Verfärbung der Haut*, Ödeme, ggf. sichtbare Krampfadern*, Besenreiser*; überwärmte Extremität*, ggf. Fieber* (bei Venenentzündung)
Arteriell: Kühle oder mäßig warme Extremität*; wächserne, teilweise haarlose, pergamentartige, trockene Haut*; verdickte, brüchige, langsam wach-

sende Nägel*; schwacher oder nichttastbarer peripherer Puls; Hautläsionen*, verzögerte Wundheilung

Zerebral

Verbale Hinweise: Spricht undeutlich*, verwaschen*
Veränderungen im Verhalten: Verhaltensverändert, unruhig*, ängstlich*, desorientiert*, verschluckt sich, teilnahmslos*, bewusstlos*
Veränderungen des Körpers: Veränderte Pupillenreaktion bzw. -form, Schwäche oder Lähmung der Extremitäten

Kardiopulmonal

Verbale Hinweise: Äußert Engegefühl und Schmerzen im Brustkorb (Angina pectoris), Herzklopfen*, Todesangst*
Veränderungen im Verhalten: Ringt nach Luft, hyperventiliert*, ängstlich*, unruhig*
Veränderungen des Körpers: Angespannte Atemhilfsmuskulatur, eingezogener Brustkorb (Brusttraktion), Nasenflügelatmung, spastisches Atemgeräusch; Kapillarfüllung länger als 3 s; Tachykardie; ggf. Herzrhythmusstörungen, stark blutende Wunde*

Renal

Verbale Hinweise: Berichtet über vermindertes Wasserlassen oder blutigen Urin
Veränderungen im Verhalten: Ggf. verhaltensverändert*, desorientiert*
Veränderungen des Körpers: Hämaturie, Oligurie, Anurie; Hyper- oder Hypotonie, verzögerte Wundheilung*, erhöhte Nierenwerte*, ggf. Ödeme* (v. a. in den Beinen)

Gastrointestinal

Verbale Hinweise: Klagt über Übelkeit, Blähungen und starke Schmerzen im Bauch
Veränderungen im Verhalten: Ggf. unruhig*, erbricht*, bewusstseinsverändert*, desorientiert*
Veränderungen des Körpers: Verminderte oder fehlende Darmgeräusche, schmerzempfindliches Abdomen, Blut im Stuhl*

Anmerkung: Die NANDA-Pflegediagnose »Durchblutungsstörung« beinhaltet sowohl Zeichen einer Erkrankung des arteriellen Gefäßsystems als auch des venösen Systems, da oft beide Systeme gleichzeitig betroffen sind. Ist das venöse Gefäßsystem betroffen, spricht man zur Verdeutlichung besser von Abflussstörungen.

NANDA-PD, Taxonomie

Durchblutungsstörung NANDA 00024

1   Kriterien der Beobachtung

Ursachen arterieller DS: Einengung bzw. Verstopfung des Gefäßlumens, geschädigte Gefäßwände, z. B. durch Arteriosklerose, Thrombose oder akutem Gefäßverschluss (z. B. Herzinfarkt), Thromboembolie, verminderte Pumpfunktion des Herzens, Hyper-/Hypotonus oder Herzklappendefekte.
Ursachen VAS: zunehmendes Lebensalter, Bettlägerigkeit, Funktionseinschränkung oder Zerstörung der Venenklappen. **Virchow-Trias:** erfasst Risikofaktoren zur Entstehung einer Thrombose: Kreislauffaktor (Blutfluss), Blutfaktor (Gerinnbarkeit), Wandfaktor (Endothel); mehrere Risikofaktoren → steigern das Thromboserisiko!

Peripher arterielle DS → Ischämie durch Strömungshindernisse; kalte, blasse oder marmorierte Extremität, Schmerzen, »Claudicatio intermittens«, Schmerzen in Ruhe (vorwiegend nachts), plötzlicher starker Schmerz, Gefühlsstörung, Bewegungsunfähigkeit der Extremität bei akutem Verschluss, schwacher oder nicht tastbarer arterieller Puls unterhalb der Verschlussstelle → Nekrosen, Ulcus cruris arteriosum; ❗ **Gefahr:** evtl. Schocksymptomatik bei Verschluss von großen Arterien! Beschwerdebesserung bei Tiefpositionierung der betroffenen Extremität.

VAS (akut oder chron.) → venöse Stauung mit Druckanstieg in der Endstrombahn, Flüssigkeitsaustritt aus Gefäßinnenraum, Ödembildung; blasse, meist livide, rötliche, überwarme Extremität, ggf. Fieber (bei Venenentzündung), mäßige Schmerzen. Hautveränderungen: gelblich-braune Pigmentierung im Knöchelbereich und im unteren Drittel des Unterschenkels (Hämosiderinflecken), Induration (Verhärtung), Atrophie, Ödeme, Besenreiser → Entwicklung von Krampfadern, Ulcus cruris venosum, ❗ **Gefahr:** Lungenembolie mit Schocksymptomatik! Beschwerdebesserung bei Hochpositionierung der betroffenen Extremität.

Beobachtungstechniken

PA: Arterielle und venöse Störungen unterscheiden, Risikofaktoren ermitteln.
Arterielle Durchblutungsstörungen

- Haben Sie Beschwerden/Schmerzen beim Gehen, in Ruhe?
- Wie weit können Sie gehen, bis Schmerzen auftreten?
- Wie lange haben Sie schon Beschwerden?
- Wie stark sind Ihre Schmerzen (evtl. Schmerzskala anwenden)?

Venöse Abflussstörungen

- Seit wann leiden Sie unter Ödemen?
- Haben Sie Schmerzen? Wenn ja, wo?

Risikofaktoren

- Wie alt sind Sie?
- Nehmen Sie die Antibabypille? Rauchen Sie?
- Üben Sie einen überwiegend sitzenden oder stehenden Beruf aus?
- Hatten Sie schon einmal eine Thrombose oder Lungenembolie?
- Leiden Sie unter Diabetes, Bluthochdruck, Herzerkrankungen, erhöhten Blutfett-, Cholesterin- oder Harnsäurewerten?
- Wie viel bewegen Sie sich tägl.? Haben Sie Übergewicht? Wenn ja, wie viel?

PB: Inspektion, Palpation der Beine. Bei Ödemen/Schwellungen: Ödemtest, Umfangsmessung; Körpergewicht (ggf. Body-Mass-Index BMI); Puls, RR und Körpertemp., Trendelenburg- oder Perthes-Test. **Arterielle Durchblutung prüfen:** periphere Pulse abtasten; an Armen und Unterschenkeln RR messen und abhören (Stenosegeräusche?). **Wunden beurteilen:** morphologische Unterscheidung: Ulcus cruris arteriosum, Ulcus cruris venosum, Nekrose bzw. trockene Gangrän.

PZ: Der Patient
- verbessert oder erhält seinen Gesundheitszustand, z. B. durch Mobilisation,
- reduziert seine Risikofaktoren und fördert aktiv eine gesündere Lebensführung.

2   Pflegetherapeutisches Konzept

P: Sich bewegen, ausgewogen ernähren, Übergewicht vermeiden. Tipps:
- Beim Stehen: Beine gleichmäßig belasten, Knie leicht beugen oder Belastung häufiger wechseln
- Langes Stehen auf gleicher Stelle vermeiden, Kompressionsstrümpfe tragen
- Viel barfuß laufen (nicht bei arteriellen Durchblutungsstörungen) oder Schuhe tragen, in denen der Fuß gut abrollt → aktiviert Muskel-Venen-Pumpe; hochhackige Schuhe nicht ständig tragen

- Beim Sitzen Beine nicht für längere Zeit übereinander schlagen
- Muskel-Venen-Pumpe oft aktivieren, bei längerem Sitzen aufstehen, auf der Stelle treten
- Beine zwischendurch hoch legen → fördert venösen Rückstrom
- Kneipp-Güsse, Wechselfußbäder, -duschen → fördert Durchblutung, kräftigt Bindegewebe
- Nicht rauchen → Nikotin wirkt an den Thrombozyten aggregationsfördernd

PM: **Thromboembolieprophylaxe:** Kompressions-M., Med. zur Primärprophylaxe → kurz wirksame Antikoagulanzien (Heparin); zur Sekundärprophylaxe, Vermeidung von Thromboserezidiven und Therapie von Thrombosen, Lungenembolien → lang wirksame Vitamin-K-Antagonisten (Marcumar). **Physikalische M. bei VAS,** z. B. MTS/Kompressionsstrümpfe, intermittierende pneumatische Kompression → normierte Venenkompression; Beine wickeln → nichtnormierte Venenkompression; Sprunggelenkpumpe; Wadenmuskel elektrisch stimulieren; Beine ausstreichen; Beine erhöht positionieren; Muskel-Venen-Pumpe stimulieren; Sofort- und Frühmobilisation; Atemfrequenz und -zugvolumen steigern. **Gymnastische Übungen:** z. B. Durchblutung fördern, venösen Rückfluss steigern. **Durchblutungsfördernde Med.,** z. B. oral **Thrombozytenaggregationshemmer (Azetylsalizylsäure, ASS), Cumarine (Marcumar), direkte Thrombinantagonisten (Ximelagatran);** i.v. **Dextrane; s.c. Heparine.**
A/B: **Motivieren, Lebensstil zu ändern, KG** ↓, regelmäßige Bewegung, aufhören zu rauchen.

3   Erkrankungen der Arterien

3.1   Periphere arterielle Verschlusskrankheit (pAVK)/Ulcus cruris arteriosum

P: Risikofaktoren ausschalten, nicht rauchen, Übergewicht vermeiden, bewegen.
PM: Med.-Thromboembolieprophylaxe, keine Kompressions-M. (MTS, Beine wickeln). Prä- und post-op. periphere Pulse, Körpertemp., Hautfarbe, Schmerzen, Sensibilität, Bewegungsfunktion der betroffenen Extremität überprüfen. Extremität warmhalten (❶ Achtung: Abkühlen und Blässe → Durchblutungsstörung; akute starke Schmerzen → arterieller Verschluss). Manipulationen (wie Nägel schneiden) vorsichtig. Nach Bypass-Op. trotz

Schmerzen zum regelmäßigen Gehen motivieren. Bei Ulcus cruris arteriosum: Wundbehandlung wie beim Ulcus cruris venosum (aber **keinen** Kompressionsverband, zur Verbandfixierung Binden **nicht** straff wickeln, Pflaster **nicht** zirkulär kleben!).

A/B: Wichtige Aspekte (moder nach Diehm, www.cardiovasc.de/hefte/2001/03/78.htm):

- **Risikofaktoren ausschalten:** ausgewogene, fettarme Ernährung, viel trinken (ca. 2 l/d); ab 40. Lj. RR- und mind. 1×/J. Cholesterin- und Triglyzeridkontrolle; bei Risikofaktoren (RR ↑, Blutfettwerte ↑, Diabetes mellitus) Arzt konsultieren. Diät bei Stoffwechselkrankheiten (Diabetes mellitus, Harnsäure ↑ → Gichtgefahr) → zusätzliches Risiko für Gefäßkrankheiten. Rauchen völlig einstellen; Alltagsstress, Hetze vermeiden. Blutfluss gewährleisten: keine enge, unbequeme Kleidung, Beine nicht übereinander schlagen
- **Bewegen ist Gefäßtraining:** Gehtraining (mind. 3×/d), Gehstrecke regelmäßig steigern, Zehenstandsübungen, bei Schmerzen kurz pausieren, Kniebeugen, Ratschow-Lagerungsübung
- **Vorsicht mit Haut und Füßen:** trockene Haut tägl. v. a. nach Waschen mit Fettcreme eincremen; keine Pflaster oder Klebeverbände auf durchblutungsgestörte Haut kleben; Füße warm und trocken halten; mit milder Seife (pH-neutral), lauwarmem Wasser waschen (Verbrennungsgefahr durch Sensibilitätsstörungen!), Füße sorgfältig abtrocknen, insb. Zehenzwischenräume; Fußsohlen und Zehenzwischenräume inspizieren; Baumwoll- oder Wollsocken tragen; bequeme, weiche, nicht drückende Schuhe tragen, im Winter warm gefüttert, im Sommer gut luftdurchlässig, nicht barfuß gehen; erlaubt: milde Wärmezufuhr; extreme Kälte/Hitze meiden
- **Diabetiker sind bes. gefährdet:** Wundheilungsstörungen (Infektionsgefahr), Nervenstörungen (diabetische Polyneuropathie) mit beeinträchtigter Schmerzempfindung; Risiko für Fußgangrän bei Diabetikern 50fach erhöht. ❶ **Wichtig:** korrekte BZ-Einstellung!
- **Wunden oder Gewebetod:** bei Wunden, Fieber, zunehmenden Schmerzen oder Nekrosen → Arzt konsultieren; Wunden tägl. mit trockenen, sterilen Mullkompressen verbinden, nur verschriebene Salben auftragen (keine Puder oder Cremes); lauwarme Fußbäder für ca. 10 min zur normalen Fußsäuberung 1–2×/Wo., evtl. Aufguss aus Kamille (heilungsfördernd) oder Salbei (austrocknend), Fuß abtrocknen, Wunde auslassen, an der Luft trocknen lassen; ab und zu erkrankten Fuß frischer Luft und Sonne (ca. 15 min) aussetzen; ggf. Tetanusimmunisierung auffrischen.

– **Arztbesuche:** Regelmäßige Befundkontrollen, insb. bei neuen Beschwerden, bei Schmerzen in der Brust → sofort Arzt rufen oder mit einer Begleitperson aufsuchen → ❶ **Gefahr:** Angina pectoris und Herzinfarkt aufgrund der Durchblutungsstörungen.

3.2 Akuter arterieller Verschluss

P: Nicht rauchen, Übergewicht vermeiden, bewegen.
SM: Arzt benachrichtigen, Analgetika, Kreislaufstabilisierung. Durchblutungsgestörte Extremität entkleiden, tief positionieren; Auskühlen vermeiden.
PM: Selbstbeobachtung von Betroffenen und Angehörigen schulen → schnelle Reaktionen bei Anzeichen von Durchblutungsstörungen → Arzt aufsuchen; richtigen Umgang mit Antikoagulanzien erläutern.
A/B: SM erläutern, über Beratungsaspekte informieren.

4 Erkrankungen der Venen

4.1 Varikose

P: Bewegung; Muskel-Venen-Pumpe aktivieren; langes Stehen, Sitzen durch Übungen unterbrechen; ggf. Stütz- oder Kompressionsstrümpfe; während der Schwangerschaft u. U. MTS oder Kompressionsstrümpfe der Klasse I tragen.
PM: Prä-op. Rasur des betroffenen Beins, anderes Bein → MTS. post-op. Bein auf flache Schaumstoffschiene (Keel-Schiene) positionieren. Richtige Anlage des Kompressionsverbandes (Hautfarbe, -temperatur, Schmerzen, zu stramm → Durchblutungsstörungen); am Abend des Op.-Tags mobilisieren. VW und Ziehen der Redon-Drainagen meist am 2. post-op. Tag durch Arzt, anschließend Wundpflaster und Kompressionsverband jeden oder jeden 2. Tag erneuern; Fäden zw. 7. und 11. post-op. Tag auf Anordnung ziehen.
A/B: Kompressionsstrumpf vor Entlassung durch Orthopädietechniker anpassen; Patient trägt Strumpf ca. 3 Mo. zu Hause. Post-op. 6 Mo. vermeiden: Krafttraining, Wärmeeinwirkung, schweres Tragen, einschnürende, zu warme Bekleidung. Tagsüber Beine mehrmals hochlegen, nachts kontinuierlich in ca. 20°-Position halten; langes Sitzen durch Übungen unterbrechen. ❶ **Wichtig:** Regelmäßig Bewegen!

4.2   Thrombophlebitis

P: Gymnastische Übungen, Mobilisation; Einstichstelle bei liegendem Venenkatheter oder –verweilkanüle beobachten. Bettlägerige, immobile Patienten → prophylaktisch MTS und Heparin.

SM: Bei V. a. septische Thrombophlebitis bei liegendem Venenkatheter oder -verweilkanüle Blutprobe zwecks Blutkultur; fiebersenkende M.; Arzt informieren (Zugang ziehen → Spitze mit steriler Schere abschneiden, bakteriologisch untersuchen lassen).

PM: Mit gewickelten Beinen viel gehen; nachts bleiben Beine gewickelt und hoch positioniert, ca. 20°-Position; mind. 1×/Tag Kompressionsverband lösen, Beine im Liegen waschen und eincremen; bei Thrombophlebitiden am Arm: lokale Einreibemittel, Umschläge. Bei septischer Thrombophlebitis: Bettruhe, Schonung, Mithilfe bei der Körperpflege, Körpertemp. (rektal messen), Kreislauf überwachen, fiebersenkende M. und Med.-Gabe.

A/B: Bei Schmerzen und Schweregefühl der Beine, chron. venöser Insuffizienz CVI, Ulcus cruris venosum, posttraumatischen und post-op. Weichteilschwellungen: Präparate mit Rosskastaniensamen, z. B. Reparil → Ödeme ↓, Venentonisierung ↑, venöser Rückfluss ↑.

4.3   Phlebothrombose

P: Thromboembolieprophylaxe; während der Schwangerschaft evtl. physikalisch und medikamentös (Heparin). Thromboserisiko einschätzen.

PM: Vermeiden: intraabdominelle bzw. -thorakale Druckerhöhungen (Pressen beim Stuhlgang, Husten) und ruckartigen Bewegungen → Thrombus könnte sich lösen → Lungenembolie. Stuhlgang- und ggf. hustenerleichternde M.; Anstrengungen vermeiden. Bein auf Braun-Schiene positionieren → fördert venösen Abfluss, Ruhigstellung. ❶ **Wichtig:** Keine i.m.-Injektionen → ❶ **Gefahr:** Nachblutung → Lysetherapie unmöglich! Während und nach Antikoagulations- bzw. Lysetherapie: Kreislaufparameter, Gerinnungsfaktoren, betroffenes Bein überwachen (anaphylaktische Reaktionen, Anzeichen für Blutungen). Während der Lysetherapie: Bewegungseinschränkung, Erschütterungen des Krankenbettes vermeiden. ❶ **Wichtig:** Keine Kompressionsverbände bei Patienten mit Durchblutungsstörungen an der betroffenen Extremität und starker Herzinsuffizienz! Kompressionsverband nach Pütter, Zinkleimverband.

A/B: Bei Heparin- oder Marcumartherapie: aufklären, anleiten über s.c.-Injektion, Einnahme- und Kontrollmodus, NW, Ernährungsregeln, Selbstbeobachtung; ausgewogene, ballaststoffreiche Nahrung (vermindert Verdauungsprobleme, entlastet Venen). Schwangere minimieren Risikofaktoren (z. B. Nikotingenuss), gehen viel spazieren (aktiviert Muskel-Venen-Pumpe), achten v. a. im 2. Trimenon auf Anzeichen von Thrombosen. Bei längeren Reisen → Bewegung, ausreichende Flüssigkeitszufuhr.

4.4   Lungenembolie

P: Konsequente Thromboembolieprophylaxe, v. a. bei erhöhtem Thromboserisiko, bewegungseingeschränkten und bettlägerigen Patienten.
SM: Halbsitzende Position, Vitalzeichenkontrolle, O_2-Gabe (ca. 3 l/min), Arzt benachrichtigen. Bei hypoxischen Zeichen, Schocksymptomatik: Beine auf Herzhöhe und Oberkörper hoch positionieren, ggf. auf Intensivstation verlegen; nach Arztanordnung Heparingabe, ggf. Intubation und Beatmung; Morphin (zur Beruhigung), evtl. Lysetherapie.
PM: Vitalzeichenkontrolle, körperliche Belastungen vermeiden, Immobilisation, Hilfe bei der Körperpflege, Obstipations-, Dekubitus-, Pneumonie- und Thromboembolieprophylaxe bzw. -therapie. ❶ Wichtig: Patienten mit Lungenembolie nicht abklopfen!
A/B: Bei Auftreten einer Embolie zu Hause: Notarzt rufen, nicht diensthabenden Bereitschaftsarzt. ❶ Wichtig: Körperliche Bewegung unbedingt vermeiden, damit keine weiteren Embolien auftreten! Vorsichtiger halbsitzender Transport in die Klinik.

4.5   Chronisch-venöse Insuffizienz
(CVI, postthrombotisches Syndrom)

P: Wie bei Phlebothrombose; Behandlung eines Ulcus cruris venosum.
PM: Lokale Wundbehandlung; Kompressionsverband anlegen.
A/B: Lebensführung ändern, z. B. Risikofaktoren minimieren, mehr Bewegung; über Kompressionstherapie und Notwendigkeit ihrer korrekten Durchführung informieren. Tipps für sitzende Tätigkeiten: beim Telefonieren, beim Lesen von Briefen aufstehen und umhergehen, im Sitzen am Schreibtisch Fuß kreisen lassen, wippen, zw. Fersen- und Ballenstand wechseln.

5 Gefäßverletzungen

5.1 Arterienverletzungen

SM: Sichtbare arterielle Blutungen keimfrei abdecken, betroffene Extremität bzw. beide Beine hochlegen (Schocklage), Blutungsstelle komprimieren (mit Druckverband, Blutdruckmanschette, Fingern oder Faust). ❶ **Wichtig:** Extremität möglichst nicht abbinden (ist sehr schmerzhaft, außerdem kann nach ≥1 h der Körperteil absterben)!
PM: Schnell handeln, Prioritäten setzen, Routine-M. hintanstellen; weitere M. ► Kap. L1.
A/B: Gesundheitsberatung oder -unterricht: SM, korrektes Anlegen eines Druckverbands.

5.2 Venenverletzungen

SM: Bei kleinen Verletzungen: komprimieren. Bei starken Blutungen: Wunde keimfrei abdecken, Extremität hochlegen, Druckverband anlegen.
PM: Post-op. Vitalzeichen überwachen, auf Nachblutungen kontrollieren.

6 Störungen der Blutdruckregulation (Hyper- und Hypotonie)

6.1 Arterielle Hypertonie

P: Risikofaktoren ausschalten, z. B. Nikotin- oder Alkoholgenuss, Übergewicht, Stress, übermäßige Kochsalzzufuhr.
SM: Bettruhe, Oberkörper erhöht positionieren, RR engmaschig (alle 10–15 min) kontrollieren; bei hypertensiver Krise → sofort Arzt verständigen.
Gefahr: Hirnblutung, zerebraler Krampfanfall oder akute Linksherzinsuffizienz.
PM: Regelmäßige RR-Kontrollen (mehrmals tägl.), Kontrolle der NW; Selbstbeobachtung erläutern. Patientencompliance durch ausführliche Aufklärung erreichen: gerade im Anfangsstadium der Med.-Therapie können neue Beschwerden auftreten.
A/B: Lebensgewohnheiten umstellen, Übergewicht ↓,, Unterstützung durch Angehörige anregen; zur regelmäßigen RR-Kontrolle anleiten (mit Datum, Uhrzeit, Besonderheiten dokumentieren). Arztbesuch mind. 1×/J. → Risi-

ken erkennen, Folgeerscheinungen entgegenwirken. Bewegungstherapie →
reduziert Belastungs- und Ruhehochdruck. Isometrisches Krafttraining
oder Leistungssport vermeiden; besser: Jogging, Wandern, Rad fahren für
30 min 3×/Wo.

6.2   Hypotonie

A/B: Tipps zur Blutdrucksteigerung bei orthostatischer Dysregulation: kein
abruptes Aufstehen aus dem Liegen → langsam aufsetzen, Beine vom Bett
hängen lassen, 1–2 min Fußkreisen oder Beine im Wechsel mehrmals anziehen und strecken, vor dem Aufstehen im Bett Kaffee oder schwarzen Tee
trinken, kalt-warme Wechseldusche am Morgen, Bürstenmassage, regelmäßige körperliche Bewegung, bei längerem Stehen Muskeln betätigen.

D3 Dysreflexie autonom, Gefahr/Dysreflexie autonom

Grundständige PD

Dysreflexie autonom, Gefahr/Dysreflexie, autonom: Gefahr einer unge-
hemmten Reaktion bzw. ungehemmte Reaktion des autonomen Nervensys-
tems nach Verletzung des Rückenmarks in Höhe bzw. oberhalb von Th7
aufgrund eines Reizes, die aufgrund einer Kreislaufregulationsstörung auch
lebensgefährlich werden kann*
Risikofaktoren/Dysreflexie, Gefahr: Blasen- oder Darmüberdehnung (z. B.
bei Verstopfung); Blasenkrämpfe; digitale Reize (z. B. durch Klistier*);
schmerzhafte oder irritierende Reize unterhalb der Rückenmarkverletzung;
Temperaturschwankungen; Menstruation; Geschlechtsverkehr, Ejakulation;
Hautirritationen (z. B. ausgelöst durch Hautdefekte, eingewachsene Zehen-
nägel, Verbände); druckempfindliche Stellen an Knöchelvorsprüngen*; Erkrankungen (z. B. Lungenembolie, Magengeschwüre*, ösophagealer Reflux*, Ovarialzyste*, Thrombose, Infektionen/Entzündungen*, Frakturen);
situationsbedingte Auslöser (z. B. Positionierung, anstrengende Bewegungsübungen*, Schwangerschaft, Wehen*, Entbindung, Medikamentenunver-
träglichkeit, Kompressionsverband*, Drogenentzug*, Spasmen)

Kennzeichen

Verbale Hinweise: Äußert, verschwommen zu sehen, diffuse Kopf- und
Thoraxschmerzen, metallischer Mundgeschmack, Übelkeit*, Parästhesien
Veränderungen im Verhalten: Unruhig*, angespannt*
Veränderungen des Körpers: Evtl. Nasenbluten*, plötzlich auftretender pe-
riodisch erhöhter RR: systolisch über 140 mm Hg, diastolisch über
90 mm Hg (paroxysmale Hypertension), Brady- oder Tachykardie, Binde-
hautschwellung; Pupillenverengung, partielles Herabhängen des Oberlids,
Zurücksinken des Augapfels in die Augenhöhle (Trias des sog. Horner-Syn-
droms); Frösteln, Gänsehaut nach Kühlung der Haut (pilomotorischer Re-
flex); evtl. fehlende Schweißproduktion auf der betroffenen Gesichtshälfte*;
Dauererektion*; oberhalb der Rückenmarkverletzung: Schweißsekretion,

fleckige Hautrötungen (Gesicht, Hals, Nacken); unterhalb der Rückenmarkverletzung: Blässe

NANDA-PD, Taxonomie

Dysreflexie, autonome NANDA 00009
Dysreflexie, Gefahr einer autonomen NANDA 00010

1   Kriterien der Beobachtung

Dysreflexie: Areflexie (völliges Fehlen von Reflexen), Hyporeflexie (verminderte Auslösbarkeit von Reflexen), Hyperreflexie (gesteigerte Reflexe,
meist in Verbindung mit einer Spastik oder autonomen Dysreflexie). **Ursachen**: Blasenüberfüllung bzw. -dehnung (durch Blasenentleerungsstörung),
Katheterismus, Fremdkörper in der Blase, Überreizung im Enddarm (z. B.
Kotsteine), Obstipation, Klistier bzw. Einlauf, Hautreizung, sexuelle Erregung, extreme Temp.-Unterschiede, Druckgeschwür, Verbrennungen, Panaritium, Entzündungen, Schmerzen.

Beobachtungstechnik

PA: Körperliche, psychische Befindlichkeit ermitteln:
Fragen an **Frischverletzte**:

- Wie geht es Ihnen? Haben Sie Schmerzen? Wenn ja, wo und wie ist der
  Schmerz?
- Können Sie Ihre Arme und Beine bewegen?
- Spüren Sie Ihren Körper? Fühlen Sie Ihre Beine bzw. Arme? Wie fühlen sie
  sich an?
- Wann waren Sie das letzte Mal zur Toilette, zum Urinieren, zum Stuhlgang?

Fragen an **Querschnittsgelähmte**:

- Ist Ihnen heiß oder kalt? Schwitzen Sie?
- Wie fühlen Sie sich derzeit?
- Haben Sie Kopfschmerzen?
- Haben Sie einen metallischen Geschmack im Mund?
- Wie regeln Sie Ihre Ausscheidungen? Wann haben Sie zuletzt urinieren,
  Stuhlgang gehabt?

PB: **Sensibilität prüfen:** z. B. durch Druck, Schmerzreize und/oder Reflexauslösung (in Akutphase häufiger, später 1×/d bis zur Diagnose). **Reflexe beurteilen:** Asymmetrien zw. li. und re., der oberen und unteren Extremitäten, fehlende oder eingeschränkte Reflexe (→ Schädigung des Rückenmarks; Rückschluss auf Höhe der Schädigung). **Bei autonomer Dysreflexie:** Puls und RR, Schweißproduktion, Haut ober- und unterhalb der Läsion auf Farbveränderungen, **Horner-Syndrom**, pilomotorische Reflexe.

PZ: Der Patient
– akzeptiert seine Einschränkung,
– ist über die Möglichkeiten der Unterstützung informiert,
– kann sich selbst vom Rollstuhl ins Bett bewegen und umgekehrt.
– Angehörige wissen über autonome Dysreflexie und deren auslösende Reize Bescheid.

2   Pflegetherapeutisches Konzept

P: **Ursächliche Reize, Situationen vermeiden:** keine Blasen- oder Darmüberdehnung → regelmäßig kontrolliert ausscheiden; keine extremen Temp.-Wechsel, Durchzug; vorsichtige Positionswechsel; bei Untersuchungen oder PM intensiv auf Dsyreflexieanzeichen beobachten. ❶ **Vorsicht:** bei Med., die eine Dysreflexie auslösen können (Dekongestionsmittel, Sympathikomimetika, Vasokonstriktoren, Schmerzmittelentzug)!

PM: **Bei autonomer Dysreflexie:** auslösenden Reiz ausschalten (falls bekannt), beruhigen, hinsetzen oder -legen → RR senken! Arzt informieren, ggf. Med. zur Blockierung autonomer Reizleitung und/oder RR- und Pulsnormalisierung (Antihypertensiva, kaum wirksam bei Urin- oder Stuhlverhalt); bei **Bewusstlosigkeit, Krampfanfall:** Atmung beobachten, ggf. O_2-Zufuhr. **Nach autonomer Dysreflexie:** Hautfarbe, Erektion, Pupillen beobachten; RR, Puls engmaschig überwachen, bis Werte im Normbereich. **Nationaler Expertenstandard »Entlassungsmanagement in der Pflege«,** nach stationärer Behandlung wg. Querschnitt

3   Rückenmarkläsionen

3.1   Gedeckte und offene Rückenmarkverletzung

Offene Rückenmarkverletzungen (RMV): Eröffnung der Dura → Querschnittslähmung (QSL). **Gedeckte RMV:** Commotio spinalis: durch stumpfe

Gewalt, in Min. bis h. vollständig reversibel. Contusio spinalis: Rückenmarkquetschung mit Funktionsausfällen → inkomplette oder komplette QSL. Compressio spinalis: Druckschädigung durch Wirbelfraktur, Bandscheibe, Blutungen mit Funktionsausfällen und rasch entstehende QSL. → schnellstmögl. Op. Schleudertrauma: durch Unfälle (► K.4.4.4).

3.2   Paraplegie und Tetraplegie

P: Sicherheits-M. im Straßenverkehr einhalten, Haushaltsunfälle vermeiden, nicht in unbekannte Gewässer springen (kein Kopfsprung!). ❶ **Achtung:** Bei V. a. Wirbelverletzung: wenig, sehr vorsichtig bewegen; Rotation, Flexion vermeiden!

SM: Möglichst schneller Transport nach Erstversorgung in Spezialzentrum für Querschnittverletzte; frühzeitige psychologische Begleitung.

PM: Selbstversorgungsfähigkeiten unterstützen oder übernehmen. Alle Prophylaxen! Angehörige frühzeitig einbeziehen. **Motivieren, ermutigen**, z. B. Traumaverarbeitung. **Positionieren** mit spez. Hilfsmitteln, Normalbetten können bei selbstständigen Patienten und guter Unterstützung durch Angehörige, Pflegende ausreichen, Froschposition → Spastik wirkt entgegen. **Transfermethoden einüben**, Mobilisieren, Krafttraining, z. B. Pilotensitz im Bett. **Kreislaufproblemen entgegenwirken**, z. B. erhöhte Oberkörperposition, Armdehnlage → Schulterkontrakturprophylaxe und Atemtherapie durch Thoraxdehnung. **Körpertemp., Schweißproduktion regulieren.** ❶ **Achtung:** keine Wärmflaschen, Körnerkissen oder Heizdecken! **Ausscheidung trainieren:** Blasenentleerung durch Triggern oder Selbstkatheterisierung, ggf. Implantation eines Blasenstimulators. Stuhlentleerung, mögl. regelmäßig, kontrollierte Darmentleerung nicht länger als 30 min. **Spastik entgegenwirken** bzw. nutzen; frühzeitig über geplante Aktivitäten informieren; Angst abbauen durch Informationen, ruhiges, sicheres Vorgehen; Position und Zeitintervall der Positionswechsel individuell anpassen. Positionswechsel langsam mit physiologischen Bewegungen; nicht punktuell, sondern großflächig berühren; ausreichend Unterstützungsfläche, entgegen dem spastischen Muster »Beugung-Streckung« positionieren, reflexhemmende Ausgangsstellungen.

Physiotherapie: passives Durchbewegen, Lage- und Transfertechniken, Atemtherapie, Krafttraining (Kräftigung verbliebener Restfunktionen), Gleichgewichts-, Stütz-, Stehtraining, Elektrotherapie (funktionelle Elektrostimulation, FES) Balneotherapie (Massage, Lymphdrainage, Fußreflexzonenmassage), klinischer Sport (Tischtennis, Handbike fahren, Bogenschießen), Lokomotionstherapie (am Laufband, im Lokomat), Rollstuhlauswahl, -beratung und -training. **Ergotherapie:** Geschicklichkeitsübungen, Entlastungstraining für Arme. Beratung zur Umgestaltung der Wohnung, Ausstattung mit Hilfsmitteln (Spezialbestecke; Hilfen zum Anziehen, Greifen, Schreib- und Tipphilfen, Computer) in Zusammenarbeit mit dem Sozialdienst.

Sexualität: müssen querschnittsgelähmte Menschen neu definieren, neue Möglichkeiten für Nähe, Erotik, Sinnlichkeit und Sexualität suchen.

Schwerbehindertenausweis: weiteres Berufsleben planen, Grad der Behinderung (GdB) verbindlich klären → wichtig für soziale Absicherung gegenüber dem Arbeitgeber und Nachteilsausgleich. Schwerbehindertenausweis beim **Versorgungsamt** beantragen, bevor Arbeitgeber über Erkrankung informiert wird → dient Kündigungsschutz.

A/B: Bei Schulungen im Umgang mit neuer Situation → Angehörige einbeziehen. Je nach Höhe der Querschnittslähmung evtl. mögl. mit speziell ausgestatten Autos fahren, z. B. mit Handbedienung. Berufliche Tätigkeiten mögl., allerdings z. T. berufliche Umorientierungen notwendig. Für berufliche, soziale, häusliche Wiedereingliederung → Sozialdienst kontaktieren.

Mobilität: auf Basis noch funktionierender Nerven und Muskeln können neue Bewegungen aufgebaut und erlernt werden. Größtmögliche Besserung meist nach 2–3 J.

E1   Elterliche Fürsorge beeinträchtigt, Gefahr/Elterliche Fürsorge beeinträchtigt

Grundständige PD

Elterliche Fürsorge beeinträchtigt, Gefahr/Elterliche Fürsorge beeinträchtigt: Gefahr der Unfähigkeit oder Unfähigkeit von erziehenden Menschen, die Entwicklung von Kindern zu fördern*

Risikofaktoren/Elterliche Fürsorge beeinträchtigt, Gefahr: Fehlendes Vorbild, fehlende Identifikation mit der Elternrolle, mangelnde Unterstützung von Bezugspersonen, Beziehungsstörungen (z. B. zur eigenen Mutter/Eltern, zum Partner), Wissensdefizite, kognitive Einschränkungen, unrealistische Erwartungen an sich selbst, das Kind, den Partner; vorausgegangener körperlicher/psychosozialer Missbrauch der Erziehungspersonen; psychische oder physische Erkrankungen; Lebenskrisen (z. B. finanziell, Scheidung, kulturelle Veränderungen, z. B. durch Ortswechsel, Bedrohung des eigenen Lebens); Mehrfachschwangerschaften; unangemessenes Verhalten eines Kindes in einer Beziehung* (z. B. extreme Eifersucht gegenüber einem neuen Lebenspartner)*

Kennzeichen

Verbale Hinweise der Eltern: Beklagen fehlende Kontrolle über das Kind, äußern ständig Enttäuschung über das Geschlecht oder die körperlichen Merkmale des Säuglings/Kindes

Verbale Hinweise des Kindes: Erzählt nicht über zu Hause*; antwortet nur, wenn es gefragt wird*; spricht undeutlich mit geringem Wortschatz*

Veränderungen im Verhalten der Eltern: Lehnen ab, mit den Ausscheidungen des Säuglings/Kindes umzugehen; unaufmerksam gegenüber den Bedürfnissen des Säuglings/Kindes, gleichgültig*, kühl*, abweisend*, vermeiden Liebkosungen; ungehalten*, schreien das Kind an*, schlagen es; halten Termine der Gesundheitsfürsorge nicht ein*; übergeben die Betreuung des Kindes anderen, ungeachtet seiner Bedürfnisse*; verlassen die Familie, missbrauchen das Kind

Veränderungen im Verhalten des Kindes: Weint viel*, ängstlich*, zieht sich zurück, ist aggressiv, hält sich an keine Regeln, scheut Berührung von anderen*, konzentrationsschwach, unaufmerksam

Veränderungen des Körpers beim Kind: Trauriger Blick*, Verletzungen, Wunden, Hämatome, Wachstums- und Entwicklungsverzögerung; Gewichtsabnahme, Knochen treten hervor, eingefallene Wangen

NANDA-PD, Taxonomie

Elterliche Fürsorge, beeinträchtigt NANDA 00056
Elterliche Fürsorge, beeinträchtigt, Gefahr NANDA 00057
Eltern-Kind-Beziehung, beeinträchtigt, Gefahr NANDA 00058
Bereitschaft für eine verbesserte elterliche Fürsorge (Gesundheitsdiagnose) NANDA 00164

1   Kriterien der Beobachtung

Kindesmisshandlung ist die gewaltsame psychische oder physische Beeinträchtigung von Kindern durch Eltern oder Andere (z. B. Schlagen, Vernachlässigung). Dazu gehören: **Vernachlässigung:** unzureichende Ernährung (→ Gedeihstörung) Pflege, Förderung, gesundheitliche Versorgung, Beaufsichtigung und/oder Schutz vor Gefahren (in BRD häufiger als körperliche Misshandlung). **Körperliche Misshandlung:** Schläge, Verbrennungen zufügen etc. **Sexueller Missbrauch:** sexuelle Handlungen durch ältere Kinder oder Erwachsene an Kindern ohne deren Einverständnis. **Psychische Misshandlung:** Ängstigung, Einschüchterung, Überforderung, Vermittlung des Gefühls der Wertlosigkeit, ↓positive Zuwendung. Wenig spektakulär, wird oft übersehen, tiefreichende Auswirkungen. Z. T. schwer von tolerierbaren Praktiken zu unterscheiden.

Objektive Zeichen: Eltern: sorgen sich nicht um Gesundheit des Kindes (z. B. unangepasste Kleidung, Ernährung), fördern Fähigkeiten nicht, keine visuelle, auditive oder taktile Stimulation, Bestrafung als Erziehungsmittel, schlagen, missbrauchen das Kind sexuell, verhalten sich feindselig, lassen das Kind oft allein, nennen es nicht beim Namen. Stellen eigene Wünsche und Bedürfnisse nicht zurück, wenn erforderlich; haben Versorgungsfertigkeiten nicht erlernt oder perfektioniert. **Kind:** Gedeihstörungen, ↑Erkrankungen, ↑Fehlzeiten in Kindergarten, Schule; verwahrlostes Aussehen, ↓kognitive Fähigkeiten, ↓Schulleistungen, geminderte Sozialkompetenz, auffällige Interaktion (eingefrorenes Lächeln, Wachsamkeit), weglaufen von zu Hause. Bei körperlicher Misshandlung: sichtbare frische oder verheilte Ver-

letzungen oft an untypischen Stellen, häufigere »Unfälle«. Bei sexuellem
Missbrauch: Verletzungen im Intimbereich, Geschlechtskrankheiten.

Beobachtungstechnik

PA: Allg. gehaltene Fragen an das:

- Wie alt bist Du? Hast Du noch Geschwister?
- Gehst Du in den Kindergarten? In welche Klasse gehst Du? Hast Du dort
  viele Freunde?
- Bist Du häufiger bei den Großeltern oder Tanten/Onkeln?
- Tut Dir etwas weh? (Bei Bejahung:) Das sehen wir uns gleich an (Chance zur
  Trennung von Eltern).

Allg. gehaltene Fragen an die Eltern:

- Haben Sie noch mehr Kinder?
- Sind Sie berufstätig? Nimmt Sie Ihr Beruf sehr in Anspruch (Zeit, Stress)?
- Können Sie Ihre beruflichen Anforderungen gut mit dem Kind vereinbaren?
  Haben Sie jemanden, der Sie unterstützt (Tagesmutter, Großeltern)?
- Wie kommen Sie mit Ihrem Kind zurecht, es scheint sehr aufgeweckt zu
  sein, das ist bestimmt anstrengend, oder?

Detaillierte Fragen an das Kind:

- (Zeichen der Vernachlässigung) Du siehst sehr dünn aus, hast Du Hunger?
  Deine Kleidung ist kaputt, hat Dein/e Papa/Mama keine Zeit, sie zu reparie-
  ren, oder kein Geld, neue zu kaufen?
- (Zeichen der Misshandlung) Du bist verletzt, wie ist das passiert? Hat Dir je-
  mand weh getan? Du hast noch weitere Verletzungen, die verheilt sind. Wie
  ist das passiert?
- (Keine Antwort auf die Fragen) Warum sagst Du nicht, was passiert ist? Hast
  Du Angst vor jemandem? Hat Dir jemand verboten zu antworten?

Detaillierte Fragen an die Eltern oder ein Elternteil:

- (Zeichen der Vernachlässigung) Ihr Kind sieht nicht gesund aus, es ist sehr dünn. Woran liegt das?
- (Zeichen der Misshandlung) Ich habe bemerkt, dass Sie mit dem Kind sehr ungeduldig umgehen. Sind Sie sehr belastet, stehen unter Stress? Rutscht Ihnen manchmal die Hand aus? Ich habe das Gefühl, dass Sie die Erziehung Ihres Kindes sehr stark fordert, z. T. überfordert? Können wir Sie unterstützen?

PB: Beiläufig, gezielt beobachten: Verhalten der Eltern untereinander (z. B. Streiten), Umgang mit dem Kind (z. B. Eltern-Kind-Bindung). Das Kind → bei Auffälligkeiten gezielt befragen (Eltern, Kind, evtl. weitere Angehörige, Geschwister). Kind untersuchen: AZ (wiegen, messen, Körperhygiene); Entwicklungsstand; Inspektion, Palpation → Verletzungen? (→ Schamgefühl respektieren).

PZ: Das Kind
- fühlt sich sicher und geborgen,
- fasst Vertrauen und erzählt, was passiert ist,

Die Eltern
- wiegen sich in Sicherheit, ahnen nicht, dass sie wg. Kindesmisshandlung verdächtigt werden,
- verhalten sich kooperativ, nehmen Unterstützung an.

2 Pflegetherapeutisches Konzept

P: Eltern Grundbedürfnisse ihres Kindes erklären (nach Brazelton und Greenspan), Tipps zur Integration in die Erziehung geben. Über präventive Programme, M. informieren, z. B. Aufklärungsunterricht an Schulen, Erziehungsprogramme zur Unterstützung der Eltern, **Programme zur Elternbildung**, z. B. Prager-Eltern-Kind-Programm (PEKiP), entwicklungsfördernde Programme für Kinder und Betreuungsstätten (Ganztagsschulen, Kinderkrippen) → Versorgung von Kindern, Entlastung der Eltern.

PM: Bedeutung von Interaktion, Beziehung erklären, z. B. frühe Eltern-Kind-Interaktionen fördern, soziale Beziehung als Unterstützung der kindlichen Entwicklung ermöglichen (z. B. Känguru-Methode auf Frühgeborenen-Intensivstationen). **Brazeltons Entwicklungsstufen der frühen Eltern-Kind-Interaktion. Erziehungsprogramme**, z. B. Gordon-Familientraining,

»Triple P« (»Positive Parenting Program«), positives Erziehungsprogramm.
M. zum Schutz des Kindes.

3   Kinder – Verwahrlosung, Misshandlung

3.1   Vernachlässigte Kinder

P: **Flexible Arbeitszeiten:** abwechseln bei Kinderbetreuung. Familien-Gesundheitspflege zur Begleitung und Kontrolle von Familien, in denen Vernachlässigung erfolgt, zur Beratung von Pflegeeltern. **Hinweise** auf Vernachlässigung **ernst nehmen** (Angehörige, Nachbarn, Lehrer); betroffene Familien darauf ansprechen. **Jugendamt** informieren → bei Vernachlässigung: Hilfe und Kontrolle; Kind aus Familie nehmen, wenn Versagen der Eltern und Beratungs- und Therapieresistenz schon länger unübersehbar ist. Frühzeitige Herausnahme und (zeitweiliges) Aufwachsen in einer **Pflegefamilie** → schützt das Kind, entlastet leibliche Eltern, gibt ihnen Zeit, an sich zu arbeiten.

PM: **Pflegeeltern beraten**, z. B. durch Familien-Gesundheitspfleger/innen; Wissen vermitteln, um Reaktionen, Verhalten des Kindes einzuordnen und Verhaltensauffälligkeiten zu bessern. Abwehrmechanismen traumatisierter Kinder erläutern → diese mildern bzw. kontrollieren Ängste und helfen, im Alltag halbwegs »normal« leben zu können.

A/B: Informationen, Beratung, Hilfe durch Kinderschutzeinrichtungen, Erziehungs- und Familienberatungsstellen und örtliche Kreis- oder Stadtjugendämter. Kinder und Jugendliche können sich ohne Kenntnis der Erziehungsberechtigten aufgrund einer Not- und Konfliktlage beraten lassen.

🛈 **Hinweis:** Das Jugendamt kann Eltern ihre Kinder nicht »wegnehmen«. Ist der Schutz des Kindes gewährleistet, werden Eltern zuerst in ihrer Erziehungsfähigkeit gestärkt und Hilfen zur Erziehung angeboten. Inobhutnahme des Kindes durch das Jugendamt ist nur in akuten Notsituationen zum Schutz des Minderjährigen mögl. Ist dies gegen den Willen der Eltern, entscheidet das Familiengericht.

3.2   Deutsche Straßenkinder

P: Kinder mit familiären Problemen nicht allein lassen. Hinschauen und tätig werden. Bei Jugendlichen, deren elterliche Bindung noch nicht völlig abgerissen ist, können präventive Hilfen, z. B. Beratung durch Familien-Gesundheitspflege, Sozialarbeitern, greifen und vor »Flucht auf die Straße« bewahren. Familien über längeren Zeitraum begleiten, Entwicklung des Familienlebens kontrollieren. Aufgabe der Gesellschaft: Diskriminierung und Ausschluss verhindern, Integration und Neuanfang.

PM: Nicht voreingenommen sein gegen Schutzwall aus Frechheit, Coolness, Unfreundlichkeit. Unangepasstes Verhalten nicht persönlich nehmen → freundlich, sachlich bleiben, Grenzen ohne Maßregelungen aufzeigen. Widerworte, freche Bemerkungen auf Erklärungen anfangs überhören; zu heftige Bemerkungen → Vier-Augen-Gespräch (Kinder nicht vor anderen bloßstellen → fördert noch stärkeren Widerstand). Regeln im KH erklären, Verständnis für Reaktionsweise zeigen, auf angemessenen Umgangston Wert legen; Zeit nehmen, Einfühlungsvermögen.

A/B: Oft nur **kleinschrittige Lebens- bzw. Verhaltensänderung** mögl. Verhandeln, Vereinbarungen treffen, einhalten → loben, Anerkennung signalisieren. Evtl. Kontakte zu Beratungsstellen, z. B. Wohlfahrtsverbände, Off Road Kids (kostenloses Kontakttelefon, Eltern-Hotline, Kinderheim in Bad Dürrheim), herstellen.

E2 Elternrollenkonflikt

Grundständige PD

Elternrollenkonflikt: Vorübergehende Unfähigkeit, elterliche Pflichten wahrzunehmen, aufgrund einer Lebenskrise (z. B. Krankheit des Kindes oder Tod des Partners)*

Kennzeichen

Verbale Hinweise: Äußert Sorge/Gefühl über unzureichende Pflegekenntnisse, Nichterfüllung von körperlichen und seelischen Bedürfnissen des Kindes, Schwierigkeit bei der Aufrechterhaltung/Ausübung der Elternrolle; Kontrollverlust über Entscheidungen, die das Kind betreffen; Gefühle von Schuld, Ärger, Furcht und Frustration über die Auswirkung einer Erkrankung/des Verhaltens des Kindes auf das Familienleben; Schlafstörungen; »Nicht-abschalten-können«*

Veränderungen im Verhalten: Ängstlich*, kleinlaut*, eingeschüchtert, besorgt, frustriert*, aggressiv, ungeduldig, gereizt, unzuverlässig; weint häufig*; konsumiert übermäßig beruhigende Medikamente, Alkohol etc.*; isst übermäßig oder zu wenig*; übt unsicher oder mit Widerwillen pflegerische Verrichtungen aus

Veränderungen des Körpers: Blasse Haut*, dunkle Augenringe*, verweinte Augen*, müde Gesichtszüge*, Gewichtszu- oder -abnahme*

NANDA-PD, Taxonomie

Elternrollenkonflikt NANDA 00064

1   Kriterien der Beobachtung

Beobachtung stets auf die **ganze Familie** richten, da sich Verhaltensweisen einzelner Familienmitglieder auf die anderen auswirken. **Ursachen elternbezogen:** Trennung vom Lebenspartner (Scheidung, Tod), alleinerziehend und berufstätig, fehlende Erholung bei Pflege von Angehörigen zu Hause, Arbeitslosigkeit, finanzielle Sorgen, Bindungsängste durch Vorerfahrungen und Angst vor Verantwortung. **Kindbezogen:** chronische, schwere Krankheit oder Behinderung, lebensbedrohliche, unheilbare Erkrankung, notwendige PM (z. B. parenterale Ernährung), invasive M. (z. B. Intubation). **Geschwister:** wg. Erkrankung eines Geschwisters → veränderter Lebensrhythmus in häuslicher Umgebung oder häufige Unterbringung außer Haus, Beaufsichtigung durch andere; evtl. Gefühl, verantwortlich zu sein, Übernahme nicht kindgerechter Aufgaben; Gefühl, zurückgesetzt (Eifersucht, Haß), weggeschickt, abgeschoben zu sein (Wut, Schuld).

Beobachtungstechnik

PA: **Eltern befragen:**

- Wie fühlen Sie sich in der jetzigen Situation, und welche Sorgen/Befürchtungen haben Sie?
- Was war Auslöser für Ihr jetziges Verhalten?
- Wie sind Sie vor dieser Krise mit Problemen umgegangen?
- Benötigen Sie Hilfestellung in dieser Situation und wenn ja, welche?
- Welche Erwartungen haben Sie an die Zukunft?
- Haben Sie Freunde, Verwandte, die Sie unterstützen? Wie sieht die Unterstützung aus?
- Haben Sie Hobbys bzw. Ausgleichsmöglichkeiten, um abzuschalten?
- Nehmen Sie zum Abschalten Med., Alkohol o. Ä.? Wie schlafen Sie?
- Essen Sie regelmäßig oder unregelmäßig? Was und wie viel essen Sie?

Geschwister befragen:

- Wie sah Dein Tag aus, was hast Du erlebt? Wie geht es Dir heute?
- Wie sieht es bei Euch zu Hause aus?
- Hast Du Freunde? Was tust Du am liebsten? Was spielst Du gern?
- Besuchst Du Deine/n Bruder/Schwester gern? Wenn ja, warum; wenn nein, warum nicht?
- Was würde Dir Spaß machen? Was wünschst Du dir?

PB: **Verhalten einzelner Familienangehöriger:** Umgang miteinander und mit dem erkrankten Kind, äußeres Erscheinungsbild (ungewaschene Haare der Mutter → Überlastung?), Zeichen von Gefühlen (verweint → Belastungsgrenze überschritten?), Mimik und Gestik. **Erkranktes Kind:** Reaktionen und Verhaltensweisen gegenüber Familienangehörigen, Freunden oder Klassenkameraden (nach Besuch erleichtert, traurig, erschöpft).

PZ: Die Eltern:
- äußern Einsicht bezüglich ihres veränderten Rollenverhaltens und sprechen miteinander darüber,
- artikulieren den Wunsch nach Hilfe und nehmen Hilfsangebote an,
- sind den Bedürfnissen der Geschwisterkinder gegenüber aufmerksam.

2 Pflegetherapeutisches Konzept

P: Chronisch kranke Kinder verstehen, ernst nehmen. **Mitaufnahme der Eltern. Vertrauensvolle Atmosphäre schaffen,** z. B. Informieren, Aufklären, sicherer, professioneller Umgang mit dem Kind → gute Kommunikationsbasis. Eltern Einflussnahme ermöglichen, als Partner behandeln, ihre Belange ernst nehmen, in PM aktiv einbeziehen.

PM: **Selbstbehauptung, Entspannung verbessern,** z. B. Eltern beim Erlernen von Bewältigungstechniken unterstützen → stärkt, erhält Selbstwertgefühl, eigene Kräfte und Ressourcen. Ruhe und Entspannung, z. B. Selbstpflege der Eltern: mehr Gelassenheit, Geduld, leistungsfähig bleiben, Verspannungen lockern, »Minuten« genießen lernen, das Besondere zelebrieren, vor dem Einschlafen Progressive Muskelentspannung. Gespräche mit Sozialarbeitern, Psychologen initiieren.

3 Lebenssituationen und Krankheitsbilder

3.1 Verlust der Arbeitsstelle

P: Nicht mögl. ❶ **Wichtig:** an sich glauben; Flexibilität, z. B. Orts-, Berufswechsel. Ratsam: finanzielle Rücklagen (um 3 Mo. ohne Einkommen leben zu können); Rechtsschutzversicherung oder Mitgliedschaft in Gewerkschaft bzw. Berufsverband.

SM: **Arbeitslosigkeit** im Familienverband **thematisieren,** um Kompensationsmöglichkeiten, Einschränkungen und Ressourcen zu besprechen. Klären: Krankenversicherung, Versicherungen ruhen lassen, Sparverträge etc. Größere Chancen bei Stellensuche: Arbeitsmarkt realistisch einschätzen, Bereitschaft, in anderen Beruf zu arbeiten, evtl. weniger als bisher zu verdienen.

PM: Ansprechpartner sein, stützende Gespräche anbieten, Mut machen. Mit Kindern offen über das Thema sprechen. Bei Initiativlosigkeit aus Passivität herausholen (Erfolgserlebnisse vermitteln; Aktivitäten unterstützen, Aufgaben übertragen). **Motivieren**, etwas Neues anzufangen, zu lernen; von »Neuorientierung« oder »Stellensuche« sprechen; für offene sachliche Aussprachen sorgen, Gespräch ggf. moderieren; nach Stimmungen und Gefühlen fragen; vermehrten Alkoholkonsum bewusst machen; Kontakt zu Beratungsstellen herstellen; zu Entspannungsübungen anleiten; zu körperlicher Bewegung animieren. Bei starken **Depressionen:** Arzt hinzuziehen; auf Hilfsangebote aufmerksam machen: berufliche Weiterbildung oder Rehabilitation, BA übernimmt u. U. Weiterbildungskosten und/oder Zahlung von Unterhaltsgeld, Trainings-M. Hinweisen auf **Sozialhilfe** (nur für Erwerbsunfähige auf Zeit, längerfristig Erkrankte etc.), Wohngeld (ausgeschlossen Empfänger best. Sozialleistungen, z. B. Arbeitslosengeld II, Sozialgeld), Kindergeld.

A/B: Betroffenen anregen, sich mit Empfindungen und Verhalten auseinander zu setzen → Arbeitslosigkeit annehmen, konstruktiv bearbeiten. Gespräche mit anderen und im Familienverbund anregen. Betroffenen Anhaltspunkte, Denkanstöße geben, z. B. Selbstwert unabhängig von der beruflichen Position klären oder unrealistische Perfektionsansprüche reduzieren. Eigene Gesundheit fördern: Sport, mit der Familie etwas unternehmen, Zeit für Hobbys. **Zeit nutzen**, an der Perspektive einer neuen Stellung arbeiten, z. B. etwas Neues lernen. Nach Aufnahme einer neuen Arbeitsstelle bei erneuten Verlustängsten und Unsicherheit im neuen Tätigkeitsfeld: Stresskompensation, Entspannungsübungen, Sport, Spaziergänge.

3.2 Lebensverändernde Krankheiten

PM: Eltern, Geschwister chronisch kranker, behinderter oder sterbender Kinder beraten, begleiten, unterstützen. Eltern, die ihr schwerkrankes Kind zu Hause betreuen, benötigen v. a. am Anfang praktische **Anleitung bei PM**. Während der gesamten Zeit gesamte Familie **psychisch begleiten:** Verständnis für gereizte Reaktionen zeigen, zuhören, Angst nehmen, für Geschwister Ansprechpartner sein. Erklären, dass Reaktionen wie den Wunsch nach dem Tod des kranken Kindes, normal sind. Aufzeigen, dass auch kranke oder behinderte Kinder Regeln und Grenzen benötigen. **Bei sterbenskranken Kindern:** versuchen, jeden Wunsch zu erfüllen, v. a. wenn der Tod nahe ist; ist der Tod absehbar, aber noch entfernt, benötigt auch dieses Kind eine gewisse Normalität. Eltern sollten lernen, an sich zu denken, → erhält

Leistungsfähigkeit, Gesundheit. Selbstbewusstsein von Eltern und Geschwistern stärken → können so ihre schwierige Situation thematisieren. Offener Umgang mit Problemen → Verständnis bei anderen. **Hilfe organisieren** → entlastet, entspannt Familie, z. B. Urlaub mit dem kranken Kind; Kurzzeitpflege für Urlaub ohne das kranke Kind; Haushaltshilfe (evtl. »Zivis«, im Bekanntenkreis). Altersgerechte Beschäftigung und Förderung für das Kind (z. B. Kunst-, Reittherapie, regelmäßiges Spielen mit Freunden). **A/B:** Eltern auffordern, sich nicht selbst aufzugeben. Zur **Selbstpflege** anleiten, z. B. pro Tag mindestens 1 h etwas für sich, für die Partnerschaft oder mit den anderen Kindern tun. Soziale Kontakte pflegen (Isolation verschlimmert die Situation). Ist Ausgehen nicht mögl. → Freunde zum gemeinsamen Kochen, Spielabend etc. einladen.

E3 Empfinden gestört

Grundständige PD

Empfinden verändert*: Unangenehme, das Wohlbefinden beeinträchtigende körperliche Gefühle aufgrund psychischer oder somatischer Ursachen*

Kennzeichen

Verbale Hinweise: Klagt über Fehlempfindungen, vorwiegend die Haut betreffend (Parästhesien, z. B. Kribbeln, Ameisenlaufen, Pelzigsein, Brennen*); schmerzhafte Missempfindungen durch Reize, z. B. Berührung ausgelöst (Dysästhesie)*; Störung der Gehörempfindung (Dysakusis), z. B. schmerzauslösende Überempfindlichkeit auf akustische Reize (bestimmte Töne)*; Störung des Tastsinns v. a. bei der Formerkennung*; Fehlempfindung des Geschmacksinns (Parageusie)*; Kloßgefühl im Hals (Globussyndrom)*, plötzliches Hitzegefühl*
Veränderungen im Verhalten: Beunruhigt*, gestresst*, nervös*
Veränderungen des Körpers: Empfindungsstörungen sind für andere nicht sichtbar und können nur im Rahmen der Verständigung ermittelt werden*

NANDA-PD, Taxonomie

Neue, von den Herausgebern entwickelte Pflegediagnose

1   Kriterien der Beobachtung

Ursachen: psychische und somatische Erkrankungen, Med.-NW, hormonelle Veränderungen. **An Haut/Schleimhäuten:** Parästhesien z. B. bei neurologischen oder rheumatischen Erkrankungen, Gefäßerkrankungen, Druckschädigungen von Nerven, Stoffwechselstörungen, Hyperhidrose bei fieberhaften Infekten, Stoffwechselerkrankungen (z. B. Diabetes mellitus), Hyperthyreose, Pruritus bei Haut-, Leber oder Nierenerkrankungen, älteren

Menschen, Schwangeren, Gicht; Mundtrockenheit durch best. Med., unzureichende Flüssigkeitszufuhr.

Zeichen: An **Körper/einzelnen Organen:** plötzliches Hitzegefühl, vorübergehende, fleckige Hautrötungen bei hormonellen Veränderungen, Stoffwechselstörungen (typisch: Überempfindlichkeit gegen Wärme bzw. Kälte); Globussyndrom bei organischen Schlund-Kehlkopf-Speiseröhren-Erkrankungen,
psychischen Erkrankungen (z. B. endogene Depression); Herzklopfen bzw.
Herzjagen durch gesteigerte Adrenalinausschüttung oder gestörtes Herzreiz-
leitungssystem. **Veränderte Sinneseindrücke:** Gehörsinn: Ohrgeräusch (Tin-
nitus); Parageusien durch Med. oder Geschmackslähmung; Geruchssinn,
Parosmie (Missempfinden bei best. Gerüchen) bei Schwangerschaft, älteren
Menschen, Chemotherapie, Halluzinationen des Geruchs: bei epileptischen
Anfällen (gustatorische Aura); optische Halluzinationen bei psychischen Er-
krankungen (endogene und exogene Psychosen), epileptischen Anfällen.

Beobachtungstechnik

PA: Empfindungsstörungen werden vom Patienten geäußert:

— Nehmen Sie Med., die Ihren Geschmacksinn beeinträchtigen?
— Sind Sie schwanger? Tritt Übelkeit in Verbindung mit Gerüchen auf?
— Haben Sie ein Ohrgeräusch?
— Spüren Sie ein Kribbeln in einer Ihrer Extremitäten oder irgendwo anders
   am Körper?
— Schwitzen Sie stark? Haben Sie feuchte Hände?
— Welche Personen oder Gegenstände sehen Sie (bei halluzinierenden Pati-
   enten)?
— In welchen Situationen haben Sie Herzklopfen?
— In welchen Situationen haben Sie ein Hitzegefühl? Frieren oder schwitzen
   Sie leicht?
— Fühlen Sie einen Kloß im Hals?
— Leiden Sie unter Juckreiz? An welchen Körperstellen tritt er auf?

PZ: Der Patient
— ergreift M. zur Einschränkung der Schweißbildung,
— minimiert den Juckreiz, sodass ein sicheres ungestörtes Auftreten mögl.
   ist,
— wählt Nahrungsmittel für ausreichendes Geschmacks- und Geruchsemp-
   finden,
— kennt die Ursachen, die zu Missempfindungen führen.

2 Pflegetherapeutisches Konzept

P: Gesundheitsförderndes Verhalten, z. B. Körperfreundlich kleiden, Ich-Akzeptanz erreichen, ausgewogen ernähren, Stress bewältigen; Körperwahrnehmung schulen (z. B. Patienten einwickeln).

PM: **Aromatherapie. Bewegung fördern,** passive Bewegungsübungen (BÜ): Schüttelbewegungen, Streichungen, physiologische Bewegungsmuster ohne Hilfe des Patienten; assistive BÜ: Patient kann mithelfen, benötigt Unterstützung; aktive BÜ: Patient kann Übungen selbstständig ausführen; isotone BÜ: gleichbleibende Spannung des Muskels, Länge verändert; isometrische BÜ: gleichbleibende Länge, Spannung verändert; resistive BÜ: gegen gedachten oder tatsächlichen Widerstand → deutliche Normalisierung des Muskeltonus, -kräftigung. **Haut einreiben,** z. B. körperorientiert, Körperform mit Hand nachformen (bei wahrnehmungsgestörten Patienten), atemstimulierend oder therapeutisch mit Salben oder Gels → Schmerzreduktion, Abschwellen. **Reflexzonen stimulieren. Shiatsu. Wickel, Auflagen.**

3 Schilddrüsenerkrankungen

3.1 Euthyreote Struma (Kropf)

P: Jodmangelgebiete in BRD: Alpen, Alpenrand, Mittelgebirge. Mind. 150–200 µg Jodid tägl., z. B. durch jodangereichertes Speisesalz, 2–4×/Wo. Seefisch.

PM: **Prä-op.** Rasur am gesamten Hals bis hinter Ohren und über Brust bis zu Brustwarzen. **Post-op.** halbsitzende Position → guter Abfluss des Wundexsudat, verhindert Wundödem. Nackenrolle oder kleines Kissen unter Kopf → entlastet Op.-Naht. Am Abend nach Op. Mobilisation (keine ruckartigen Bewegungen). Eiskrawatte während der ersten 24 h → lindert Wundschmerz, Wundödembildung. Stimme auf Heiserkeit kontrollieren; Redon-Drainage nach 1–2 d, Fäden nach 5–6 d entfernen.

A/B: Kopf in Mittelstellung lassen, ruckartige Bewegungen vermeiden, evtl. Kopf mit Händen stabilisieren. Handtuch unter Nacken und Hinterkopf → stabilisiert, verhindert Bewegungen im Wundbereich.

3.2   Hyperthyreose

P: Übermäßige Aufnahme von jodhaltigen Substanzen oder Med. vermeiden.
PM: Vitalzeichenkontrolle, ruhige/s Zimmer/Umgebung (Geräusche reduzieren), Hektik und Stress verhindern, Zimmertemp. den Wünschen des Patienten anpassen, Anfangs körperliche Schonung, keine aufputschenden Getränke und Genussmittel.
A/B: Bedeutung der Med.-Einnahme erklären; Stressvermeidung, Techniken zur Entspannung erläutern. Patient ist je nach Ausprägung für 3–6 Wo. arbeitsunfähig.

3.3   Hypothyreose

P: Hypothyreose-Screening bei Neugeborenen mit intensivem Nachsorgeprogramm. Angeborene Hypothyreose → irreversible Schädigung der geistigen Entwicklung bis hin zum Kretinismus (geistige Behinderung, Taubheit, Minderwuchs) mögl.
PM: Vitalzeichenkontrolle (Kreislauf-/Atemstörungen!?); anfangs körperliche Schonung, Zimmertemp. 22–24°C, wärmende Kleidung, Haut beobachten, pflegen; Haarpflege; Obstipationsprophylaxe; Gewichtskontrolle.
A/B: Notwendigkeit der kontinuierlichen Med.-Einnahme erklären; Schonung; psychische Belastungen, Nikotin und Alkohol vermeiden.

3.4   Schilddrüsenentzündungen

PM: ► Hyperthyreose E3.3.2

3.5   Schilddrüsentumoren

P: Röntgenbestrahlung des Halsbereichs im Kindes- und Jugendalter vermeiden; bestehende Struma behandeln; familiäre Umgebungsuntersuchung.
PM: Prä- und post-op. PM je nach Ausmaß der Tumorerkrankung, psychisch betreuen.
A/B: Bedeutung der lebenslangen Hormonsubstitution und Nachsorgeuntersuchungen erklären. Hilfe zur Verarbeitung der Diagnose »Krebs« anbieten (Psychoonkologen, Selbsthilfegruppen).

4 Erkrankungen der Leber

4.1 Leberzirrhose

► Kap. V2.3.15.

4.2 Lebertumoren

P: Risikofaktoren vermeiden (Alkoholmissbrauch, Hepatitis, Schimmelpilz).
PM: **Prä-op.:** Ab 22.00 Uhr Nahrungskarenz einschl. Rauchverbot, Darm-
entleerung (Reinigungseinlauf), Körperrasur (von Brustwarzen bis einschl.
Schambein), post-op. M. einüben (Abhusten, Atemtraining, Mobilisation
mit Gegendruck zur Wunde). **Post-op.:** Vitalzeichen, Drainagen überwachen (❶ **Gefahr:** Nachblutung!). Nahrungsaufbau ab 2./3. d post-op. mit
Tee, steigern auf Haferschleim, leichte Kost (wenn Darmfunktion ok.).
Darmstimulierung am 3. Tag. In ersten d bei Körperpflege unterstützen.
Schmerzentlastende Positionierung (z. B. Knierolle).
A/B: Gespräche mit Patienten, Angehörigen → Ängste abbauen; in Abspra-
che mit Patienten Psychoonkologen hinzuziehen. Zum absoluten Verzicht
auf Alkohol raten. Hinweisen auf: Nachuntersuchungen (→ rechtzeitig Re-
zidive erkennen), Selbsthilfegruppen, Beratungsstellen.
R: Anschlussheilbehandlung → Erholung, Krankheitsbewältigung.

4.3 Leberzysten

P: Keine rohen Pilze, Waldbeeren essen; zu engen Kontakt zu Haustieren
vermeiden.
PM: ► E3.4.2

4.4 Leberverletzungen

PM: Vitalzeichen überwachen, Bewusstsein beurteilen → ❶ **Gefahr:** hypo-
volämischer Schock. Prä- und post-op. M. (► Kap. E3.4.2).

E4 Entscheidungskonflikt

Grundständige PD

Entscheidungskonflikt: Unsicher bei der Wahl des richtigen Weges, wenn durch die Wahl die eigenen Wertvorstellungen in Frage gestellt werden oder verloren gehen*

Kennzeichen

Verbale Hinweise: Äußert Unsicherheit*, die richtige Entscheidung zu treffen*, Gefühle der Verzweiflung oder Infragestellung persönlicher Wertvorstellungen und Verunsicherung in Glaubensfragen während der Entscheidungsfindung*; klagt über Herzrasen oder -klopfen*
Veränderungen im Verhalten: Unschlüssig*, entscheidet zögerlich*, Ich-bezogen* (egozentrisch), Unruhe
Veränderungen des Körpers: Unschlüssiger, unsicherer oder verzweifelter Gesichtsausdruck*, angespannte Gesichtsmuskulatur*, evtl. zusammengesunkene Körperhaltung* (wie »ein Häufchen Elend«)

NANDA-PD, Taxonomie

Entscheidungskonflikt NANDA 00083

1   Kriterien der Beobachtung

Auslöser: Kulturunterschiede mit differierendem Gesundheits- und Krankheitsverständnis, ethischen Vorstellungen, politischen oder familiären Einstellungen. Zeichen: häufige Verspätungen, bes. Sensibilität gegenüber Med. (z. B. Dosis von Narkosemed. ↑ wg. Anspannung) oder ungewöhnlich starke Schmerzreaktionen. Stimmung: optimistisch, pessimistisch, munter, müde, aktiv oder schicksalsergeben.

Beobachtungstechnik

PA: Fragen an Betroffenen:

- Welches Wissen oder welche Erfahrungen haben Sie zum Thema?
- Können Sie sich weitere Informationen über Fachliteratur oder Internet-recherche besorgen?
- Werden Sie weitere Personen zur Unterstützung hinzuziehen?
- Können wir Sie, als Pflegende, unterstützen? Wie sollte diese Unterstützung aussehen?

PB: **Entscheidungsfähigkeit einschätzen:** Zeigt Patient adäquate, gleichbe-rechtigte Reaktionen im Gespräch mit dem Personal? Erkennt er, dass er eine Entscheidung treffen muss? Ist er durch stressbedingte körperliche Zei-chen (Schlafstörungen, Unruhe, Stimmungsschwankungen) aufgrund des Entscheidungskonflikts geschwächt? Kann er Entscheidungen im vorgege-benen zeitlichen Rahmen einhalten?

PZ: Der Patient

- kennt positive und negative Entscheidungsmöglichkeiten,
- erkennt seine veränderten Gefühle, die im Zusammenhang mit der Ent-scheidung stehen,
- informiert sich über relevante Aspekte, die ihn in der Entscheidung un-terstützen,
- trifft Entscheidung, arbeitet aktiv mit dem Team, um gestellte Ziele zu er-reichen.

2 Pflegetherapeutisches Konzept

P: Ausreichende und **qualitative Informationen** → erleichtern Entschei-dungen, z. B. verständliche Informationsbroschüren über Krankheiten, Therapien; Informationsveranstaltungen über das Leben mit einer Krank-heit; Ausstellungen in Kliniken zum Thema »gesundheitsförderndes Ver-halten«; Aktionstage für gesundheitsfördernde M.; Diätberatung (auch für Klinikbesucher).

PM: **Entscheidungshilfen anbieten,** z. B. über Beratungsstellen informie-ren, bei Literatursuche helfen, Positiv-/Negativliste anregen. **Bei destrukti-vem Verhalten Grenzen aufzeigen,** z. B. Vereinbarungen (Verträge) treffen, Konsequenzen festlegen, Einhaltung prüfen, bei Vertragsbruch: Konse-quenzen, die Patienten zur Einsicht verhelfen sollen; bei Aussichtslosigkeit

evtl. Therapieabbruch. **Techniken zum Stressabbau,** z. B. Entspannungstechniken, Progressive Muskelentspannung nach Jacobson, Sport, Bogenschießen, Yoga, Feldenkrais, Tai Chi, Kunst, z. B. malen, musizieren, evtl.
übergangsweise 1 Glas Wein am Abend (maßvoll) oder Med. auf Anordnung.

3   Patientenaufklärung

Ärztliche Eingriffe in die Körperintegrität bedürfen der Einwilligung des
Patienten (nur wirksam, wenn er willensfähig ist und die für ihn wesentlichen Umstände kennt).
PM: Patienten auf den **Aufklärungstermin vorbereiten** (Informationen
über Uhrzeit, Ort, Name des Arztes). Unterlagen rechtzeitig bereitlegen. PM
entspr. planen, ggf. verlegen, um Aufklärung nicht zu stören. Vorher, nach-
her für Fragen offen sein. Bei Unklarheiten → Arzt informieren.

E5 Erstickungsgefahr

Grundständige PD

Erstickungsgefahr: Gefährdung der Atmung durch unzulängliche Luftzufuhr*

Risikofaktoren/Erstickungsgefahr: Vermindertes Riechvermögen, eingeschränkte motorische Fähigkeiten (z. B. Lähmung), Rauchen im Bett, hastiges Essen*, Schlucken von großen Bissen, falsche Essenseingabe* (z. B. in horizontaler Position); Kinder, die mit Plastiktüten spielen und diese über den Kopf ziehen; Kinder, die kleine Objekte in den Mund oder die Nase stecken (z. B. Legosteine); Säuglinge, die Bänder um den Hals oder an Jacken haben (z. B. Schnuller); laufender Motor in geschlossener Garage, Gaslecks in Haushalt oder Wohnwagen; Suizidversuche* (z. B. Strangulation); kritische Arbeitsplätze* (z. B. Dampfkessel, Kuppel, Ofen, Pipeline, Grube, Pumpstation, Reaktor, Entwickler, Silo, Lagertank, Klärbecken, Abwasserkanal, Schiffsrumpf)

Kennzeichen

Bei einer Gefahrendiagnose können keine Kennzeichen festgestellt werden, da das Problem nicht aufgetreten ist. Die PM sind ausschließlich präventiv.

NANDA-PD, Taxonomie

Erstickungsgefahr NANDA 00036

1 Kriterien der Beobachtung

Risikofaktoren: Krankheitsbezogen: z. B. Krampfanfälle, Bewusstlosigkeit, Apoplex, zerebrale Lähmungserscheinungen, Thoraxtrauma, Lungenerkrankungen, Multiple Sklerose, Schlafapnoe, Trachealkanüle, Tubus, Med. (z. B. Barbiturate). **Situationsbezogen:** z. B. unbeaufsichtigtes Vorlegen der Saugflasche bei Säuglingen, zu große Kissen im Bett eines Säuglings, unbeaufsichtige Kinder (z. B. in Badewanne), Kinder stecken sich Gegenstände in Mund/Nase, laufende Autos in geschlossener Garage, Ölheizung ohne Abluftvorrichtung, übermäßiger Alkoholkonsum.

Beobachtungstechnik

Bestehende oder mögl. Risikofaktoren durch Beobachtung, Gespräche eruieren: risikobehaftete Menschen (z. B älteren Menschen, Kinder, Schwerkranke), potenzielle oder konkrete Gefahren.

PA: Beispielhafte **Risikoeinschätzung**:

Patient mit **Apoplex:**

- Sie hatten einen Schlaganfall. Gibt es Nahrungsmittel, die Sie nicht essen können?
- Haben Sie Schwierigkeiten beim Schlucken? Wenn ja, verschlucken Sie sich häufig? Wenn ja, eher bei fester Nahrung oder bei Getränken?

Hausbesuch zur Erziehungsberatung bei einer Familie mit 2 Kindern:

- Ihre Kinder sind noch klein und sehr lebendig. Es ist bestimmt nicht einfach, dauernd auf sie aufzupassen. Wie regeln Sie das z. B. beim Baden in der Badewanne oder im Schwimmbad?

PZ: Aktuelle Risiken dokumentieren, Ziele festlegen; z. B. anhand der Beispiele:
- Schlaganfallpatient verschluckt sich leicht bei flüssiger Nahrung → Hustenanfälle mit Atemnot. **Ziele:** Patient nimmt ohne Hustenanfall flüssige Nahrung zu sich. Angehörige kennen Gefahren der Erstickung, wissen, was bei Nahrungsdarreichung zu berücksichtigen ist.
- Kinder sind z. T. unbeaufsichtigt (Badewanne, Schwimmreifen im Schwimmbad). **Ziele:** Beim Wannenbad ist Erwachsener zugegen bzw. in Hörweite. Kinder tragen im Schwimmbad ständig Schwimmflügel.

2   Pflegetherapeutisches Konzept

P: **Bewusstsein für Gefahren schaffen** → Betroffene bzw. Angehörige/Eltern schätzen Gefährdungen sachlich, realistisch ein. Betroffene zur Veränderung motivieren. Beraten, schulen in Bezug auf M., Anschaffung, Gebrauch von Hilfsmitteln; evaluieren Veränderungen und ihre Wirksamkeit.

3 **Ersticken**

P: Luftzufuhr gewährleisten, Risikofaktoren minimieren, Erkrankungen vorbeugen, die zu Erstickungsanfällen bzw. Luftnot führen können.

SM: Oberkörperhochpositionierung, Frischluftzufuhr, O_2-Gabe. Erstickungsursache beseitigen → Atemwege freimachen (Fremdkörper entfernen, Hustenreiz auslösen, auf Rücken oder Thorax klopfen). **Ertrinkungsunfall:** Wasser entfernen, Atmung anregen, ggf. intubieren, Reanimations-M. einleiten.

PM: SM stehen im Vordergrund.

F1 Familienprozesse beeinträchtigt

Grundständige PD

Familienprozesse beeinträchtigt*: Unfähig, mit anderen in einem Haushalt harmonisch zusammenzuleben mit der Folge von Störungen der zwischenmenschlichen Beziehungen*

Kennzeichen

Verbale Hinweise: Äußern finanzielle Schwierigkeiten*, Überforderung* und Hilflosigkeit*, klagen über Konflikte im familiären Zusammenleben

Veränderungen im Verhalten: Familienmitglieder beleidigen sich, schreien sich gegenseitig an, hören einander nicht zu; kommunizieren nicht oder nur das Notwendigste miteinander; ziehen sich vom sozialen Umfeld zurück*; nehmen keine Hilfe an*, leben ohne Familienregeln (Rituale) oder halten diese nicht ein (z. B. gemeinsame Essenszeiten); gestatten Familienmitgliedern keine Individualität und Autonomie (z. B. in Glaubensfragen, Freundschaften); erkennen Fähigkeiten von Familienmitgliedern nicht bzw. fördern sie nicht; uneinig bezüglich Kindererziehung; respektieren sich nicht gegenseitig; halten an starren, klassischen Rollen fest (z. B. »der Mann hat das Sagen«), geben sich gegenseitig kein Sicherheitsgefühl*, üben körperliche Gewalt auf Familienangehörige aus*

Veränderungen des Körpers: Unzufriedener, verhärmter, trauriger Gesichtsausdruck*, ggf. Zeichen von übermäßigem Alkoholkonsum, ggf. Verletzungen bei Gewaltausübung*

NANDA-PD, Taxonomie

Familienprozesse unterbrochen NANDA 00060
Familienprozesse, alkoholismusbedingte gestört NANDA 00063
Bereitschaft für verbesserte Familienprozesse NANDA 00159

1   Kriterien der Beobachtung

Beziehungs-/Familienprobleme: z. B. zu hohe Erwartungen, irrationale Einstellungen, Kommunikationsstörungen, mangelnde Konfliktlösungskompetenz, Machtkämpfe, ungerechte Arbeitsteilung, Behinderung der Selbstentfaltung, Einmischung von Verwandten, berufliche Belastung, außereheliches Verhältnis, Schicksalsschläge (Arbeitslosigkeit → Geldmangel, schwere Erkrankung, Geburt eines behinderten Kindes, Aufnahme eines pflegebedürftigen Verwandten), psychische Erkrankung, Suchtmittelmissbrauch. **Innerhalb der Familie:** Kinder leiden unter Auseinandersetzungen, Vernachlässigung; Unzufriedenheit der Eltern, Suchtmittelmissbrauch, Gewalttätigkeit. **Außerhalb der Familie:** Erziehungsschwierigkeiten: Über-/Unterforderung in Kindertageseinrichtungen, Isolation, Bindung an best. Rollen, falsche pädagogische Behandlung. In Schulen: zu hoher Leistungsdruck, Versagensängste, Überbewertung kognitiver Leistungen, Erziehungsfehler von Lehrkräften, Angst, Langeweile, Mobbing durch Klassenkameraden.

Mögl. Zeichen: bei Erwachsenen (Ehepaare, Lebenspartner): Gefühlskälte, Gleichgültigkeit, Aggressivität, Gewaltbereitschaft/-tätigkeit; Traurigkeit, depressive Verstimmung; Flucht in die Sucht (Alkohol); Isolation; Angst vor dem Partner; Liebesbeziehung oder sexuelle Beziehungen zur anderen; Streitereien, Nörgeln, Beschimpfung; wenig/keine gemeinsamen Aktivitäten; wenig/kein Interesse an den Kindern oder aber Überbehütung. **Bei Kindern** zusätzlich: Zeichen von Misshandlungen, Verhaltensauffälligkeiten (hyperaktiv, unkonzentriert, ängstlich, aggressiv), Angst oder Hass gegenüber einem oder beiden Elternteilen (zurückgezogen, still, weint häufig, schreckhaft); frühe Partnerbeziehung, um der Familie zu entfliehen, Versuche, Eltern zusammenzuhalten oder Trennung zu forcieren; Zeichen von Vernachlässigung oder Überbehütung.

Beobachtungstechnik

PA: Familienzusammensetzung, Familienregeln, Kommunikationsmuster, Verhältnisse zueinander einfühlsam ermitteln:

- Wie ist Ihr Familienstand? Leben Sie mit jemandem zusammen, haben Sie eine Beziehung? Leben Sie getrennt von Ihrem Partner, sind Sie geschieden, alleinerziehend, Single?
- Wie würden Sie Ihre Partnerschaft beschreiben? Wann und wie oft sprechen Sie und Ihr Partner miteinander? Was würden Sie in Ihrer Partnerschaft ändern wollen?
- Fühlen Sie sich sicher, geborgen in Ihrer Familie? Wie ist die Rollenverteilung in der Familie?
- Wie ist Ihr Verhältnis zu Ihren Kindern? Wünschen Sie sich Unterstützung in der Erziehung?
- Gibt es in Ihrer Familie best. Regeln oder Rituale?
- Gibt es Einflüsse, die Ihre Familienharmonie stören, z. B. Geldmangel, Krankheit?

PB: Beobachtungen meist in häuslicher Umgebung durch ambulante Pflegedienste oder Familien-Gesundheitspfleger/innen; im KH bleibt Familiensituation eher unentdeckt.
PZ:
− Familienmitglieder sprechen untereinander Gefühle offen aus.
− Information über Beratungsstellen und Hilfsangebote sind vorhanden.
− Singles trauen sich aus der Wohnung; gehen in ein Cafe; lernen Nachbarn kennen.

2 Pflegetherapeutisches Konzept

P: Soziale **Harmonie** bzw. **Eheglück** fördern; politische und gesellschaftliche Aufgaben wahrnehmen, z. B. Solidarität der Generationen fördern. **Familien-Gesundheitspfleger/innen** als Ansprechpartner. Singles sollten frühzeitig soziale Kontakte knüpfen, Versorgungsnetz aufbauen, finanzielle Rücklagen bilden. Probleme innerhalb der Familie oder mit Freunden besprechen. Beratungsdienste aufsuchen, bei Gewalt in der Partnerschaft die Polizei. **Auf** mögl. **Probleme vorbereiten**, z. B. während einer Schwangerschaft oder nach Geburt eines Kindes. Im häuslichen Bereich offene Dialoge fördern, ggf. Gespräche moderieren, als Vertrauensperson fungieren, zuhören.
PM: **Problembewältigung anstoßen.**

3   Scheidung (Scheidungskinder)

P: **Eheversprechen ernst nehmen**, Toleranz üben, Freiräume lassen, nicht bei der ersten Unstimmigkeit trennen. Beratungsstellen aufsuchen. Gesundheitsvorsorge oder -beratung durch Familien-Gesundheitspfleger/innen im Rahmen von Hausbesuchen (zu Entspannungs- oder Bewegungsübungen anleiten). Männer nicht vorwiegend als »Bezahler« sehen.

PM: z. B. als Gesprächspartner fungieren, über geeignete Beratungsstellen informieren.

A/B: **Mediation:** Unabhängige, sachkundige Person (Mediator in Paarberatung und -therapie ausgebildet) unterstützt Parteien bei Konfliktbeilegung in eigener Verantwortung. **Ehetraining:** Ein Partnerschaftliches Lernprogramm (EPL) oder Konstruktive Ehe und Kommunikation (KEK): Kurs für Paare, Einüben von Verhaltensweisen →verhindern evtl. Trennung, Scheidung.

F2 Flüssigkeitshaushalt unausgeglichen, Gefahr/Flüssigkeitshaushalt unausgeglichen

Grundständige PD

Flüssigkeitshaushalt verändert, Gefahr/Flüssigkeitshaushalt verändert*: Verlust oder Überschuss von Flüssigkeit im Organismus oder Gefahr des Flüssigkeitsverlustes*
Risikofaktoren/Flüssigkeitsmangel, Gefahr: Hohes Alter*, Verwirrtheitszustände*, Adipositas*, Wissensdefizit in Bezug auf Flüssigkeitsbedarf; Verlust von Flüssigkeit (z. B. hohe Außentemperatur, Schwitzen*, über Drainagen, durch Diuretika, Erbrechen, Durchfall); Genussmittel* (z. B. Koffein, Alkohol*), fehlendes Flüssigkeitsangebot* (bei Menschen, die sich nicht selber versorgen können, z. B. Säuglinge, Bettlägerige); eingeschränkte Fähigkeit, Flüssigkeit aufzunehmen* (z. B. Tremor, Lähmung, Schluckstörung); Fehlen von Flüssigkeit*

Kennzeichen

Verbale Hinweise: Bei **Flüssigkeitsmangel** gesteigertes Durstgefühl, Müdigkeit*; **bei Flüssigkeitsüberschuss:** Atembeschwerden*, schwere Beine*
Veränderungen im Verhalten*: Bei Flüssigkeitsmangel Unruhe, Nervosität*, Bewusstseinsveränderung*, Verwirrtheit*; **bei Flüssigkeitsüberschuss:** Trägheit, schleppender Gang*, schleichende Bewegungen*, Hochlegen der Beine tagsüber*, Kurzatmigkeit v. a. bei Anstrengung
Veränderungen des Körpers: Bei Flüssigkeitsmangel trockene Mundschleimhäute, trockene Haut, verminderter Hautturgor, verminderte Harnausscheidung* (konzentrierter Urin), verminderte Venenfüllung, verminderte Pulsfüllung (Hypotension); **bei Flüssigkeitsüberschuss:** heller Urin*, Ödeme v. a. in den Beinen, straffe und glänzende Haut*, Ödem der Unterhaut*, Haut ist glatt und dünn* (Anasarka), gestaute Venen*, Gewichtszunahme, ggf. Rasselgeräusche bei der Atmung, gespanntes Abdomen (Aszites)*

NANDA-PD, Taxonomie

Flüssigkeitshaushalt unausgeglichen, Gefahr 00025
Flüssigkeitsüberschuss NANDA 00026
Flüssigkeitsdefizit NANDA 00027
Flüssigkeitsdefizit Gefahr (Dehydratationsgefahr) NANDA 00028
Flüssigkeitshaushalt, Bereitschaft für einen ausgeglichenen 00160

1   Kriterien der Beobachtung

Dehydratation (D.)/Exsikkose: Isotone D. (Verlust von Wasser und Natrium in gleichem Ausmaß), z. B. mangelndes Trinken, Erbrechen, Durchfälle, akuter Blutverlust. **Hypertone D.** (Ausscheidung von mehr Wasser als Natrium), z. B. mangelndes Trinken, Diabetes insipidus mit Urinausscheidung ↑↑, hohe Flüssigkeitsverluste, abnormes Schwitzen (Fieber), Durchfälle, Erbrechen. **Hypotone D.** (Ausscheidung von mehr Natrium als Wasser), z. B. Niereninsuffizienz, falsche Infusionstherapie mit zu wenig Elektrolytzusätzen.

Frühwarnzeichen bei Dehydratation: Durst, Kopfschmerzen, Schwindelgefühl und allg. Beeinträchtigung des Wohlbefindens; ohne Therapie → existenzielle Gefährdung, Schock, RR ↓, Tachykardie, ZVD ↓, Bewusstseinseinschränkung, Schwindelgefühl, Angst, Unruhe, Körpertemperatur ↑, Schwitzen, Hautturgor ↓, Urin ↓, dunkelgelb, konzentriert oder kein Urin, trockene Zunge und Mundschleimhaut, Obstipation.

Hyperhydratation (H.)/Hypervolämie: Isotone H.: Natrium und Wasser in gleichem Ausmaß zurückbehalten. **Hypertone H.:** mehr Natrium als Wasser zurückbehalten. **Hypotone H.:** mehr Wasser als Natrium zurückbehalten (Hyponatriämie). **Zeichen bei H.:** RR ↑, gespannter Puls, ZVD ↑; Halsvenenstauung, Luftnot (Lungenödem); allg. Schwäche, glänzende, gespannte Haut; Ödeme; Gewichtszunahme.

Beobachtungstechnik

PA: Flüssigkeitsstatus zur PA ergänzen.

PB: Flüssigkeitsbilanz, tägl. wiegen (Gewichtszunahme = positive Bilanz, -abnahme = negative Bilanz), Haut beobachten (Hautfaltentest), Zentralen Venendruck (ZVD) messen (► Tab. F2.2).

PZ: Der Patient
- gleicht seinen Flüssigkeitshaushalt aus und erhält die notwendige Unterstützung,
- erlernt notwendige PM und wendet sie selbstständig an,
- hält Trinkbeschränkung ein (z. B. bei Lungenödem).

2   Pflegetherapeutisches Konzept

P: Ausreichende Flüssigkeitsaufnahme auch ohne Durstgefühl (v. a. ältere Menschen, Kinder), bei hohen Umgebungstemp. körperliche Anstrengungen vermeiden. Flüssigkeitsreduktion und gezielte Ernährung bei Hyperhydratation aufgrund chron. Grunderkrankungen (Herz- oder Niereninsuffizienz).

PM: **Trinktraining**, z. B. Trinkplan erarbeiten, Getränke in Reichweite stellen, regelmäßig zum Trinken auffordern. Bei extremem Flüssigkeitsdefizit → ggf. parenterale Flüssigkeitszufuhr. **Zentralen Venenkatheter (ZVK) überwachen; beim Legen assistieren** (▶ Tab. F.2.5).

3   Störungen des Elektrolythaushalts

3.1   Hypokaliämie

P: Längere Einnahme von Herzmed., Laxanzien, Diuretika → Kaliumspiegel ↓ → Kalium im Blut regelmäßig kontrollieren; vollwertig mit viel Obst und Gemüse ernähren (nicht zu lange wässern/waschen → löst Kalium heraus). **Kaliumreich:** Bananen (100 g = 380 mg Kalium), Bierhefe, Petersilie, weiße Bohnen, Weizenkeime, Aprikosen, Sojabohnen, Fleisch, Nüsse.

SM: Kaliumsubstitution i. v., bei akuten Herzrhythmusstörungen unter EKG-Kontrolle.

PM: Infusionstherapie mit Kalium → exakte Dosierung notwendig → prinzipiell über Infusionspumpen oder Infusionsspritzenpumpen. Max. Kaliumzusatz in Infusionslösungen: 40 mmol in 500 ml Infusionslösung! Geschwindigkeit der Infusionsmenge pro Zeiteinheit → Arztanordnung. Herz-Kreislauf-System überwachen, Nahrungsaufnahme regulieren, unterstützen/Ernährungsberatung, Flüssigkeitsstatus feststellen, Urin-, Stuhlausscheidung regulieren.

3.2   Hyperkaliämie

P: Bei chron. Niereninsuffizienz: **kaliumarm** ernähren, wenig Obst und Gemüse (längere Zeit wässern, beim Kochen viel Wasser verwenden und abschütten, um Kalium auszuschwemmen).

SM: Kaliumzufuhr (Infusionen, enterale Ernährung) sofort einstellen; ggf. Notfalldialyse.

PM: Vitalzeichen, Bewusstsein, Flüssigkeitsbilanz und Med.-Therapie überwachen, evtl. Einlauf mit Resonium (dünnes Darmrohr verwenden, für angeordnete Zeit im Darm belassen), anschließend Reinigungseinlauf.

3.3   Hypokalzämie

P: **Kalziumreich:** Milch, Milchprodukte (1 l Milch = 1400 mg Kalzium), Hülsenfrüchte, Sesam, Brokkoli, Fenchel, Mangold. Aufenthalt in Sonne → steigert Produktion von Vitamin D. In sonnenarmer Jahreszeit zusätzlich **Vitamin-D-reich:** fettreicher Seefisch (Lachs, Heilbutt, Thunfisch).
SM: Bei akuter Hypokalzämie: Kalziumsubstitution i. v.
PM: Gesundheitsberatung (kalziumreiche Ernährung, Sonnenlicht etc.). Bei akuter Hypokalzämie: Vitalzeichen überwachen. ggf. mit Monitor; Betroffenen beruhigen, vor Verletzungen schützen (**Gefahr:** Krampfanfälle!).

3.4   Hyperkalzämie

P: Dosierung von Vitamin-D- und Kalziumpräparaten einhalten.
SM: ❶ **Achtung:** Akute Hyperkalzämie führt unbehandelt zum Tod! **Forcierte Diurese** (≥5 l/d) mit physiologischer Kochsalzlösung und Furosemid (z. B. Lasix). Kalziumzufuhr sofort stoppen.
PM: Herz-Kreislauf-System überwachen, Bewusstsein beobachten, sichere Umgebung schaffen, Flüssigkeitsbilanz, Ernährungsberatung/Diätberatung, Stuhlausscheidung fördern, Übelkeit und Erbrechen mindern.

3.5   Hypo- und Hypernatriämie

PM: Vitalzeichen, Bewusstsein, Urinausscheidung überwachen, Flüssigkeitsbilanz, ggf. ZVD messen.
Hyponatriämie mit Hypovolämie: Bei Erbrechen unterstützen, Übelkeit mindern, Stuhlausscheidung unterstützen, Körpertemperatur beobachten, Fieber senken, natriumhaltige Flüssigkeit anbieten, Trinktraining, Schlucktraining. Infusionen verabreichen, überwachen.

   Hypernatriämie mit Hypervolämie (selten): Atmung beobachten, Gasaustausch optimieren, Oberkörper erhöht positionieren, Körpergewicht ermitteln, Trinkmenge begrenzen.

3.6   Hypomagnesiämie

P: Ausreichende Magnesiumaufnahme über Nahrung (ca. 300–350 mg/d), Mehrbedarf decken. **Magnesiumreich:** Kakao, Hülsenfrüchte, Nüsse (100 g Walnüsse → 130 mg Magnesium).
PM: Patient, insb. bei Alkoholentzug, überwachen → Magnesiummangel und Erhöhung des intrazellulären Kalziums → Hypertonie, erhöhte Krampfneigung.
A/B: Magnesiumpräparate helfen häufig bei Wadenkrämpfen oder Menstruationsbeschwerden.

3.7   Hypermagnesiämie

PM: Vitalzeichen, Bewusstsein, Atmung, Flüssigkeitsbilanz überwachen.

G1 Gesundheitsverhalten unwirksam

Grundständige PD

Gesundheitsverhalten unwirksam: Unfähig, die eigene Gesundheit zu erhalten und/oder sich Hilfe für die Aufrechterhaltung der Gesundheit zu suchen

Gesundheitsförderliches Verhalten: Aktive Suche nach Wegen, um ein höheres Gesundheitsniveau zu erreichen*

Kennzeichen

Verbale Hinweise: Äußert fehlende persönliche Unterstützung durch die Familie, Mangel an finanziellen Mitteln (kann sich keine Ökoprodukte leisten); kein Interesse, das Gesundheitsverhalten zu verbessern (»ist mir egal«)*

Veränderungen im Verhalten: Desinteressiert*, verdrängt Gesundheitsgefährdung (z. B. Raucher)*, unfähig, sich selbst gesund zu halten und äußeren Gegebenheiten anzupassen (z. B. sich bei Kälte warm anziehen), unwissend in Bezug auf Prävention und die Grundregeln zur Gesunderhaltung, schont sich nicht*; ggf. arbeitet übermäßig*, hält keine Pausen ein*; bewegt sich wenig*, treibt keinen Sport*, isst vorwiegend fette Speisen, Fastfood; sonnt sich übermäßig*

Veränderungen des Körpers: Adipositas*; Kachexie*; Gelbfärbung der Finger, lederartige Haut bei starken Rauchern*; aufgedunsenes Gesicht bei Alkoholikern*

NANDA-PD, Taxonomie

Gesundheitsförderliches Verhalten (Gesundheitsdiagnose) NANDA 00084
Gesundheitsverhalten unwirksam NANDA 00099

1   Kriterien der Beobachtung

Gesundheitsbeeinträchtigendes Verhalten: Bewegung ↓, fettreiche Ernährung, Konsum von Fastfood ↑, Softdrinks, stundenlange ungeschützte Sonnenbäder; Ablehnung von gesundheitsförderndem Verhalten (z. B. Rauchen trotz Lungenerkrankung, in der Schwangerschaft); Gesundheitszerstörung, z. B. Drogenkonsum, selbstzerstörerische psychische Erkrankungen (Borderline-Syndrom). **Gesundheitsförderndes Verhalten:** Selbstentwicklung, regelmäßige Bewegung, gesunde Ernährung, Stress vermeiden im Beruf, Zahn- und Körperhygiene, regelmäßige Vorsorgeuntersuchungen, Zahnarztbesuche, Grippeimpfung, soziale Integration.
Subjektive Beobachtungskriterien: desinteressiert, Gesundheitsverhalten zu ändern; Bericht über Mangel an finanziellen Mitteln, Materialien, Unterstützung im persönlichem Umfeld; unfähig, die Verantwortung für die Gesunderhaltung übernehmen zu können; zwanghafte Handlungen; Gründe für das Verhalten, z. B. keine Zeit, um Essen vorzubereiten, Bewegen ist anstrengend. **Objektive Beobachtungskriterien:** erwiesener Wissensmangel, sichtbare ärmliche Verhältnisse, fehlende Unterstützung; beobachtbare Unfähigkeit, Verantwortung zu übernehmen oder Handlungen auszuführen; beobachtbare Zwangshandlungen; beobachtbarer Gebrauch von Genussmitteln, Drogen, Med.; sichtbare körperliche Veränderungen.

Beobachtungstechnik

PA: Punktuell vertieft nachfragen bei gesundheitsbeeinträchtigenden Aspekten, die bei im Vordergrund stehen:

- **Sich selbst wahrnehmen:** Fühlen Sie sich gesund und fit? Beobachten Sie Ihren Körper auf Veränderungen, z. B. Hautbeschaffenheit? Nehmen Sie persönliche Wünsche, Bedürfnisse und Defizite wahr? Streben Sie Befriedigung und/oder Verbesserung an?
- **Ernährungsgewohnheiten:** Können Sie regelmäßig ausgewogene Mahlzeiten einnehmen? Beachten Sie die Regeln der Nährstoffpyramide? Was bedeutet Essen für Sie: Genuss, Belohnung, Kompensation von Stress, Ärger?
- **Körperliche Aktivitäten:** Üben Sie körperliche Aktivitäten aus? Treiben Sie regelmäßig Sport? Wie ist Ihre Einstellung zu körperlichen Aktivitäten?
- **Schlafgewohnheiten:** Wie viele Stunden schlafen Sie? Leiden Sie unter Schlafstörungen? Welche Selbsthilfen setzen Sie zum Schlafen ein?
▼

- **Selbstverwirklichung:** Sind Sie beruflich/privat zufrieden? Wenn nein, warum nicht? Haben Sie Ihre selbst gesteckten Ziele erreicht? Welche Freiräume nehmen Sie sich?
- **Soziale Integration:** Sind Sie eingebunden in ein soziales Gefüge, wie sieht es aus? Haben Sie Zeit für Freunde, Familie? Können Sie Ihr Umfeld beeinflussen? Sind Sie auf Hilfe anderer angewiesen?
- **Stressmanagement:** Wie und wann erleben Sie Stress? Welche Strategien benutzen Sie im Umgang mit Stress?
- **Nutzen/Gebrauch des Gesundheitssystems:** Sind Sie über alle Möglichkeiten informiert? Wissen Sie, an welche Stellen Sie sich wenden können? Wie sind Sie versichert?
- **Genuss- und Suchtmittel:** Konsumieren Sie Suchtmittel? Wenn ja, welche, wie viel tägl.? Sind Sie über Abhängigkeit und Wirkung/NW des Suchtmittels informiert?

PZ: Der Betroffene
- formuliert sein jetziges Verhalten und Bewältigungsstrategien,
- stellt die eigenen Bedürfnisse fest,
- wünscht sich Wissen über gesunde Lebensweise.

2 Pflegetherapeutisches Konzept

P: **Gesundheitsförderung** dient der Erhaltung von Gesundheit, wirkt prophylaktisch. **Prävention** beugt Gesundheitsproblemen vor bzw. vermeidet deren Verschlechterung.
PM: **Gesundheitsfördernde Verhaltensweisen erklären und einüben**, z. B. Tabakentwöhnung, Sport, Gewichtskontrolle, gesunde Ernährung, Früherkennung von Krebserkrankungen, Umgang mit chron. Krankheiten. **Stressbewältigungstraining, -management empfehlen**, z. B. Autogenes Training, Progressive Muskelentspannung, Zeitmanagement; regelmäßig und in Ruhe essen; Genussmittel: Koffein/Kaffee, schwarzer Tee, Schokolade und Alkohol maßvoll und bewusst zu sich nehmen; Zeit für Gespräche, Jogging, spazieren gehen, wandern; ausreichend schlafen.
A/B: Neue Tätigkeitsfelder Pflegeberufe: z. B. LOS (Leben ohne Sucht, Kindergartenkinder mit pädagogischen M. widerstandsfähig gegen Drogen machen), Kind-und-Sonne-Lebensphasenprogramm (Clowns zeigen Kindern den richtigen Umgang mit UV-Strahlen), gesundes Pausenbrot in der Schule, Gesundheitsförderungs- und Suchtvorbeugungsprogramm Klasse 2000

(Bewegung, Ernährung, Rauchen in Grundschulen), Initiative »Zweite Lebenshälfte für mehr Lebensqualität«.

3   Gesundheitsförderung

3.1   Unabhängig von der Abhängigkeit – Raucherentwöhnung

P: Vorteile des Nichtrauchens deutlich machen: Kostenersparnis, geringeres Krebs-, Schlaganfall-, Herzinfarktrisiko.

PM: Raucher durch Information und Beratung unterstützen; positive Ziele gemeinsam vereinbaren; über mögl. Symptome des Nikotinentzugs beraten. **Entwöhnungsdauer** ca. 10 Wo. → in dieser Zeit viel Lob, Anerkennung (→ fördern Durchhaltevermögen). Verlangen nach Zigaretten bleibt oft Lebens lang bestehen → Kompensationswege finden, um nicht wieder mit dem Rauchen zu beginnen.

A/B: Rauchende Angehörige sollten in den ersten Wo. nicht im Beisein des potenziellen Nichtrauchers rauchen. »**Dominoeffekt**«: häufig werden rauchende Lebenspartner derjenigen, die das Rauchen aufgeben, ebenfalls zur Raucherentwöhnung angespornt. Verlangen nach Zigaretten wird oft durch Süßigkeiten kompensiert (Kompensation von Unwohlsein, Stress) → Gewichtszunahme, wird oft unbewusst als legitime Begründung für Abbruch des Nichtrauchertrainings genutzt → über Kompensationsmöglichkeiten informieren, z. B. Massagetechniken.

3.2   Wer rastet, der rostet – Bewegungsmangel

P: Vorsorgeuntersuchungen im Kindesalter, regelmäßige Bewegungsangebote im Kindergarten, motorische Frühförderprogramme bei motorisch schwachen Kindern. Zu Fuß zur Schule gehen, Sport- und Schwimmunterricht, Spielgeräte im Schulhofbereich, Bewegungsspiele im Unterricht. Bewusst **Bewegung in Alltag einplanen:** z. B. mit Rad zur Arbeit fahren oder laufen; weniger Rolltreppen, Fahrstühle benutzen; öfter zum Einkaufen gehen; an Gymnastik- bzw. Laufgruppen beteiligen; bei sitzender Berufstätigkeit in den Pausen Spaziergang machen.

PM: Viel Bewegung im tägl. Leben und Sport empfehlen, erwachsenen »Bewegungsmuffeln« zu Bewegung mit Freunden, Sportgruppen oder persönlichem Gesundheitstrainer raten. Einhaltung von Absprachen kontrollieren.

Bei stark übergewichtigen Kindern, die keine Verhaltensänderung zeigen und deren Eltern unkooperativ sind → ggf. Jugendamt hinzuziehen.

A/B: Regelmäßige moderate Bewegung, tägl. mindestens 1/2 h. Vorteile von Bewegung vermitteln, z. B. Risiko ↓ um 50% für koronare Herzkrankheit, Diabetes mellitus, Adipositas; um 30% für Hypertonie, Schutz vor Osteoporose; ↑ Beweglichkeit, Koordinationsfähigkeit, Kraft; ↑ Selbstachtung und ↑ gesamtes psychisches Wohlbefinden.

G2 Gesundungsprozess beeinträchtigt

Grundständige PD

Gesundungsprozess beeinträchtigt*: Verschlechterung des Gesundheitszustandes oder posttherapeutisch verzögerte Genesung (z. B. nach Chemotherapie, Op.) durch fehlende Bewältigungsstrategien oder aufgrund der bestehenden bzw. einer zusätzlichen Erkrankung*

Kennzeichen

Verbale Hinweise: Klagt über Müdigkeit, Schwäche, Kräfteverlust, Schmerzen; spricht wenig
Veränderungen im Verhalten: Appetitlos mit oder ohne Nausea (Übelkeit);
ist ungeduldig, quengelig; hadert mit dem Schicksal, hat keine Freude am
Leben (Sexualität, Arbeit, Familie, Freunde, Hobbys, Unterhaltungen etc.),
niedergeschlagen, traurig bis zur Todessehnsucht, zieht sich zurück; vermindert leistungsfähig, z. B. immer weniger in der Lage, sich selber zu versorgen; vernachlässigt Haushalt und soziale Verpflichtungen; kognitive Fähigkeiten lassen nach; apathisch; wendet sich von seinem Glauben ab
Veränderungen des Körpers: Abnehmende körperliche Kraft, Belastbarkeit; Muskelabbau; Gewichtsverlust 5% unbeabsichtigt in einem Monat,
10% unbeabsichtigt in 6 Monaten, Mobilitätseinschränkungen, zunehmender schlechter Allgemeinzustand, Dehydratation, ggf. Stuhl- und
Harninkontinenz, Wundheilungsstörungen, Fieber

NANDA-PD, Taxonomie

Gesundheitsförderliches Verhalten (Gesundheitsdiagnose) NANDA 00084
Gesundheitsverhalten unwirksam NANDA 00099
Postoperative Erholungsphase, verzögert NANDA 00100

1   Kriterien der Beobachtung

Kriterien:
- **Körperlich**: Gute oder schlechte körperliche Verfassung
- **Krankheitsbedingt:** Hinweise auf (zu erwartende) Komplikationen im Gesundungsprozess, z. B. Sekundärerkrankungen oder während Rekonvaleszenz auftretende Entzündungszeichen
- **Kognitiv:** aktive Beteiligung am Gesundungsprozess, z. B. Patienten müssen Aufklärung verstehen → können nur so entspr. handeln
- **Psychisch:** »Wille zum Gesundwerden kann Berge versetzen«
- **Sozial:** Menschen aus sozial schwierigen Verhältnissen werden häufig vermehrt krank
- **Gesundheitlich:** Gesunde Lebensführung vor und nach Op. → beschleunigt Gesundungsprozess

Beobachtungstechnik

PA: Fragen zu den jeweiligen Kriterien:

- Körperlich: Wie ist Ihr Appetit? Haben Sie in der letzten Zeit vermehrt an Gewicht ab- oder zugenommen?
- Krankheitsbedingt: Leiden Sie unter (Sekundär-)Erkrankungen? Haben Sie Schmerzen, wenn ja, wo und in welchen Situationen?
- Kognitiv: Probieren Sie gern Neues aus? Macht Ihnen Lernen Spaß?
- Psychisch: Leiden Sie unter Stress? Sie wirken angespannt, haben Sie Probleme oder Ärger?
- Sozial: Sind Sie bzw. Ihre Familienangehörigen häufiger krank (biografische Vorbelastungen)?
- Gesundheitlich: Treiben Sie Sport? Wenn ja, welchen?

PB: Gezielt beobachten, Aussagen von Betroffenem und/oder Angehörigen, Messergebnisse (Labor, Gewicht), klientenzentrierte Gesprächsführung; subjektive Daten im Team mit Betroffenem, Angehörigen (Datenschutz!) möglichst objektivieren.

PZ: Der Patient
- erhält derzeitige Fähigkeiten und Ressourcen,
- erkennt die negativen Auswirkungen seines Verhaltens auf die eigene Person,
- arbeitet aktiv an seiner Genesung mit, um größtmögliche Selbstständigkeit zu erlangen,
- berichtet über steigenden Appetit und hat angemessenes Körpergewicht.

2   Pflegetherapeutisches Konzept

P: Drei Präventionsarten n. WHO:
- **Primäre Prävention:** jeder Mensch selbst kann durch gesunde Lebensführung etwas für sich tun; z. B. Prophylaxen, Beratungen in Anspruch nehmen
- **Sekundäre Prävention:** bei Auffälligkeiten von krankheitsbedingten Kriterien in der Anamnese (z. B. Einstellung eines Diabetes mellitus bei Wundheilungsstörungen)
- **Tertiäre Prävention:** Pflegehandlungen, wenn Wundheilungs-, Stoffwechselstörungen, Dehydratation o. Ä. bestehen und Verschlimmerung vermieden werden soll

PM: Stressbewältigung anregen. Problembewältigungsgespräche anbieten, z. B. klientenzentrierte Gesprächsführung nach Carl Rogers. Hygiene, gesundheitsfördernde M. erläutern. Soziale Kontakte implementieren, z. B. erhält Ansprache, geistig rege, motiviert. Motivationsfördernde Strategien/Lebensfreude vermitteln. Kräftesparende Techniken, Hilfsmittel einsetzen, Umgang einüben. Gewichtszunahme initiieren, prüfen, z. B. Appetit anregen, zum Essen ermuntern, ans Essen erinnern.

3   Gesundungsprozess

3.1   Bewältigung der perioperativen Phase

P: Informierter, geübter Patient bewältigt Phase aktiv → komplikationsloserer, schnellerer, effektiverer Verlauf. **Psychische Ebene:** Ängste vor Op. erkennen → durch Gespräche, ruhiges Stationssetting mildern. **Körperliche Ebene:** gründliche Körperreinigung zeitnah (am Morgen des Op.-Tags), Bett frisch beziehen; gründliche, verletzungsfreie Haarentfernung des Op.-Gebietes; Nahrungs- und Flüssigkeitskarenz 8–12 h; Darmentleerung. **Kognitive Ebene:** Arzt klärt Patienten über Op. und Risiken auf.
SM: Auffälligkeiten ernst nehmen, kontrollieren, dokumentieren → bedrohliche Beobachtungen umgehend dem Arzt mitteilen. Bei post-op. lebensbedrohlichen Komplikationen → Notfall-Op.
PM: **Post-op.** engmaschig überwachen: Vitalzeichen, Blutverluste, Schmerzen, Atem-, Bewusstseinsstörungen, Wundstatus (Heilungsprozess), Wundexsudate, reduzierte Schutzreflexe, körperliche Schwäche, Ausscheidungsschwierigkeiten (Wasserlassen nach 8 h);. Körpertemp. meist über 3–6 d

messen (bei größeren Op. evtl. in den ersten d Resorptionsfieber ≥38,5°C; Fieber über mehrere d → Hinweis auf Infektion). Frühzeitig mobilisieren trotz Schmerzen, schmerzreduzierende Positionen, in Absprache mit Arzt Analgetika. Psychische Verfassung einbinden → negative Stimmungen erspüren, ins Positive umlenken durch z. B. best. Anreize, Loben, evtl. »Überredungskunst« (zur Kooperation motivieren). Anordnungen ausführen, Prophylaxen anwenden.

A/B: Ggf. Patienten oder Angehörige zum VW, Mobilisation, etc. anleiten.

3.2 Auf zu Hause vorbereiten – Entlassungsmanagement

P: Entlassungsmanagementstandard wirkt Drehtüreffekt entgegen.
PM: Zu PM informieren, anleiten, schulen, z. B. Bewegung/Mobilisation; auf Wichtigkeit hinweisen, Übungseffekt erklären, Techniken anleiten. **Ernährung:** appetitanregende M., gesundheitsförderliche Ernährung, (Neben-)-Wirkung erklären, Umgang mit Ess- und Trinkhilfen anleiten. **Körperpflege**/Prophylaxen erklären, Techniken anleiten, üben, Hilfe zur Selbsthilfe.
Med.: Beipackzettel, Anzeichen für falsche Dosierung erläutern, Applikation anleiten, häufige Fehler besprechen. **Wundversorgung:** VW, Umgang mit Tracheo- und Enterostoma u. Ä anleiten, trainieren, Hygieneregeln, Infektions-, Regenerationszeichen erklären, Selbstbeobachtung schulen. Aktiv Kontakt zu Patienten, Angehörige suchen, bei langfristigen körperlichen Veränderungen in Absprache mit Betroffenen und Arzt andere Berufsgruppen (Sozialarbeiter, spez. Therapeuten) oder Selbsthilfegruppen schon vor Entlassung ins Team einbinden. Kontaktaufnahme oder -vermittlung zu ambulanten Pflegediensten, Pflegeeinrichtungen. In einigen KH gibt es Stellen für »Entlassungsmanagement« bzw. »Überleitungspflege«. Bei Überweisung in Pflegeeinrichtung oder Reha-Klinik: **Pflegeüberleitungsbogen** mit senden.
A/B: Ggf. Angehörige aufklären, wie wenig förderlich bemutterndes, bemitleidendes, ungeduldiges Verhalten für Selbstständigkeit, Genesung, Rehabilitation oder Lebensfreude sind. Nach schwerer Op. Anrecht auf AHB und Rehabilitation (SGB V, XI). Durch Dokumentation Rehabilitationspotenziale frühzeitig erkennen; nachbehandelnde Einrichtung vermitteln.

G3 Gewalttätigkeit, Gefahr/Gewalttätig

Grundständige PD

Gewalttätigkeit, Gefahr/gewalttätig*: Gefahr von Verhaltensweisen oder Verhaltensweisen, verbunden mit körperlichen Schäden für den Menschen selbst oder für andere*

Risikofaktoren/Gewalttätigkeit gegen andere, hohes Risiko und Gewalttätigkeit gegen sich, hohes Risiko: Organisches Durchgangssyndrom*, toxische Medikamentenwirkung*, Misshandlung in der Familie*, negative Vorbilder*, Postmenopausensyndrom*, Stillpsychose*, verletztes Selbstwertgefühl, Zorn, Jähzorn*, Panik*, Depression, Drogenkonsum, Alkoholkonsum, erhöhter Angstzustand*, Furcht vor anderen und vor sich selbst*; Sammeln von Gegenständen, die als Waffe benutzt werden können*; äußert Selbstmordfantasien*, dauerndes Klagen*, Bitten*, Forderungen stellen*; unfähig, Gefühle in Worte zu fassen*; paranoide Ideen*, provokatives Verhalten* (streitsüchtig, unzufrieden, übertriebene Reaktionen, überempfindlich)

Risikofaktoren/Selbstverstümmelung, hohes Risiko: Borderline-Syndrom (Persönlichkeitsstörung), Psychose, emotional gestörte oder misshandelte Kinder, geistig behinderte oder autistische Kinder*, sexuell missbrauchte Kinder, Halluzinationen, gestörte Familienverhältnisse*, Depression, Schuld und Hassgefühle gegen sich selbst

Kennzeichen

Verbale Hinweise: Spricht feindselige, bedrohliche Äußerungen aus* (»Dir werde ich es zeigen«), schreit*, schimpft*, droht (»Komm mir nicht zu nah«)

Veränderungen im Verhalten: Droht (z. B. ballt die Fäuste, »macht sich groß«), geht unruhig auf und ab, aufgeregt, gereizt*, wütend*, erregt*, angespannt* (weist auf intensive Bemühung um Selbstkontrolle hin), besitzt Waffen* (z. B. Gewehr, Messer), zerstört Gegenstände*, schlägt sich selbst* oder andere*, versucht, sich selbst zu verletzen oder zu töten

Veränderungen des Körpers: Aggressiver, gespannter Gesichtsausdruck, zeigt die Zähne*, angespannte Körperhaltung, Angriffshaltung*

NANDA-PD, Taxonomie

Gewalttätigkeit fremdgefährdend, Gefahr NANDA 00138
Selbstverletzungsgefahr NANDA 00139
Gewalttätigkeit selbstgefährdend, Gefahr NANDA 00140
Selbstverletzung NANDA 00151

1   Kriterien der Beobachtung

Vorboten, Anzeichen für Gewaltverhalten: Sprache: ordinär, verwirrt, triumphierend, verunsichert, undeutlich, drohend; Stimme: laut, stark schwankend, ins Schreien übergehend; Gesichtsausdruck: anmaßend, aufgeregt, berechnend, bösartig, strafend, überlegend, wütend; Körperhaltung: angespannt, aggressiv, drohend, herausfordernd, unruhig, Angriffshaltung, aufgeregtes Hin- und Herlaufen, angespannte Körperhaltung. **Spontane Gewalttätigkeit:** ohne bes. Kennzeichen, z. B. sehr zurückgezogene Patienten; Aussagen bzgl. Angriffslust, Wut, Ärger oder Zorn; Hinweise auf wahnhaftes Erleben und Größenfantasien.

Ursachen für Gewaltverhalten: nicht gelebte Aggressionen → nicht kontrollierte gewalttätige Handlungen; Aggressionstrieb lässt sich nicht mehr adäquat steuern, z. B. Unterdrücken von negativen Gefühlen in der Kindheit anerzogen. **Gewalt auslösende Faktoren:** äußere Spannungen, z. B. überfüllte Krankenhausstationen, lange Wartezeiten, zu wenig individuelle Betreuung; innere Spannungen (krankheitsbedingt), z. B. Wahnvorstellungen, Angst, Verfolgungsideen, Symptome und Folgen von psychiatrischen Erkrankungen.

Beobachtungstechnik

PA: Gefahr abschätzen; biografischen Hintergrund, Risikofaktoren ermitteln:

- Beschreiben Sie Ihr Verhalten, wenn Sie sich maßlos ärgern!
- Wie reagieren Sie, wenn Sie Angst haben?
- Haben Sie das Gefühl, dass Sie bedroht werden?
- Fühlen Sie sich genügend anerkannt?
- Fühlen Sie sich oft überfordert?

PB: Während PA **genau beobachten** → rechtzeitig, gezielt Schutz-M. einleiten. **Beruhigendes Gespräch** führen eher auf Beziehungs- als Sachebene; aufmerksam aktiv zuhören; ausreichende, beruhigende Beleuchtung. Beruhigt sich Betroffener → Atmosphäre durch Kongruenz positiv verstärken, d. h. positive Textinhalte, Körpersprache des anderen aufnehmen.

PZ: Der Betroffene

- erkennt auslösende Faktoren, die ihn zu gewalttätigen Handlungen inspirieren,
- erkennt die Werte im Leben, die er durch Gewalt nicht verlieren will, z. B. Familie, Freunde,
- nutzt alternative Handlungsmuster, z. B. Entspannungstechniken, Gespräche,
- wendet seine persönlichen Methoden an, Belastungen und Enttäuschungen abzubauen, wie Sport oder Freizeitaktivitäten im Freien, z. B. Wanderungen.

2   Pflegetherapeutisches Konzept

P: Deeskalation: ausreichende, geplante Beschäftigung, vertrauensvolle Ansprechpartner, angewandte Handlungsalternativen, bei Überforderung unterstützen, Hilfe zur Selbstreflexion. Probleme in stationärer Psychiatrie: Gegensatz zw. Bewegungs- und Freiheitsdrang der Patienten und strukturiertem klinischen Umfeld. Ungleichheit zw. Patienten und Personal durch best. Kleidung oder feste Sitzordnungen vermeiden. ❶**Achtung:** Auch Personal kann Gewalt ausüben → offen darüber sprechen!

PM: Selbstkontrolle unterstützen, z. B. ausreichendes Raumangebot, adäquate Einrichtung. **Respekt erzeugen. Selbstschutz-M., Sicherheits-M., Fremd-, Eigenschutz. Gewalttätige Menschen sicherstellen: Zwangs-M.** (Fixierung) ordnet Arzt schriftlich an, **Ausnahme:** Notfallsituation; ggf. Unterbringung oder Betreuung beantragen. **Med. verabreichen:** Neuroleptika, Benzodiazepine → Ängste, Anspannungen, Gewaltpotenzial ↓; Einnahme kontrollieren.

3 Gewaltsituationen

3.1 Gewalttätige Patienten pflegen, mit Gewalttätern umgehen

P: Gewalt in der Pflege thematisieren: Patienten, aber auch Pflegende, die Gewalt ausüben. Gewaltvorbeugung z. B durch angenehme Farben, Information über Gründe für Engpässe, längere Wartezeiten; absolute Ablehnung von Gewalttätigkeiten im Team; Pflegende haben Mobiltelefone; ausreichend Zeit für Versorgung der Patienten.

SM: **Selbstschutz geht vor**, z. B. Schreien weckt Aufmerksamkeit anderer; Schläge und Tritte mit Armen und Beinen abfangen, Kopf und Körperstamm schützen → Gewalttäter möglichst nahe kommen (Körperkontakt) oder Distanz auf Arm- oder Beinlänge erreichen.

PM: Spürbare Konsequenzen nach gewalttätigem Verhalten, direkt gewalttätiges Verhalten ansprechen. Gewalttätige Handlungen stoppen (ggf. Fixierung), beruhigen (Aggressionspotenzial ↓). Ständige Anwesenheit (zur Kontrolle des Verhaltens); vor Verletzungen schützen.

A/B: Verletzungen des Pflegepersonals durch Gewalt als Arbeitsunfall aufnehmen. Entlastung gewährleisten, um Geschehenes zu verarbeiten, z. B. unterstützendes Gespräch mit vertrautem Kollegen, Pause, Dienst unterbrechen.

3.2 Misshandlungen an Kindern, Frauen und Männern

P: Bei V. a. schlagende Partner gewalttätiges Verhalten ansprechen; Überforderung thematisieren; Hilfe bieten: Sozialdienst, Konfliktberatungsstellen. Schutz geben: im Raum bleiben, wenn schlagender Ehemann Frau besucht.

SM: Kind stationär aufnehmen, bis Situation geklärt ist → Eltern nicht mit aggressiven Schuldvorwürfen konfrontieren. Dem Kind keine falschen Versprechungen machen (z. B. absolute Vertraulichkeit). ❶ **Wichtig:** Alle Befunde, Äußerungen aller Beteiligten dokumentieren!

PM: Häufig Trennung der Familie und bei Kindern Unterbringung in einer Heimeinrichtung oder Pflegefamilie notwendig. Folge-M. → Aufgabe des Jugendamtes, Polizei, Justiz.

A/B: Staat steht auf Seite der Opfer: Gewaltschutzgesetz (GewSchG). Opfer können Prozesskostenhilfe beantragen oder sich von den Beauftragten der Polizei für Frauen, Kinder beraten lassen. Anzeige i. d. R. in Polizeidienststelle.

4   Selbstverletzung

P: Auf Verhalten ansprechen; Hilfsangebote veranlassen: Kontakt mit Beratungs- oder Therapiestelle. Wissen vermitteln: über Störung, Behandlungsmöglichkeiten. Schützen: bei akuter Gefährdung anwesend sein, autoaggressive Handlungen verhindern.

PM: Vermitteln, dass Patienten wg. seines Verhaltens nicht abgelehnt wird. Verletzungen in ruhiger Umgebung ohne Störungen versorgen. Gemeinsam nach den Gründen, Lösungen, Alternativen für selbstverletzendes Verhalten suchen.

A/B: Therapien, Programme, die von Verhalten ablenken. Hilfreich: vom Patienten erstellte Listen über Aktivitäten, die ihm Spaß machen. Notfallpläne: z. B. Wer wird bei akuter Verschlechterung der Symptomatik informiert?

5   Suizid

P: **Suizidprophylaxe:** ärztliche, psychotherapeutische, soziale M., eingehende Gespräche; Hilfestellungen bei Krisensituationen; Telefonseelsorge; in schweren Fällen vorsorgliche Klinikeinweisung. Sorgfältige Patientenbeobachtung, vertrauensvolle therapeutische Beziehung, in der alle Themen angesprochen werden können. Verbalisierung von Gefühlen, Betroffener soll Gefühl echter Unterstützung bekommen, d. h. aufrichtiges sichtbares Interesse an der Befindlichkeit.

SM: Beim V. a. Suizidalität: Patient **darauf ansprechen**. Bei fehlender Bündnisfähigkeit und damit weiter bestehender Selbstgefährdung: ggf. gemäß Unterbringungsgesetz in psychiatrischer Einrichtung unterbringen → akute Selbstgefährdung abwenden.

PM: Bei potenziell suizidalen Patienten: ständige Beobachtung, Nähe und Distanz einhalten, d. h. Intimsphäre erhalten, dennoch Patient keiner Gefahr durch Nichtbeobachtung aussetzen. Med.-Einnahme kontrollieren, z. B. Antidepressiva (bei depressionsbedingter Suizidalität), Neuroleptika, beruhigende Med. (bei psychotischen Krisen).

G4 Glaubensverlust

Grundständige PD

Glaubensverlust*: Vorübergehende oder gänzliche Aufgabe des religiösen Glaubens und/oder die Entfremdung von Lebensgrundsätzen*

Kennzeichen

Verbale Hinweise: Stellt den Sinn des Lebens in Frage: »Ich will nicht mehr«*; äußert Zorn gegen Gott: »In die Kirche gehe ich nicht mehr«*; berichtet über Albträume*; sieht Krankheit als Strafe: »Warum ich?«, »Warum passiert das mir?«*; fühlt sich verlassen*

Veränderungen im Verhalten: Schläft schlecht*, isst zu wenig oder zu viel*, Stimmungsschwankungen*: missgelaunt*, traurig*, feindselig*, weint*, zieht sich zurück, apathisch*, angstvoll*, Galgenhumor*; vernachlässigt sein Äußeres und/oder die häusliche Umgebung*; ist an seiner Umgebung bzw. seinem sozialen Umfeld nicht interessiert*; betet nicht, nimmt nicht an religiösen Aktivitäten teil oder sucht religiöse/spirituelle Hilfe

Veränderungen des Körpers: Gewichtsabnahme oder -zunahme*, trübe Augen*, Augenringe*, gebeugte Körperhaltung*

NANDA-PD, Taxonomie

Verzweiflung existenziell NANDA 00066
Verzweiflung existenziell, Gefahr NANDA 00067
Spirituelles Wohlbefinden, Bereitschaft zur Verbesserung (Gesundheitsdiagnose) NANDA 00068

1 Kriterien der Beobachtung

Verlust von Glauben wird häufig erst dann bewusst, wenn jemand nach Hilfe sucht: Frage nach dem Sinn des Lebens scheint unbeantwortbar.

Beobachtungstechnik

PA: Nach Religionszugehörigkeit, dem Leben mit dem Glauben fragen:

- Gehen Sie manchmal zum Gottesdienst? Möchten Sie auch hier den Gottesdienst besuchen?
- Möchten Sie, dass der (Krankenhaus-)Pfarrer sich bei Ihnen vorstellt?
- Beten Sie regelmäßig, zu best. Zeiten?
- Benötigen Sie zum Beten spez. Hilfsmittel, z. B. Gebetsteppich?
- Hätten Sie gern ein Gebetbuch, eine Bibel etc.?

PB: Aufnahmesituation ungeeignet für tiefgehendes Gespräch über Glauben. Objektive Beobachtungskriterien schwierig auszumachen, ggf. Hilflosigkeit, Hoffnungslosigkeit, Alleinseins.

PZ: Der Patient

- spricht über seinen Glauben, seine Glaubenskrise,
- sagt, dass er sich, so wie er ist, hier aufgenommen fühlt,
- praktiziert seine Religion ungestört.

2   Pflegetherapeutisches Konzept

P: Gläubige Patienten glauben je nach Kultur, Religion an Leben nach dem Tod oder an Mut und Gelassenheit im Kranksein.

PM: **Glauben unterstützen. Glaubensausübung/religiöse Rituale ermöglichen,** Hilfen für Glaubensrichtungen: römisch-kath. Kirche → Krankenkommunion, -salbung; protestantische Kirche → Vorlesen bzw. Vorsingen vertrauter Bibelabschnitte oder Kirchenlieder, Krankenabendmahl; Judentum: Gebete auf hebräisch durch Familienangehörige oder Rabbiner; Islam: Kranken und Angehörige auf das ewige Leben hinweisen; Buddhismus: Ruhe und Stille zu Meditation. **In Lebensgrenzsituationen begleiten:** Nähe spüren lassen; aktiv zuhören; religiöse Feier, Gottesdienst im Krankenzimmer.

A/B: Gemeinsames Gebet sprechen, aus der Bibel vorlesen. Bei unbekannten Glaubensrichtungen kehrt sich Beratungs- und Anleitungsfunktion ggf. um → Angehörige oder Pflegebedürftige beraten Pflegende bei Vorbereitungen oder für Teilnahme an religiösen Riten.

3   Glauben in anderen Kulturen

3.1   Islam – Muslim und Muslima

PM: Wichtig: Frauen von Frauen, Männer von Männern versorgen bzw. behandeln! Verständnis für kulturelle, religiöse Prägung zeigen. Kranke können ihren Glauben ausüben (5 Gebete auch liegend im Bett, z. B. durch symbolische Kopfbewegungen ermöglichen; zu schwach → unterstützen). Essgewohnheiten klären. Muslimische Familien besuchen Kranke oft mit Jung und Alt → wenn mögl., dafür Zeit und Raum geben. Bei Sprachproblemen → Angehörige, Kollegen, Dolmetscher hinzuziehen! Bei Untersuchung (v. a. gynäkologische) oder Op. zusätzlich Betttuch, Handtuch oder Stecklaken zum Bedecken einsetzen. Das Haar einer Muslima verdecken, wenn sie es wünscht. Berücksichtigen, dass Neugeborenen durch Mutter, Vater oder andere Familienangehörigen das islamische Glaubensbekenntnis ins Ohr gesprochen wird.
AB: Erforderliche Lebensumstellungen genau erklären. Bei Verständnisschwierigkeiten überzeugen, ob Betroffener alles richtig verstanden hat und alle Handlung ausführen kann.

3.2   Zeugen Jehovas – lebensnotwendige Bluttransfusion

PM: Position der Glaubensgemeinschaft: **Verbot von Vollblut** oder seiner Hauptbestandteile. Erhält Zeuge Jehovas ohne sein Wissen, z. B. weil er bewusstlos ist, Blutkonserve oder gegen seinen Willen eine Transfusion, gilt er als schuldlos. Bereut er, wird er seelsorgerisch bes. betreut und darf in der Gemeinschaft bleiben. Selbstbestimmungsrecht akzeptieren, auch wenn es zum Tod führen kann.
A/B: Haben Glaubensanhänger eine Op. ohne Bluttransfusion überstanden: körperlich schonen, viel trinken (außer bei Herzinsuffizienz); häufig lüften → O_2-Zufuhr, eisenhaltige Nahrungsmittel oder Eisenpräparate → Blutproduktion.

H1 Haushaltsführung beeinträchtigt

Grundständige PD

Haushaltsführung beeinträchtigt*: Unfähigkeit, selbstständig für eine sichere und gesundheitserhaltende Umgebung zu sorgen*

Kennzeichen

Äußerungen über*: Unzulängliche Familienorganisation*, unzureichende finanzielle Mittel, mangelnde Vertrautheit mit Nachbarn*, Schwierigkeit, die Wohnung aufzuräumen und sauber zu halten*
Veränderungen im Verhalten: Krankheit des Betroffenen oder eines Familienmitgliedes; kognitive (Erkenntnis-) oder emotionale Fähigkeiten sind beeinträchtigt; Familienmitglieder signalisieren Überforderung, sind z. B. erschöpft, besorgt* oder beunruhigt*
Veränderungen des Haushalts: Übermäßige Ansammlung von Schmutz, Müll und ungespültem Geschirr*; nicht vorhandene bzw. übermäßig stark verschmutzte Kleidung und Wäsche; ungewaschene oder fehlende Kochgeräte, Kleider, Schuhe, Wäsche usw.; Vorhandensein von verdorbenen Lebensmitteln, verdorbenen Essensresten und Abfällen in den Räumen*; üble, abstoßende Gerüche; Vorhandensein von Ungeziefer; zu kalte oder zu warme Wohnungstemperatur; keine betriebsfähigen Strom-, Wasser- und Gasinstallationen*

NANDA-PD, Taxonomie

Haushaltsführung beeinträchtigt NANDA 00098

1   Kriterien der Beobachtung

Ursachen: körperliche Einschränkungen: eingeschränkte Beweglichkeit, unkoordinierte Bewegungsabläufe, Verlust erlernter Fähigkeiten, fehlendes Erkennen von Objekten (z. B. bei Demenz). **Psychische oder kognitive Ein-**

schränkungen/Erkrankungen: fehlende Erinnerung, Einschätzung oder Leugnen der Realität, Wahnvorstellungen. Fehlende Kontakte zur Außenwelt, krankheitsbedingte Aggressionen, unangemessenes Wohnen, mangelhafte Aufbewahrung der Lebensmittel (wg. kognitiven Defizits), Nichtwahrnehmen von Verschmutzung (wg. psychischer Erkrankung).

Beobachtungstechnik

PA: Äußeres Erscheinungsbild (unsauber, defekte Kleidung); Fragen im Aufnahmegespräch:

- Fühlen Sie sich in Ihrer jetzigen häuslichen Situation wohl?
- Hat sich Ihre häusliche Situation in letzter Zeit verändert?
- Würden Sie in Ihrer Wohnung oder an Ihrem Tagesablauf gern etwas ändern? Falls ja: Weshalb haben Sie die gewünschten Änderungen nicht bereits vorgenommen?
- Haben Sie Kontakte zu Verwandten, Freunden, Nachbarn?

PB: Wohnung inspizieren, Haushaltsführungsfähigkeiten, -kenntnisse prüfen: Kann Betroffener den Haushalt mit den zur Verfügung stehenden Finanzmitteln führen? Kann er eine ausgewogene Ernährung sicherstellen? Setzt er Wasser, Strom, Gas, Heizung zweckmäßig, wirtschaftlich ein? Nimmt er ausreichend Reinigungs- und Pflegearbeiten vor? Ist er in der Lage, im Haushalt lebende Angehörige und/oder Haustiere zu betreuen?

PZ: Der Betroffene
- erkennt Ursachen und Zusammenhänge, die dazu führen, dass er seinen Haushalt nicht genügend führen kann,
- kennt Hilfsmöglichkeiten und nimmt Hilfe an,
- verändert seine Lebensweise so, dass dadurch gesundheitsfördernde Umgebung geschaffen und aufrechterhalten wird,
- wohnt in seinem bekannten Umfeld, ohne Schaden zu erleiden.

2   Pflegetherapeutisches Konzept

P: **Ziel:** Betroffener soll möglichst in seiner Wohnung weiterleben können.
Beraten: z. B. bzgl. sinnvoller Hilfsmittel, Gestaltung des Wohnumfelds, finanzieller Unterstützung (Sozialamt, Schuldnerberatung), ergänzende Hilfen (z. B. Essen auf Rädern), weitergehende Beratungsangebote (z. B. Ren-

tenberatung, Selbsthilfegruppen). **Anleiten:** z. B. Benutzen von Haushalts-geräten, spez. Hilfsmitteln, Sturzprophylaxe, Körperpflege.

PM: **Hauswirtschaftliche Hilfen organisieren,** Anbieter z. B. Sozialstationen, Nachbarschaftshilfen, Essen auf Rädern, Kirchengemeinden, Seniorenorganisationen. Hilfe bei der Haushaltorganisation. Übernahme best. Haushaltaufgaben.

3   Altsein

P: Die primäre P kann Erkrankungen aufschieben oder verhindern, in früheren Lebensabschnitten aufklären (z. B. Ernährung, Bewegung), Schutz-M. (Arbeits-, Umweltschutz), Verhaltensänderung (Gedächtnistraining), Eigenverantwortlichkeit stärken für Aufrechterhalten von Gesundheit und Leistungsfähigkeit.

PM: Alten Menschen Raum für ihre Lebensgeschichte geben, vertrauten Lebensbereich erhalten; biografisch bedingte Gewohnheiten, Verhaltensweisen, Traditionen erfragen, möglichst beibehalten; Entscheidungsspielräume schaffen, Entscheidungen respektieren.

A/B: Kommunen, christliche Gemeinden, Pflegedienste bieten gesunden alten Menschen präventiven Hausbesuch an: beraten in häuslichen Umgebung bzgl. Gesundheitsförderung → Risikofaktoren, Erkrankungen vermeiden.

H2 Haut- und Gewebeschädigung, Gefahr/Haut- und Gewebeschädigung

Grundständige PD

Haut- und Gewebeschädigung, Gefahr/Haut- und Gewebeschädigung*:
Gefahr der Schädigung oder bestehende Schädigung einer oder mehrerer
Hautschichten, der Schleimhaut und/oder der Hornhaut*
Risikofaktoren/Hautschädigung, Gefahr: Umweltbedingte, chemische
Substanzen; Hitze- oder Kälteeinwirkung; Bestrahlung, Immobilität, freiheitsentziehende Maßnahmen (z. B. Fixieren)*, ständig feuchte Haut (z. B.
bei Inkontinenz), Scherkräfte, Druck, Medikamente, Adipositas, Kachexie,
Veränderungen von Sensibilität, Stoffwechsel, Durchblutung, Hautpigmen-
tierung, Elastizitätsverlust der Haut, Ödeme, Knochenvorsprünge, entwicklungsbedingte (angeborene Missbildungen, z. B. Lippen-Gaumen-Spalte*),
immunologische (z. B. Allergien*) und psychogene Faktoren (z. B. Selbst-
verstümmelung*)

Kennzeichen

Verbale Hinweise: Klagt über Juckreiz*, Schmerz*, Gefühllosigkeit*, Unbehagen*, Brennen*, Temperaturmissempfindungen*, Sensibilitätsstörungen
im betroffenen Gebiet und der Umgebung*
Veränderungen im Verhalten: Unruhig, kratzt die betroffene Körperregion*
Veränderungen des Körpers: Hautrötungen, Blasenbildung, Hautschup-
pung*, Rhagaden*, Risse, Blutungen, Knötchen, Erosionen*, Krusten*,
Geschwüre*, Quaddeln, Pusteln*, Kratzspuren; Verletzung der Hautober-
fläche und/oder tieferer Hautschichten; Wunden (z. B. Bisswunden), Insektenstiche*

NANDA-PD, Taxonomie

Gewebeschädigung NANDA 00044
Hautschädigung (Wunde) NANDA 00046
Hautschädigung, Gefahr NANDA 00047

1 Kriterien der Beobachtung

Ursachen: exogen: z. B. mechanische (Druck, Scherkräfte, Reibung), körperfremde (Krankheitskeime), pflanzliche, tierische, chemische Reizstoffe; **endogen:** z. B. Ernährungsmangel, veränderte Durchblutung oder Stoffwechsellage (Diabetes mellitus), Hypo-/Hyperthermie, psychogene Faktoren, allergische Reaktionen.

Allg. Hautveränderungen: fettige Haut: z. B. öliger Glanz, große Poren; trockene Haut: glanzlos, sehr feinporig; Altershaut: trocken, dünn, faltig; Purpura senilis: Strukturveränderungen und Elastizitätsverlust durch ↓Talg- und Schweißproduktion. Pigmentierungs-/Lichttypen; Farbe und Durchblutungszustand: rosig, blass, rot. Konsistenz und Turgor: straff, derb, weich, schlaff; Exsikkose: schlaffe, in Falten abhebbare Haut → bleibt einige Zeit stehen; Ödem, z. B. Anasarka; Hauttemp.: warm, kalt, wärme- oder kälteempfindlich. Sensibilität: Hautempfinden normal, abgeschwächt, fehlend, Schmerzen, Parästhesien. Verletzungen: Kratzspuren bei Pruritus oder Juckexantheme; Risse, Rhagaden; Intertrigo.

Spez. Hautbefunde bei Krankheiten: Haarwachstum: z. B. Hypertrichose, Hirsutismus, Alopezie, rascher Haarausfall durch Hormonstörungen, Veränderungen von Kopfhaut- und Haarbalg (z. B. Follikulitis, Furunkel, Furunkulose, Karbunkel, Trichomykosen). **Nägel:** Reliefveränderungen, Löffel-, Uhrglasnägel, Nageldicke, Verfärbungen einzelner oder aller Nägel. Konsistenz: Aufsplitterung, Einrisse, partieller oder totaler Zerfall der Nagelplatte, z. B. Onychomykosen; Nagelablösungen; Verletzungen von Hornplatte, Nagelfalz, -häutchen mit Keimbesiedlung und Infektion, Panaritium parunguale. **Juckreiz** generalisiert oder lokalisiert: Sonnenbrand, Parasiten, Allergien, Leberfunktionsstörungen, Diabetes mellitus, chron. Niereninsuffizienz, stark ausgetrocknete Haut, Altershaut, Schwangerschaft, Windpocken, Med. **Ungeziefer:** Kopf-, Kleider-, Filzläuse, Menschenfloh, Bettwanzen, Milben, Zecken. **Intertrigo:** rotes, nässendes Erythem ohne Schuppen- oder Krustenbildung. Dekubitus: Dekubitusstadien: Einteilung nach Nationale Pressure Ulcer Advisory Panel (NPUAP):

- **Stadium 1:** Auch nach Druckentlastung persistierende, umschriebene Rötung intakter Haut, evtl. Ödembildung, Verhärtung, lokale Überwärmung
- **Stadium 2:** Teilweise Ablösung der Epidermis und/oder Dermis; oberflächliche Verletzung, Abschürfung, Blase oder flacher Krater
- **Stadium 3:** Komplette Ablösung der Dermis mit Schädigung oder Nekrose des Subkutangewebes (ggf. Ausdehnung bis zur darunterliegenden Faszie, keine Durchdringung); tiefer Krater mit oder ohne Unterminierung vom Wundrand (nicht mit Wundgrund verwachsen)

- **Stadium 4:** Komplette Ablösung der Hautschicht mit Gewebenekrose und/oder Schädigung von Muskeln, Knochen, Sehnen oder Gelenkkapseln; Unterminierungen und Höhlengänge

Beobachtungstechnik

PA: Gewohnte Körperpflege, bestehende Haut-, Haar- oder Nagelprobleme erfassen:

- Wie würden Sie Ihre Haut beschreiben? Trocken, fettig oder normal?
- Wie reagiert Ihre Haut auf best. Einflüsse, z. B. Einreibungen oder Kälte?
- Frieren Sie schnell? Schwitzen Sie schnell oder stark?
- Welche Hautpflegemittel verwenden Sie?
- Bestehen Allergien/Empfindlichkeiten gegen Pflegemittel oder Kleidungsmaterialien?
- Wie verheilen bei Ihnen Wunden? Haben Sie Wundheilungsstörungen?
- Leiden Sie unter Taubheitsgefühlen oder Missempfindungen, z. B. im Zehen-Fuß-Bereich?
- Haben Sie öfter Empfindungen wie Kribbeln?
- Leiden Sie unter Juckreiz? Wenn ja, wo?
- Konnten Sie Veränderungen an Ihren Haaren feststellen, z. B. Haarausfall?
- Haben Sie Veränderungen an Ihren Finger- oder/und Fußnägeln festgestellt, z. B. Entzündungen, Verdickungen, Verfärbungen, Wölbungen, Einrisse oder Nagelablösungen?

PB: Haut und -anhangsgebilde; Konsistenz, Turgor, Hauttemp.. Mit leichtem Druck der Fingerkuppen Ödem, Hautemphysem identifizieren. Bei Knötchen oder anderen Erhebungen → Verschieblichkeit prüfen → ggf. Arzt informieren. Kopfhaare, Körperhaare, Nägel, beim tägl. Kämmen auf Haarausfall achten. Dekubitusrisiko (Risikoskalen); Wundanalyse: bei jedem VW Therapieerfolg (Wundveränderungen), dokumentieren; Dekubitusstadien; Lokalisation der Wunde, Wundgröße; evtl. Foto (Länge, Breite, Tiefe mit sterilem Watteträger oder »Ulmer-Sonde«) oder Planometrie.

PZ: Der Betroffene
- kennt und versteht die ursächlichen Faktoren der Wundentstehung,
- unterstützt die PM, die seinen Zustand verbessern,
- ändert seine Verhaltensweisen, um Heilung zu fördern,
- zeigt Fähigkeit, mit der Situation umzugehen, äußert Gefühle des Selbstvertrauens.

2   Pflegetherapeutisches Konzept

P: **Nahrungs- und Flüssigkeitsaufnahme optimieren:** je nach Patientensituation zur Nahrungsaufnahme motivieren, Hilfestellung geben, appetitanregende Wunschkost, Zusatznahrung, Substitution von Vitaminen, Spurenelementen, Zink, ausreichende Flüssigkeitszufuhr. **Haut pflegen:** bei 1. Anwendung Hautpflegemittel und Wirkstoffe oder Med.-Präparate auf begrenzte Hautfläche auftragen → Reaktion beobachten. Nach Waschen abtrocknen, Hautpflegecreme/-emulsion leicht auf verstreichen. ❶ **Wichtig, fehlerhafte M.:** n. Initiative »Chronische Wunden« (ICW): »Eisen und Föhnen«, Farbtinkturen, Seifen, hautreizende Waschsubstanzen, hautabdeckende Pasten und Puder, eng sitzende, einschnürende Kleidung oder Inkontinenzhilfsmittel! **Vor Ungeziefer, Mykosen schützen:** Zecken → FSME: im Wald und Gebüsch geschlossene Kleidung, unbedeckte Körperstellen mit Lotionen oder Sprays benetzen; nach Aufenthalt im Freien Körper nach Zecken absuchen, aktive Impfung mit abgetötetem FSME-Viren ist bis 96 h nach Zeckenbiss mögl., Mykosen der Füße und Fußnägel behandeln.
PM: **Intertrigoprophylaxe** (▶ Tab. H2.6), **-therapie,** Haut auf Haut vermeiden. **Dekubitusprophylaxe/-therapie,** druckreduzierende Hilfsmittel. Nationaler **Expertenstandard** »Dekubitusprophylaxe in der Pflege«. **Therapeutische Haut- Nagelpflege,** Juckreiz reduzieren; lockere Baumwollkleidung tragen, Fingernägel kurz schneiden. **Therapeutische Voll- und Teilbäder.** Hyperkeratose: feuchtigkeitserhaltende Hautpflege. ❶ **Achtung:** Diabetes mellitus → Verletzung sofort behandeln! Dermatomykosen behandeln. **Ungeziefer beseitigen:** Läuse mit Pyrethrumextrakt; Flöhe und Bettwanzen: mit Antihistaminikumgel. Flöhe oder Wanzen mit Insektiziden, z. B. Indorex-Spray abtöten. **Zecken:** sofort entfernen! **Nationaler Expertenstandard »Pflege von Menschen mit chron. Wunden«. Wundauflagen einsetzen.**
A/B: Fragen zu Hauterkrankungen und Krankheitsbewältigung klären, z.B. mit »Patientenberatung für Erkrankungen der Haut« (www.Hauterkrankungen.org).

3   Ekzematöse Hauterkrankungen

3.1   Neurodermitis (atopisches Ekzem)

P: Bei atopischer Familienanamnese: Säuglinge mind. 6 Mo. stillen. Stillende Mütter während der Stillzeit: hypoallergene Diät (Kuhmilch, Hühnerei, Fisch meiden).

PM: Infektionsrisiko einschätzen, Haut und -anhangsorgane beobachten, Haut-/Gewebeschädigung verhindern, behandeln, therapeutische Haut- und Nagelpflege, Juckreiz mindern, Schlaf fördern, zwischenmenschliche Verhaltensweisen beobachten/ermitteln, Ruhe und Entspannung ermöglichen, Schmerzen vermeiden, lindern. Auf Anordnung: Ölbäder (z. B. Balneum Hermal), harnstoffhaltige Cremes (z. B. Basodexan), kortikoidhaltige Cremes, Antihistaminika (z. B. Lisino), γ-Linolensäure (z. B. Epogam).

A/B: Familie **beraten:** Bevorzugung oder übervorsichtigen Umgang mit dem Kind vermeiden, viele gemeinsame Aktivitäten. Keine spez. Diät; allergieauslösende (z. B. Hühnereiklar, Milch, Zitrusfrüchte, Sellerie, Gewürze, Erdnüsse, Soja, Konservierungsstoffe) oder schweißtreibende Lebensmittel vermeiden (z. B. Alkohol, Kaffee, scharfe Gerichte). Vitamin- und mineralstoffreiche Ernährung. Viel, regelmäßig trinken, möglichst Mineralwasser. Ungeeignete **Berufswünsche:** Feuchtberufe (z. B. Schwimmmeister), hautbelastende Berufe (z. B. Pflegeberufe, Automechaniker), Berufe mit hoher Allergenexposition (z. B. Maler). **Anleiten:** Verträglichkeit genau beobachten, einschränkende Diät und damit Mangelernährung vermeiden. **Potenzielle Allergene meiden,** z. B. Nickel, parfümhaltige, überflüssige Kosmetika, Haustierhaare, Hausstaubmilben (Teppiche!), Pollen, kratzende Kleidung. Kleidung aus Naturmaterialien mit hoher Luftdurchlässigkeit bevorzugen. Körperpflege mit entzündungshemmenden Zusätzen (Haferstroh, Weizenkleie) oder Meersalz; nur kurz, lauwarm duschen → schont Lipidfilm der Haut. **Ggf. Besserung** durch Reizklimatherapie (z. B. Nordsee oder Höhe > 1500 m) oder Phototherapien.

3.2 Psoriasis vulgaris (Schuppenflechte)

PM: Haut und -anhangsorgane beobachten; Haut-/Gewebeschädigung verhindern, behandeln; Ölbäder (z. B. Balneum Hermal), fetthaltigen Salbe (z. B. Vaseline); Infektionsrisiko einschätzen, reduzieren; therapeutische Haut- und Nagelpflege; zwischenmenschliche Verhaltensweisen beobachten, ermitteln. Auf Anordnung: **Lokaltherapie:** salizylsäurehaltige Externa (z. B. Psorimed), Teerpräparate (Cignolin); bei leichteren Formen: Calcipotriol (Vitamin-D-Derivat), Kortisonpräparate. Unterstützend Photo- oder Strahlentherapie.

A/B: Provokationsfaktoren, z. B. lokale Hautschädigungen, Infektionen, Med. (z. B. β-Blocker), Stress, Alkohol, Stoffwechselstörungen, psychische und hormonelle Faktoren vermeiden.

4   Infektiöse Hauterkrankungen

4.1   Bakteriell bedingte Hauterkrankungen

P: Immunabwehr stärken, potenzielle Erregerreservoirs sanieren. ❶ **Gefahr:** Gesichtsfurunkel → Sinus-cavernosus-Thrombose; unbehandelte Furunkel oder Karbunkel → evtl. Phlegmone oder/und Sepsis!

PM: Haut- und –anhangsorgane, Wunden beobachten, VW-Kontrolle/-wechsel; betroffene Region ruhigstellen. Bei Gesichtsfurunkeln: Bettruhe; Körpertemperatur/Fieber messen; Schmerzart und -ausmaß ermitteln, Schmerzen lindern; Quarkkompresse. Auf Anordnung: lokale antimikrobielle Therapie. Erregernachweis; evtl. systemische Antibiotikatherapie.

4.2   Dermatomykosen (Fuß- und Nagelmykose)

P: Tägl. Fußinspektion beim Waschen, gut abtrocknen, bes. Zehenzwischenräume, Füße kühl und trocken halten, Baumwoll- oder Seidenstrümpfen, Lederschuhe tragen, überschüssige Hornhaut entfernen; Fußgymnastik; Barfußlaufen in Schwimmbädern etc. vermeiden; aggressive Seifen und Druck vermeiden. Begünstigende Faktoren ausschließen (feuchte Kammern in luftundurchlässigen Schuhen, Gummistiefeln, zu wenig Luftzirkulation, unzureichend abgetrocknete Füße).

PM: Haut und -anhangsorgane beobachten; bakteriologisches Untersuchungsmaterial gewinnen; Haut-/Gewebeschädigung verhindern, behandeln; Infektionsrisiko einschätzen, reduzieren, Intertrigoprophylaxe. Auf Anordnung **Lokaltherapie:** Haut: 2×/d antimykotische Creme, z. B. Canesten; reines Teebaumöl bis 2 Wo. nach sichtbarer Abheilung auf betroffene Region auftragen. Nägel: unverdünnt 2×/d. Teebaumöl, in Richtung Nagelbett einmassieren; antimykotischer Nagellack (z. B. Loceryl, Batrafen), alle 2 d; Nagelplatte vorher feilen. Bei schweren Formen: Antimykotika oral oder i.v.

A/B: Wärme-, feuchtigkeitsstauende, enge Kleidung vermeiden. Befallene **Körperstellen** stets **trocken halten**. Kleidung, Wäsche, die mit infizierter Haut in Kontakt waren, tägl. wechseln und bei ≥ 60°C (besser 95°C) waschen. Erkrankte, juckende Körperstellen nicht aufkratzen. Bei Fußpilz: nur Baumwoll- oder Seidenstrümpfe und ausreichend weite Schuhe tragen (im Sommer Sandalen), Strümpfe tägl. wechseln, damit Schweiß trocknen kann.

4.3   Parasitär bedingte Hauterkrankungen (Milbenbefall)

P: Bei jedem Patientenkontakt: Schutzkittel, unsterile Handschuhe, hygienische Händedesinfektion. ❶ **Wichtig:** Personen mit engem Kontakt zum Patienten mitbehandeln!
PM: Kleidung, Bettwäsche tägl. wechseln. Milben sterben bei < 13°C in 2 d und bei > 50°C nach 10 min → Bettwäsche, Patientenkleidung bei mind. 60°C waschen oder im verschlossenen Plastiksack 3 d kühl lagern. Auf Anordnung: **Reinigungsvollbad** mit **Goldgeistzusatz**, dann gesamten Körper mit Jacutin-Gel 3 d einreiben; n. 1 Wo. wiederholen. Schwangere und Kinder: Antiscabiosum 3 d abends auf Körper auftragen; 4. d Reinigungsbad oder beim Duschen abseifen; n. 1 Wo. wiederholen.

4.4   Herpes zoster (Gürtelrose)

P: ❶ **Achtung:** Kontakt mit Erkrankten meiden. → Erwachsene mit Herpes-zoster-Infektion können Kinder mit Windpocken anstecken und umgekehrt!
PM: Bis zum völligen Abheilen der Bläschen mit Handschuhen arbeiten. Haut und -anhangsorgane beobachten; Haut-/Gewebeschädigung verhindern, behandeln; Schmerzart und -ausmaß ermitteln, Schmerzen vermeiden, lindern; Juckreiz mindern. Auf Anordnung: austrocknende (z. B. Tannosynt) oder antimikrobielle Lotionen; juckreizmildernde Gele (z. B. Thesit-Gel). Virostatika (z. B. Aciclovir).

5   Allergisch bedingte Hauterkrankungen

5.1   Allergisch bedingtes Kontaktekzem
            (Kontaktdermatitis)

P: Hautpflege mit protektiven Hautpflegepräparaten, z. B. W/O-Cremes/Lotionen, evtl. kausale Behandlung durch Ermittlung und Ausschalten der Allergene → evtl. Berufswechsel.
PM: Haut und -anhangsorgane beobachten; Haut-/Gewebeschädigung verhindern, behandeln; Infektionsrisiko einschätzen, reduzieren; spez. Pflege bei Juckreiz; gesundheitsfördernde Verhaltensweisen zeigen, einüben; weiteren Kontakt mit Allergen vermeiden. **Auf Anordnung:** Bei nässendem Ekzem: Umschläge mit Eichenrinde, Tannolact (synthetischer Eichenrinden-

extrakt). Bei trockenen Ekzemen: Fettsalbe. Akutstadium symptomatisch: Lokalkortikoide, ggf. antiinfektiöse Lokaltherapie. Bei irritativem Kontaktekzem: auslösende Substanz ausschalten, konsequente Hautpflege mit harnstoffhaltigen oder W/O-Cremes/Lotionen.

A/B: Sensibilisierung auf das Allergen bleibt lebenslang erhalten.

5.2 Urtikaria (Quaddelsucht, Nesselsucht)

P: Mögl. Allergene ausschalten: häufig Nahrungsmittel (z. B. Fisch, Nüsse, Milch, Krustentiere) oder Arzneimittel (z. B. Blutdruckmittel, Impfstoffe, Penizilline).

PM: Wie bei Kontaktekzem (▸ H2.5.1). Auf Anordnung: lokale Schüttelmixturen (z. B. Lotio alba), antihistaminische Gele, Antihistaminika. In schweren Fällen: systemisch Kortikoide.

6 Hautfehlbildungen (Nävi, Zysten, Warzen, Liposom, Feuermal, Blutschwamm, Keloid)

P: Ggf. zur Biopsie raten (Ausschluss Malignität).

PM: Zur Selbstbeobachtung des betroffenen Hautbezirks anleiten (z. B. Wachstum, Farbe). Nach meist ambulanter op. Entfernung: Wunde je nach Größe mit sterilem VW oder Wundschnell-VW.

7 Hauttumoren

7.1 Gutartig: Fibrom

P/PM: ▸ Hautfehlbildungen (▸ Kap. H2.6).

7.2 Bösartige Hauttumoren (Basaliom, Melanom)

P: Mit Sonnenbestrahlung verantwortungsbewusst umgehen. Bei familiärem Aufkommen → Inspektion durch Dermatologen 1×/J.

PM: Haut und -anhangsorgane beobachten; Haut-/Gewebeschädigung verhindern, behandeln; Angst erkennen, vermeiden, abbauen. Auf Anordnung je nach Stadium: Immuntherapie, z. B. Mistelextrakte; Chemo- und Strahlentherapie. Bei Exzision: Schmerzart und -ausmaß ermitteln, Schmerzen vermeiden, lindern; peri-op.-M.

A/B: Zur Selbstbeobachtung von Hautveränderungen anleiten → Veränderungen abklären lassen. Nach Tumortherapie regelmäßige Nachsorgeuntersuchungen. Immunsystem stärken: z.B. seelisch-körperliche Erschöpfung vermeiden; gesunde Lebensführung; sorgfältige Behandlung anderer Erkrankungen.

8 Intertrigo

P: ► Pflegetherapeutisches Konzept (► H2.2)

PM: Haut und -anhangsorgane beobachten; Haut-/Gewebeschädigung verhindern, behandeln; Wundanalyse, -versorgung; Schmerzart und -ausmaß ermitteln, Schmerzen vermeiden, lindern; Infektionsgefahr einschätzen, reduzieren → ❶ Gefahr: bakterielle oder mykotische Besiedlung!

9 Dekubitus

P: **Patient darf nicht** mehr **auf** dem **Dekubitus liegen**, auch nicht für wenige min., z. B. zum Essen.

PM: Haut und -anhangsorgane beobachten; Haut-/Gewebeschädigung verhindern, behandeln; lokale Druckentlastung. Therapeutisch positionieren; Selbstständigkeit- und Mobilität fördern, Bewegungsplan erstellen. Für ausreichende Ernährung (30–35 kcal/kg KG) sorgen; aufklären und psychisch betreuen (Risikofaktoren, Therapie-, Prophylaxe-M.). Wundanalyse; Schmerzart und -ausmaß ermitteln, Schmerzen lindern, vermeiden; Infektionsrisiko einschätzen, reduzieren. Hydroaktive Wundauflage, ggf. bakteriologisches Untersuchungsmaterial gewinnen. Post-op. auf Komplikationen achten, Druckentlastung entscheidend für Op.-Ergebnis! Auf Anordnung: niederfrequente Gleichstromtherapie.

10 Lichtdermatosen

P: UV-Schutz (UV-B, UV-A) durch Kleidung und Lichtschutzpräparate, Haut an Sonneneinwirkung langsam gewöhnen, Spitzenbelastungen meiden.

PM: Haut kühlen, mit W/O-Präparaten pflegen. Auf Anordnung: kortikoidhaltige Cremes, Antihistaminika.

11   Akne

P: Fettreiche Nahrungsmittel, scharfe Speisen meiden.

PM: Akniforme Reaktion auf Med. erkennen (z. B. Vitamin-B_{12}-Präparate). Bei entzündeten Komedonen und Follikulitis: Quarkkompressen; entfettende Reinigungssubstanzen (Syndets, alkoholische Lösungen), Peeling. Infektionsrisiko einschätzen, reduzieren. Zwischenmenschliche Verhaltensweisen beobachten, ermitteln. Auf Anordnung: antibakterielle Präparate (Vitamin-A-Säure oder Benzylperoxid) isoliert oder mit antibiotischen Cremes (Erythromycin, Tetrazyklin). Bei schweren Formen: systemische Antibiotikatherapie (Erythromyzin, Tetrazykline), 13-cis-Retinsäure (fruchtschädigend!), Kontrazeptiva (Östrogene blockieren körpereigene Androgene).

A/B: Über mögl. Verschlechterung der Hautsituation während Aknebehandlung aufklären → Haut kann gerötet sein, brennen, spannen, schuppen, Pusteln können sich verstärken.

H3 Herzleistung vermindert

Grundständige PD

Herzleistung vermindert: Eingeschränkte Herzauswurfleistung verbunden mit der Mangelversorgung von Körpergewebe*

Kennzeichen

Verbale Hinweise: Patient klagt über Schwäche*, Müdigkeit*, Schwindel*, Engegefühl*, Brustschmerz*, Atemnot, Leistungseinbruch bei Belastung*, Angst

Veränderungen im Verhalten: Patient ist verlangsamt*, schnell erschöpft, bewegt sich schleppend*, ist ggf. bewusstseinsverändert*, unruhig*

Veränderungen des Körpers: Hyper- oder Hypotonus, Haut blass* (evtl. zyanotisch*), ggf. kaltschweißig, Dyspnoe, Orthopnoe, gestaute Halsvenen, verminderte periphere Pulse, Herzrhythmusstörungen, Ödeme v. a. in den Beinen (dadurch Gewichtszunahme), brodelnde Atemgeräusche, Husten, schaumiges Sputum*, Aszites, vermehrte nächtliche Urinausscheidung (Nykturie)

NANDA-PD, Taxonomie

Herzleistung vermindert NANDA 00029

1   Kriterien der Beobachtung

Normwerte Pulsfrequenz (in Ruhe): Neugeborene: ca. 140 Schläge/min, Kindergartenkinder: ca. 100 Schläge/min, Jugendliche: ca. 85 Schläge/min, Erwachsene: 60–100 Schläge/min. **RR:** reife Neugeborene: 75/45 mm Hg; 1–6 J.: 100/60 mm Hg; 6–12 J.: 120/65 mm Hg; Erwachsene: 140/80 mm Hg
Pulsveränderungen: Tachykardie >100 Schläge/min, Bradykardie <60 Schläge/min, Pulsdefizit (getastete Plusschläge ≠ tatsächliche Herzkontraktionen), Asystolie, Arrhythmien, Pulsqualität (hart/weich, schlecht gefüllt, fadenförmig). **Retrosternaler Schmerz** bei KHK und Herzinfarkt (Angina

pectoris), beim Herzinfarkt zusätzl. Vernichtungsschmerz mit Todesangst. **Atemnot/Zyanose:** ↓körperliche Belastbarkeit bei Herzinsuffizienz, im fortgeschrittenen Stadium (z. B. mit Lungenödem) bereits in Ruhe, gestaute Halsvenen; Schockzeichen, evtl. Herz-Kreislauf-Stillstand. **RR: Hypertonie** (> 140/90 mm Hg), **Hypotonie** (< 90/60 mm Hg). **Laborwerte:** bei Herzinsuffizienz: BNP (»brain natriuretic peptide«) ↑: > 150 pg/ml; bei Herzinfarkt: Nachweis von Troponin (→ freigesetzt durch Zerstörung von Herzmuskelzellen), CK-MB > 6–10% einer ↑-Gesamt-CK.

Beobachtungstechnik

PA: Ursachen oft lebensbedrohlich → Patienten beruhigen, erste Fragen nur zur aktuellen Situation:

- Haben Sie Schmerzen? Wenn ja, wo?
- Bekommen Sie genug Luft?
- Liegen Sie bequem oder möchten Sie lieber aufsitzen?
- Benötigen Sie eine Urinflasche oder ein Steckbecken zum Wasserlassen?
- Sollen wir jemanden benachrichtigen, dass Sie hier sind?
- Tragen Sie eine Zahnprothese?

PB: Herzleistung beobachten, untersuchen: Puls, Blutdruck, ZVD, Pulmonalarteriendruck (PAP) mittels Pulmonalarterienkatheter, Einschwemmkatheter; Telemetrie: Herzrhythmus, evtl. Atemfrequenz.

PZ: Nahziele, orientieren sich an Aufnahmesituation: Der Patient

- akzeptiert die Pflegetherapie, nimmt an Aktivitäten teil, die die Belastung des Herzens senken (z. B. Entspannungstechniken),
- atmet ruhig und hat rosige Gesichtsfarbe,
- erkennt Faktoren, die eine sofortige Benachrichtigung der Pflegeperson/ des Arztes erfordern.

Fernziele: Der Patient

- nimmt innerhalb von 6 Mo. 5 kg ab,
- hört mit dem Rauchen auf.

2   Pflegetherapeutisches Konzept

P: Ausgewogene Ernährung; Bewegung, aber nicht bis zur Leistungsgrenze; nicht rauchen (!); kein/wenig Alkohol; Dekubitus-/Pneumonieprophylaxe.

PM: Positionierung zur Herzentlastung, sitzende Rücken-, Oberkörper-, Beinhoch-, Beintief-, Herzbettpositionierung; ❶ **Gefahr** bei Oberkörperhoch-/Herzbettpositionierung: kardiogener Schock durch RR-Abfall → Puls und RR engmaschig kontrollieren! Atemhilfsmuskulatur (z. B. Schultergürtel) bei schwerer Atemnot unterstützen. **Unblutiger Aderlass.** In ersten d nach Herzinfarkt **immobilisieren, einschränken:** Bettruhe, körperlich schonen; vermeiden: psychische Aufregung, Anstrengung; bei Herzinsuffizienz: Bettruhe so lange, wie unbedingt erforderlich. Später: **Mobilisieren, Üben, Trainieren und Rehabilitieren.**

A/B: Betroffene probieren aus, was ihnen gut tut, vermeiden, an ihre Grenzen zu stoßen. Patienten, Angehörige unterstützen, die Situation zu akzeptieren und Gewohnheiten zu ändern. Körperliche Anstrengung langsamer ausführen, z. B. Koronarsportgruppe unter Leitung eines Arztes. Sexualleben: ca. 4 Wo. nach Herzinfarkt meist normal mögl.; Herz-Med. (z. B. Digitalis) regelmäßig einnehmen; bei Marcumar (Vitamin-K-Antagonist) auf gleichmäßige Vitamin-K-Aufnahme achten; bei Antiarrhythmikum Amiodaron starke Sonnenbestrahlung vermeiden.

3 Durchblutungsstörungen des Herzens und Herzinsuffizienz

3.1 Koronare Herzkrankheit (KHK) und Herzinfarkt

P: Primärprävention: KHK bei gesunden Personen vermeiden. **Sekundärprävention:** Erneuten Myokardinfarkt oder Fortschreiten einer bekannten KHK vermeiden. Ausgewogene Ernährung, ausreichende Bewegung. **Risikofaktoren:** Rauchen, Fettstoffwechselstörungen (z. B. Cholesterin ↑, Aminosäure Homocystein ↑), Übergewicht, Hypertonie, Diabetes mellitus (❶ **Wichtig:** Diabetiker verspüren im Extremfall durch gestörtes Schmerzempfinden selbst beim Herzinfarkt kaum bis keine Beschwerden!); evtl. Entzündungen vermeiden bzw. behandeln lassen.

SM: Nitrate (meist s.l. oder Aerosolspray); beim Herzinfarkt → möglichst rasche Wiedereröffnung des Gefäßes; evtl. Reanimation; O_2-Gabe, Med. zur Sedierung, Schmerzlinderung.

PM: Anfangs strikte Bettruhe, körperliche Schonung. Dann langsame, individuell angepasste Mobilisation; ggf. Lebensstiländerung. AHB erstrebenswert. Atemgymnastik, Pneumonieprophylaxe. Leistungsfähigkeit steigern, Mobilisation, Rehabilitation in 3 Phasen: 1. Frühmobilisation im KH (anfangs unter Kreislaufüberwachung durch Physiotherapeuten, 5-Stufen-

Mobilisation); 2. Rehabilitation in den ersten Wo. und Mo. in der Reha-Klinik; 3. Training zu Hause oder in einer Koronarsportgruppe. **Nach Myokardinfarkt:** passiv Durchbewegen; Sitzen an der Bettkante, auf leichten Stuhlgang achten, Gehen, Treppensteigen, fettarme/cholesterinarme Kost. Ziele: Cholesterin ↓, Gewicht ↓ zur Prävention, Body-Mass-Index (BMI) > 27 (Adipositas) durch fettreduzierte Nahrung und ausreichend Bewegung; Stuhlregulierung, Ödeme ↓, Kochsalzreduktion, RR ↓ bei arterieller Hypertonie. **Bei Herzinsuffizienz:** Trinkmenge beschränken → Obstipation mögl., auf leichten Stuhlgang achten → ballaststoffreiche Kost. Medizinische Diagnostik, Therapien unterstützen: z. B. EKG ableiten; Lysetherapie. Med. verabreichen.

A/B: Viele Patienten nach Myokardinfarkt leiden unter Depression oder manifesten Angstzuständen, manche sind überfordert, übervorsichtig oder uneinsichtig → häufigere, sehr offene Aufklärungs- und belehrende Überredungsgespräche (Persuasionen). Koronarsportgruppe, Freizeitsport, Schwimmen, Radfahren in der Ebene, moderates Bergwandern. Rauchen, Passivrauchen vermeiden.

3.2   Herzinsuffizienz und Lungenödem

P: **Primärprävention:** KHK und Herzinfarkt vermeiden. **Sekundärprävention:** Trinkmenge beschränken.

PM: Atmung beobachten (Belastungsdyspnoe: Atemnot, Lufthungergefühl, ↑Atemfrequenz; bei fortschreitender Erkrankung → Ruhedyspnoe); auf Ödembildung, Pleuraerguss achten (bei Re-Herzinsuffizienz → Ödeme in Beinen, Bauchorganen, Halsvenen; bei Li-Herzinsuffizienz → Lungenödem; häufig kombinierte Re-Li-Herzinsuffizienz, Globalherzinsuffizienz).

Im akuten Stadium: Lebenssicherung; Atmung erleichtern (sitzende Positionierung, O_2-Gabe, je nach Dyspnoe Herzbett- oder Oberkörperhochpositionierung, Vitalzeichen bzw. O_2-Gehalt im Blut überwachen. Trinkmenge beschränken → max. 1,5 l/d; bei Niereninsuffizienz evtl. 2 l/d. Tägl. morgens nach Wasserlassen KG kontrollieren → deutliche Gewichtszunahme → Wassereinlagerung → Arzt informieren → auf Anordnung Diuretikadosis steigern. Dekubitus-, Pneumonieprophylaxe (mehrmals tägl. Atemgymnastik), Abhusten erleichtern: Inhalationen mit NaCl 0,9%, auf Anordnung ggf. Schleimlöser. Med. verabreichen. Peri-op.-M. bei Klappenersatz, Herztransplantation, Implantation eines Kunstherzens.

Mobilisation/Bewegungstherapie: bei Dekompensation körperliche Schonung, ansonsten frühzeitige Mobilisation, nur im stabilen Stadium evtl.

kontrollierter Sport. Bei kompensierter Herzinsuffizienz (keine Ruhedyspnoe, keine ausgeprägten Ödeme): vorsichtiges Training kann körperliche Leistungsfähigkeit steigern, möglichst Intervalltraining mit Wechsel
zw. höherer und leichter Belastung; bei zunehmender Herzinsuffizienz (z. B.
Lungenödem im Rö.-Thorax) → Training evtl. abbrechen. Bei Herzklap-
penerkrankung: im Einzelfall entscheiden; bei Aorten- oder Mitralinsuffizi-
enz mittlere Trainingsbelastung mögl.; bei Aorten- oder Mitralklappenste-
nose körperliches Training ungeeignet → ↑ Herzhypertrophie, Verschlechterung der Erkrankung!
A/B: Körperliche Schonung, beeinträchtigte Atemfunktion, ↑ Thrombose-
und Pneumonierisiko → zu angemessener Bewegung anleiten, z. B. isometrische Spannungsübungen mehrmals tägl.

4 Herzrhythmusstörungen

P: Regelmäßige Med.-Einnahme (Wirkspiegel kontrollieren, z. B. Digitalis-
spiegel), Elektrolyte kontrollieren (Kalium), Risikofaktoren reduzieren (▶
KHK, H3.3.1).
PM: Gefühl von Angst und Lebensbedrohung → beruhigen, Sicherheit vermitteln. Klinischen Zustand beobachten (Anzeichen für Apoplex, arteriellen Verschluss, Lungenembolie). Pulsdefizit ermitteln; Herzfrequenz mit
Monitor oder Telemetrie überwachen. **Rhythmusstörungen** → parallel
Puls tasten, Patienten klinisch beurteilen, EKG-Veränderungen erkennen
(ventrikuläre Tachykardie VT, Kammerflattern/-flimmern); bei Bewusstlo-
sigkeit und EKG-Veränderungen (bei Kammerflimmern) Defibrillation
bzw. (bei Vorhofflimmern) Kardioversion; beim Legen eines passageren
Schrittmacher unterstützen, peri-op.-M. bei Implantation eines perma-
nenten Schrittmachers. Auf Anordnung Med. verabreichen, überwachen.
Tachyarrhythmie: Herzfrequenz mit Digitalis, β-Blockern senken. **Bradyar-
rhythmie:** vegetatives Nervenzentrum, z. B. mit Parasympatholytika, β-
Sympathomimetika oder Adrenalin beeinflussen. Antiarrhythmika (i. v.-
Gabe nur unter Monitorüberwachung) → können Rhythmusstörungen,
RR-Abfall provozieren. Kalium (Kaliumchlorid, KCl) i. v.-Gabe nicht mehr
als 20 mval/h. Bei liegendem ZVK unverdünnt mit Spritzenpumpe verabrei-
chen, bei Venenverweilkanüle verdünnen (20 mval KCl auf 500 ml) → reizt
Venenwände, auf Symptome achten. Nie mit Spritze i. v. injizieren → meist
Herzstillstand! Labordaten interpretieren (Hyper- oder Hypokaliämie er-
kennen). **Herzschrittmacher:** bei Patientenübernahme aus OP eingestellte
Frequenz, Schrittmacherart erfragen; möglichst am Op.-d mobilisieren, am

nächsten d entlassen (Heilungsphase ca. 4 Wo.). Wunde schonen, körperliche Anstrengung meiden. Patient trägt stets Schrittmacherausweis bei sich.
A/B: Auf Ängste eingehen; erläutern, dass nach Med.-Therapie oder Schrittmacherimplantation normales Leben mögl. ist, z. B. Sport. Patient, ggf. Angehörige anleiten, Puls zu tasten. Schrittmacherpatienten informieren: Laufzeit der Schrittmacherbatterien 7–15 J.; lässt Batterie nach und sinkt Herzfrequenz unter programmierte Frequenz → Schwindelzustände, Synkopen → Schrittmacherfunktion 1×/J. vom Arzt prüfen lassen. Starke Magnetfelder (z. B. bei MRT) vermeiden oder nur unter ärztlicher Kontrolle → können Schrittmacher stören (anschließend kontrollieren).

5   Entzündliche Herzerkrankungen (Endokarditis, Myokarditis, Perikarditis, Pankarditis)

P: **Endokarditisprophylaxe:** Bei ↑Endokarditisrisiko (Herzklappenersatz, Z. n. Endokarditis) Antibiotikaprophylaxe vor geplanter Op. oder bei hochfieberhaften Infektionen. Behandlung allg. Entzündungsherde. **Myokarditisprophylaxe:** Körperliche Schonung bei fieberhaften Erkrankungen.
SM: Bettruhe und Antibiotikatherapie. Bei Perikardtamponade: Perikardpunktion.
PM: Bettruhe, bei Dyspnoe → O_2-Gabe und Oberkörperhochpositionierung (30–45°); anfangs körperlich schonen (Übernahme oder Hilfe bei Selbstversorgung). Bei Myokarditis mit hochgradig eingeschränkter Pumpfunktion: u. U. über Wo. Bettruhe; **langsam, kontrolliert mobilisieren**; überwachen z. B. auf Herzinsuffizienz, Rhythmusstörungen; Flüssigkeitsbilanzierung, tägl. wiegen, Infektions-, Pneumonie-, ggf. Dekubitusprophylaxe; Körpertemp. mehrmals tägl. kontrollieren, anfangs rektal; Fieber senken, Blutkultur abnehmen. Auf Anordnung Antibiotika verabreichen. **Peri-op.-M.** bei Herzklappenersatz oder Herztransplantation, Perikardpunktion bei Perikardtamponade mit Perikarderguss vorbereiten, begleiten.
A/B: Auf körperliche Schonung hinweisen. Sog. Erkältungskrankheiten sehr ernst nehmen. Sportverzicht bei leichter Myokarditis 2 Mo., bei schwerer mehrere Mo., evtl. J.

6   Kardiomyopathien (Myokardiopathie)

P: Große Alkoholmengen vermeiden, bei Infekten körperliche Schonung und entspr. Therapie.

SM: ► Herzinsuffizienztherapie (► H3.3.2), z. B. Diuretika.

PM: ► Herzrhythmusstörungen (► H3.4); ggf. Bettruhe, körperliche Schonung; Immobilisierung ausführlich erklären → Akzeptanz erreichen; fällt Verzicht auf Nikotin (Raucherentwöhnung) und Alkohol schwer, versuchen, stufenweisen Verzicht zu vereinbaren. **Nach Herztransplantation:** langsame, kontrollierte Mobilisation; Selbsthilfegruppen, Interaktion mit professionellen Helfern (Ärzten, Seelsorgern, Pflegepersonal, Psychotherapeuten), Förderung sozialer Kontakte; Unterhaltung und Ablenkung → Normalität erhalten. Transplantation nicht mögl.: Trost, Beistand geben.

A/B: Patienten nach Herztransplantation bei Lebensumstellungen unterstützen. Angehörige können regulieren und motivieren → Entspannung kritischer Momente. Für Patienten ohne familiäre und soziale Bindungen: professionelles soziales Hilfsnetz als Unterstützung einrichten. Lebenslange Einnahme von Immunsuppressiva → Selbstbeobachtung unterweisen.

Hauptkomplikationen: Infektion oder Abstoßungsreaktion → Zeichen müssen sofort erkannt und therapiert werden. Infektionsherde: Luftwege, Virusinfektionen, z. B. Zytomegalie-, Herpesviren. Grippeimpfung empfehlen. Wichtigkeit der Nachuntersuchungen erklären.

7   Herzklappenerkrankungen (Aortenstenose/ -insuffizienz, Mitralstenose/-insuffizienz)

P: Endokarditisprophylaxe.

PM: Angst reduzieren, Sicherheitsgefühl stärken. Auf Anordnung Med. verabreichen. Peri-op.-M. bei Valvuloplastie, Klappenrekonstruktion oder Herzklappenersatz: Mechanische Herzklappen: lebenslange Antikoagulation (Marcumar) wg. ↑Thrombosegefahr! Biologische Klappenprothesen: anfälliger für degenerative Veränderungen (≥7 J. post-op.) → erneute Stenose oder Insuffizienz. Antikoagulation meist nicht notwendig. **Prä-op.:** Entzündungszeichen kontrollieren; Rasur des Op.-Gebietes, Op.-Vorbereitung; Aufstehen und atemtherapeutische M. einüben. **Post-op.:** Intensivpflege; Pneumonie-, Thromboembolie-, Dekubitusprophylaxe; Mobilisation ab 2. post-op. Tag (Brustkorb nicht ruckartig bewegen oder verdrehen ❶ Gefahr: Sternuminstabilität!); Schmerzen reduzieren (bei Brust-/Rückenschmerzen, Verspannungen) → warme Auflagen, vorsichtige Massage, Einreibungen; Abführen bis zum 3. post-op. d; Nahrungsaufbau ab 3. post-op. d. AHB zw. 10. und 12. post-op. d mit Trainingsprogramm ► Herzinfarkt (► H3.3.1).

A/B: Bei Antikoagulation über Wirkung/NW (Blutungsgefahr) und ausgewogene Ernährung aufklären (Vitamin K reduziert blutverdünnende Wir-

kung). Bei kleinen Hautverletzungen, Zahnwurzelvereiterungen oder Hals-
entzündungen → Arzt aufzusuchen, Antibiotika einnehmen (Patienten für
Herzklappenentzündungen anfällig).

8   Fehlbildungen des Herzens (persistierender Ductus arteriosus, Vorhofseptumdefekt, Ventrikelseptumdefekt)

PM: Therapie, Prognose abhängig von Defektgröße und Shuntvolumen. Bei
kleineren Defekten: meist bis zum 5. Lj. auf Spontanschließung warten; größere Defekte: sofort Op. (ggf. mehrmals). Peri-op.-M., meist intensivmedizinische Behandlung. Auf Anordnung Med. verabreichen, Antibiotika zur
Endokarditisprophylaxe, Behandlung der Herzinsuffizienz, ggf. O_2-Gabe.
A/B: **Säuglinge** mit Herzfehlern sind oft zu schwach, um sich richtig satt zu
trinken → weinen häufig → vermehrte Anstrengung, Atemnot. Eltern oft
überfordert, nervös, angespannt → überträgt sich auf Kind. Betroffene Kinder häufiger für kürzere Zeit anlegen bzw. Flasche mit großem Saugerloch
benutzen → erleichtert Saugen. Ablenken, z. B. Mobile, hilft Hungergefühle
zu vergessen und sich zu entspannen. Langes Weinen unterbinden → sonst
Erschöpfungszustände. **Größere Kinder** lernen, mit eingeschränkter Leistungsfähigkeit zu leben, z. B. beim Schulsport. Frühzeitig mit anderen über
Herzfehler sprechen → schafft Verständnis. Spiele und Tätigkeiten ohne
körperliche Anstrengung. Kindern trotz ihrer Einschränkung Verantwortung übertragen → Überbehütung vermeiden.

H4　Hoffnungslosigkeit

Grundständige PD

Hoffnungslosigkeit: Unfähig, die persönlichen Wahlmöglichkeiten zu erkennen und vorhandene Ressourcen zu nutzen*

Kennzeichen

Verbale Hinweise: Äußert »Ich kann nicht«, »Ich fühle mich leer und verbraucht*«, »Das Ende der Fahnenstange ist erreicht*«; seufzt; ist wortkarg; drückt aus, keine Alternativen mehr zu haben*; fühlt sich verlassen, ohnmächtig*, klagt über Appetitlosigkeit

Veränderungen im Verhalten: Passiv, lustlos*, traurig*, anlehnungsbedürftig*, pessimistisch*, niedergeschlagen, verzweifelt*, wendet sich vom Gesprächspartner ab*, schließt die Augen*, zuckt mit den Schultern*; ist bei der Pflege teilnahmslos, erduldet die Pflege, zieht sich zurück*, ungehalten*, wütend*, weint*, isst zu wenig oder zu viel (Frustessen)*, reagiert unangemessen auf Umweltreize* (z. B. zieht sich bei Kälte nicht warm genug an), schläft vermehrt oder vermindert

Veränderungen des Körpers: Gewichtszu- oder -abnahme, hängende Schultern*, trauriger Gesichtsausdruck*, verweinte Augen*, dunkle Augenringe*, blasse Haut*

NANDA-PD, Taxonomie

Hoffnungslosigkeit NANDA 00124

1　　Kriterien der Beobachtung

Vorzeichen: Probleme aufschieben, Schlafbedürfnis ↑ (Flucht in den Schlaf), Aktivität ↓ (körperlich, soziale und familiäre Kontakte), Alkohol- oder Drogenkonsum und/oder Suizid. **Kennzeichen:** »Losigkeitssymptome«: z. B. appetitlos, antriebslos, energielos → Vernachlässigen der eigenen oder anderer Personen, der häuslichen Umgebung. Nachdenkliche oder gleichgültige Körperhaltung; verbitterte/verkrampfte Mimik, verschlossener, abweisender Gesichtsausdruck; Sprache: leise, gedämpft, langsam, monoton; verbittertes oder gequältes Lachen; sozialer Rückzug.

Beobachtungstechnik

PA: »Leise« Gefühle wie Hoffnungslosigkeit → schwer erkennbar.

- Wie geht es Ihnen zurzeit? Versuchen Sie, Ihren seelischen Zustand genauer zu beschreiben!
- Hat Ihre Krankheit wesentlichen Einfluss auf Ihren seelischen Zustand?
- Haben Sie bisher etwas gegen Ihren Zustand unternommen? Hat Sie jemand unterstützt?
- Welche Auswirkungen hat Ihre psychische Verfassung auf Ihren Alltag, auf Ihre körperliche Situation (z. B. Gewichtszu- oder -abnahme)?
- Haben Sie Zukunftspläne?
- Spielt die Religion für Sie eine wichtige Rolle?

PB: Erspüren, beobachten, nachfragen. ❶ **Wichtigste Informationsquelle: Äußerungen des Betroffenen**, Gespräch mit ihm, seinen Bezugspersonen. Verhalten von Menschen untereinander oder gegenüber Dingen, Mimik, Gestik, Körperhaltung, Energie, Motivation, Ruhe, Unruhe (abwechselnd oder einseitig), Veränderungen der Selbstfürsorge, Ess-, Schlafverhalten, soziale Integration beobachten.

PZ: Der Betroffene

- erkennt Zeichen der Hoffnungslosigkeit und kann sie beschreiben,
- erlernt Bewältigungsstrategien, um der Hoffnungslosigkeit entgegenzuwirken,
- beteiligt sich an den M. der Selbstfürsorge,
- entwickelt neue Zukunftsperspektiven,
- beteiligt sich an Freizeitaktivitäten nach eigener Wahl.

2   Pflegetherapeutisches Konzept

P: Optimismus, Zufriedenheit, Dinge leicht nehmen, nach vorn schauen; soziale Interaktion, Menschen, die bei Sorgen zuhören; Ressourcen zur aktiven Lebensgestaltung (z. B. Beruf, Bildung,).

PM: Hoffnungsfördernde PM: ursächliche, begünstigende Faktoren herausfinden; Hoffnung, Lebensfreude aufbauen → Selbstinitiative fördern; Mut machen, Ziele aufzeigen; zuhören, Interesse, Verständnis zeigen, Selbstwertgefühl steigern.
A/B: Angehörigen erklären, dass Betroffene oft nicht fähig sind, selbst aus dieser Lage herauszufinden → Verständnis wecken.

3 Momente ohne Hoffnung

3.1 Midlife-Crisis (Klimakterium, Climacterium virile)

P: Bewusst leben, Lebensfreude kultivieren, Bewegen, neue Beschäftigungsfelder einbinden (an Leistungsfähigkeit des Älterwerdenden angepasst).
PM: Gespräche, Situation analysieren; Suche nach neuen Aufgaben, Beschäftigungsfeldern oder Wunsch, etwas nachholen zu wollen, unterstützen, ermutigen. Verdeutlichen: nicht das kalendarische Alter ist ausschlaggebend. Positive Aspekte des Alterns betonen: Erfahrungsgewinn, auch für andere hilfreich, ↑ Gelassenheit, ↑ Selbstsicherheit, Überlegenheit; ↓ Zwang, mithalten zu müssen.
A/B: Alkohol, fette Speisen, scharfes Essen, Nikotin, zu viel Sonne, Solarium meiden. Viel draußen bewegen, Hautpflegecremes, Massagen (festigen Bindegewebe); ausgewogen ernähren, genügend Schlaf, aktiv am Leben teilnehmen. Bei Partnerschaftsproblemen → Ehe- oder Partnerschaftsberatung.

3.2 Plötzlicher Säuglingstod («Sudden Infant Death Syndrome» SIDS)

P: Risiko minimieren: Säuglinge im 1. Lj. nicht in Bauchlage schlafen; Kopf nicht durch Bettzeug bedecken (Schlafsack benutzen, auf Kopfkissen verzichten); Wärmestau, Schwitzen vermeiden (16–18°C im Schlaf- bzw. Kinderzimmer, Baumwollkleidung, keine Mütze). Nicht Rauchen während Schwangerschaft/nach Geburt, auf rauchfreie Umgebung achten. Säugling möglichst stillen.
SM: Vitalzeichen prüfen, nach Todeszeichen suchen; Kind erst seit einigen min. leblos oder Vitalzeichen noch vorhandenen → Reanimation einleiten.
PM: In akuter Situation beruhigen, trösten; beruhigende Med., Beistand durch Seelsorger. Eltern sollen von ihrem Kind Abschied nehmen → wichtig zur Verarbeitung des plötzlichen Verlustes. Trost und Beistand durch

Angehörige unterstützen. Auf Schuldgefühle, Störungen in der Partnerschaft, Krankheiten und weiteren Kinderwunsch achten → Beratung oder
Kontaktvermittlung zu Selbsthilfegruppen anbieten (Partner-/Ehebera-
tungen, ärztliche Therapie). Geschwister trösten, Beistand geben → Großeltern, Freunde dazu anregen.

A/B: Familien benötigen Geduld, v. a. Gespräche, um Situation zu verarbeiten. Haben Eltern noch weitere Kleinkinder → ggf. Monitorüberwachung
zu Hause bei entspr. Risiko. Mögl. Folgen: unbewältigte Trauer, posttraumatisches Syndrom, Alkohol- oder Med.-Missbrauch → evtl. vorübergehende
Vernachlässigung der verbliebenen Kinder. Familienzusammenhalt, Hilfe
aus Freundes- und Bekanntenkreis unterstützen.

I1   Identität gestört

Grundständige PD

Identitätsstörung*: Unfähig, zwischen sich und der Außenwelt zu unterscheiden

Kennzeichen

Verbale Hinweise*: Äußert »Ich weiß nicht, wer ich bin*«, »Ich weiß nicht, was ich sagen soll*«, »Ich habe keine Meinung*«, »Ich bin so dick*« mit einem deutlichen Untergewicht*, Selbstgespräche*, Depersonalisation*, Gedankenausbreitung*, Fremdbeeinflussungserlebnisse*

Veränderungen im Verhalten*: Ratlos*, ambivalent*, vernachlässigt Kleidung und Körperhygiene*, kleidet oder schminkt sich völlig unpassend*, furchtsam*, ängstlich*, panisch*, orientierungslos in Bezug auf Selbstwahrnehmung*, Lebenssinn oder -ziel*, sexuelle Identifikation/Präferenz*

Veränderungen des Körpers*: Gewichtsveränderungen*

NANDA-PD, Taxonomie

Persönliche Identität, Störung NANDA 00121

1   Kriterien der Beobachtung

Zeichen: Unsicherheit bzgl. der eigenen Person von latenter Unsicherheit bis zur völligen Unkenntnis der eigenen Körperproportionen (z. B. bei Anorexia nervosa), des Aussehens oder der Rolle in der Gemeinschaft; verkennen der Realität; Beeinträchtigung des Selbstwertgefühls.

Beobachtungstechnik

PA: Genaue, fortwährende Beobachtung von Verhaltensauffälligkeiten wichtig; Ursachen erfragen; aufmerksam zuhören:

- Kennen Sie die Bedrohung Ihrer persönlichen Identität?
- Können Sie sich als Person wahrnehmen und akzeptieren?
- Kennen Sie Ihre Stärken und Schwächen?
- Fühlen Sie sich in Ihrem Körper wohl?

PB: Hinweise im Kontakt mit dem Betroffenen suchen, z. B. wenn ein Angst auslösendes Fremdheitsgefühl gegenüber der eigenen Person oder der vertrauten Umwelt beschrieben wird. Bei Schizophrenie (Gefühl, man wird von anderen gelenkt) oder Borderline-Syndrom (Gefühl, Körper gehört nicht zu einem selbst) → Gespräch anbieten. Fremdanamnese bei Angehörigen, Biografie erheben, wenn Patienten beobachtete Auffälligkeiten negieren.

PZ: Der Patient
- erkennt seine Stärken und Schwächen,
- akzeptiert seinen Körper, wie er ist,
- gefährdet sich nicht selbst.

2   Pflegetherapeutisches Konzept

P: Primäre Prävention nicht mögl.; Betroffenen aufklären, beraten bzgl. mögl. Zustandsverschlechterungen. ❶ Wichtig: stabile Lebensumstände, soziale Kontakte, befriedigende Beschäftigung! → über Selbsthilfegruppen informieren, Kontakte vermitteln. Positive Rückmeldung geben → vorhandene Ressourcen optimal nutzen, aktivieren, Eigeninitiative fördern. Verhaltenstherapie durch positive Verstärker.

PM: **Ethische Unterstützung geben:** ❶ Wichtig: Akzeptanz der eigenen Person. **Krisenintervention, -bewältigung:** akute Identitätsstörung: evtl. Krankenhauseinweisung, insb. bei plötzlicher Verschlechterung einer Psychose; akute Eigen- oder Fremdgefährdung: auf Anordnung fixieren (❶ **Gefahr:** Suizid!). **Aktivitäten, um sich als Individuum zu erkennen:** z. B. verhaltenstherapeutische M., Gesprächstherapien, Sport, Einzelbetreuung. Realitätssinn stärken: Strukturen festlegen → bessere Orientierung (eigenen Namen als wichtigste personale Realität im therapeutischen Kontext).

A/B: Angehörigen Gesprächsbereitschaft signalisieren, Angehörigengruppen anbieten (Erfahrungsaustausch). Bei akuter Erkrankung u. U. zur Entlastung von Angehörigen oder Patienten Besuche begrenzen. Angehörige anleiten, Anzeichen einer Verschlechterung zu erkennen → können zu Hause bei Rezidiv rechtzeitig reagieren.

3 Anders sein, anders fühlen

3.1 Transsexualität

PM: Betroffene in ihrer Identitätskrise ernst nehmen, Gespräche führen, evtl. Partner einbeziehen. Peri-op.-M. bei Geschlechtsumwandlung (▶ I1.3.2.).

A/B: Störung der Geschlechtsidentität als Krankheit anerkannt → Finanzierung der Geschlechtsumwandlung durch Krankenkassen. Patienten und Angehörigen während des langen diagnostisch-psychotherapeutischen Prozesses zusätzliche Hilfe anbieten; an Selbsthilfegruppen und Beratungsstellen vermitteln.

3.2 Geschlechtsumwandlung

PM: Vollständige Umwandlung nicht mögl., lediglich Angleichung an angestrebtes Geschlecht. Op. frühestens nach 6 Mo., mögl. (erst 12 Mo. Hormoneinnahme). Mann-zu-Frau-Transformation: per Op., führt in > 80% zu gutem funktionellem, kosmetischem Ergebnis. Genitalplastik bei Frau-zu-Mann-Transformation: mehrmalige Op.s. Während konservativer Therapie Patienten in Identitätsproblematik ernst nehmen, auf juristische Anerkennung des Geschlechtswechsels hinweisen.
Prä-op. Ansprache, Zimmerfrage klären (möglichst Einzelzimmer → wahrt Intimsphäre); auf Anordnung regelmäßige Hormonsubstitution; auf Ängste oder überzogene Erwartungen eingehen. **Post-op.** Blutungen im Op.-Gebiet, Schmerzen, Miktionsstörungen, Inkontinenz, hormonelle Störungen, psychische Veränderungen beobachten. Vitalzeichen überwachen, evtl. Hilfe bei Körperpflege.
A/B: Voraussetzungen für Geschlechtsumwandlung: Psychotherapie vor Geschlechtsumwandlung → sichert Diagnose des transsexuellen Syndroms, prüft beim Betroffenen Stimmigkeit und Konstanz des Identitätsgeschlechts, vermittelt ihm realistische Einschätzung der Möglichkeiten und Grenzen somatischer Behandlungen, hilft bei Bewältigung entstehender Konflikte im privaten oder beruflichen Umfeld. **Alltagstest** mind. 1 J. Hormonbehandlung: Frau-zu-Mann-Transformation (Vermännlichung: männliche Haarverteilung, ↑ Muskelmasse, Stimmbruch, Ausbleiben der Regelblutung); Mann-zu-Frau-Transformation (Verweiblichung: weibliche Fettverteilung, weiche Haut, ↑ Brust, Hodenatrophie, Potenzverlust). Post-op. fortdauernde Betreuung durch Hausarzt und/oder Psychotherapeuten.

4   Schizophrenie

P: Weitere Schübe durch optimale Einstellung mit Med. vermeiden (z. T. schlecht verträglich, NW).

PM: **Akute Phase:** Patient und Umgebung schützen; meist geschlossene Aufnahme, evtl. kurzzeitige Fixierung. Bei Vergiftungswahn, starken Ängsten, fehlender Krankheitseinsicht: Grundbedürfnisse, insb. Nahrungs- und Flüssigkeitszufuhr aufrechterhalten (oft schwierig). Medizinische Therapie unterstützen, z. B. Elektrokrampftherapie. Auf Anordnung Med. verabreichen: Neuroleptika antipsychotisch wirksam, hochpotent: Haloperidol; sedierend und antipsychotisch wirksam, mittelpotent: Zuclopenthixol; sedierend, niederpotent: Melperon. **Akute Psychose:** Kombination sedierender mit antipsychotisch wirkenden Neuroleptika. Plussymptomatik: Wahn, Halluzinationen, katatone Störungen → sprechen meist gut auf neuroleptische Med. an. Minussymptomatik: Antriebsmangel, Affektverarmung, Verlust der Lebensfreude, sozialer Rückzug → sprechen oft nur unzureichend auf Med. an. Oft NW (dosisabhängig); atypische Antipsychotika → weniger NW.

Später aktivierende Pflege, soziale Kompetenzen üben, Arbeitstherapie. Über Krankheit, Med. und Wichtigkeit der Rückfallprophylaxe informieren. Med.-NW frühzeitig erfassen. Verhalten und Kommunikation mit Betroffenem beobachten; Veränderungen reflektieren, dokumentieren; bei Ängsten oder Misstrauen Patienten nicht überfordern. Kommunikation und Koordination des multiprofessionellen Teams, Sozialdienst, Arbeits-, Ergo-, Physiotherapie. Angehörige in Therapie einbinden, evtl. Kontakt zu Angehörigengruppen herstellen.

A/B: ❶ **Wichtig:** Patienten, Angehörigen Einhaltung der **regelmäßigen Med.-Einnahme** immer wieder erläutern, da Betroffene dazu neigen, Med. wg. NW selbst abzusetzen, v. a. bei Besserung. Erklären, dass sie ohne Einnahme jederzeit mit erneuter Klinikeinweisung rechnen müssen! Im Krankheitsverlauf → evtl. Leistungsabfall, insb. bei hebephrener Schizophrenie oft berufliche Neuorientierung nötig. Günstig: Therapiezentren mit integrierter Schule, Ausbildungszentrum.

I2 Infektionsgefahr/Infektion

Grundständige PD

Infektionsgefahr/Infektion*: Gefahr des Eindringens von Krankheitserregern in den menschlichen Körper oder beobachtbare, eindeutige Infektionszeichen*

Risikofaktoren/Infektionsgefahr: Allgemein: Ungenügende erworbene Immunität, umgebungsbedingte Gefährdung* (z. B. Menschenmassen auf engem Raum), chronische Erkrankung, Mangelernährung, Verletzung, invasive Eingriffe, Med. (z. B. Chemotherapeutika), ungenügende Kenntnisse, sich vor pathogenen Keimen zu schützen. **Ungenügende Abwehrmechanismen, primär:** Haut- und Gewebeverletzungen, verminderte Flimmerhaarbewegungen (z. B. im Respirationstrakt), Stase von Körpersekreten (z. B. Nasensekret), veränderter pH-Wert (Urin, Magensaft), Obstipation oder Diarrhö*, Urin- oder Stuhlinkontinenz*. **Sekundär:** Erniedrigtes Hämoglobin, Leukopenie, unterdrückte Entzündungsreaktion (z. B. durch Antibiotika), Immunsuppression

Kennzeichen

Verbale Hinweise: Klagt über Schmerzen*, Übelkeit*, Schwindel*
Veränderungen im Verhalten: Appetitlos*, müde, nicht leistungsfähig, erschöpft*, ggf. launisch*, schont betroffene Körperregion*
Veränderungen des Körpers: Fieber*, Schüttelfrost*, Infektionszeichen* (Rötung, Schwellung, Funktionseinschränkung, lokale Überwärmung), Gewichtsabnahme*, »septische« Haut* (aufgedunsen, ödematös, rot)

NANDA-PD, Taxonomie

Infektionsgefahr NANDA 00004

1   Kriterien der Beobachtung

Infektionsübertragung: Infektionsquellen, -wege, -kette, nosokomiale Infektionen. **Infektionszeichen** (IZ): Lokale IZ: Wärme, Rötung, Schwellung, Schmerz, eingeschränkte Funktion. Infektionskrankheit: Sepsis, lokale Wundinfektion.

Beobachtungstechnik

PA: ❶ **Wichtig:** Zeitpunkt des ersten Auftretens der Symptome → Inkubationszeit berücksichtigen! Bei unklaren, ansteckenden Erkrankungen → prophylaktische Isolierung.

- Haben Sie Fieber? Ist es dauerhaft oder kommt es in zeitlichen Intervallen? Ist es morgens höher oder abends?
- Schwitzen Sie nachts oder frieren Sie häufig?
- Fühlen Sie sich müde, antriebslos, schnell erschöpft? Wie lange haben Sie diesen Zustand?
- Leiden Sie unter Kopfschmerzen, Nackensteifigkeit, Verspannung?
- Leiden Sie unter Übelkeit, Erbrechen? Ist das Erbrechen schwallartig und nicht vorhersehbar?
- Weist Ihre Haut Veränderungen auf wie Pusteln, Papeln, Bläschen? Kommt es zu Missempfindungen wie Kribbeln oder Juckreiz auf der Haut?
- Wie sind Ihre Ausscheidungen: Haben Sie Durchfall oder Verstopfung? Ist der Stuhl farblich verändert? Riecht der Urin? Wie sieht er aus? Brennt es beim Wasserlassen?
- Leiden Sie unter Atembeschwerden, Auswurf? Wie ist die Auswurffarbe, -menge?
- Haben Sie Schmerzen? Sind diese pochend, stechend, dauerhaft? Lassen die Schmerzen bei Lageveränderung nach? Ist Wärme oder Kälte lindernd?

Wundanalyse: Wunde inspizieren, beschreiben, unterscheiden (Ursache, bisherige Versorgung; morphologische Einteilung; Wunde vermessen, z. B. Wundgröße (Länge, Breite Tiefe); spez.: Wundränder, -umgebung, -beschaffenheit und Lokalisation. **Wunde nach Heilungsverlauf unterscheiden:** primär und sekundär. Foto- oder digitale Wunddokumentation.

PZ: Der Patient
- erfährt schmerzfreien und atraumatischen VW,
- ist vor Infektionsausbreitung geschützt,
- seine Angehörigen wissen über den V. a. eine Infektion/Infektionskrankheit Bescheid; sind über die Übertragungswege bzw. Schutz-M. informiert.

2   Pflegetherapeutisches Konzept

P: Infektionsprophylaxe (▶ Tab. H2.6); Rauchverbot; Aufenthalt in Menschenmengen meiden; im KH u. a. regelmäßiges Händewaschen, -desinfektion des Personals, bei immunabwehrgeschwächten Patienten auch Besucher; Schutzkleidung, Handschuhe, steriles Arbeiten, gefährdete Patienten mit desinfizierenden Lösungen waschen, Isolation von immungeschwächten oder Patienten mit ansteckenden Krankheiten. **Allg. Empfehlungen:** regelmäßig Körperhygiene, Haut intakt halten, Hände waschen (bes. nach Toilettengang, vor Nahrungsaufnahme, nach Kontakt mit infizierten Menschen); Impfungen gegen Infektionskrankheiten (bes. vor Auslandsreisen); meldepflichtige Krankheiten n. Infektionsschutzgesetz (IfSG) § 6 umgehend an Behörden melden; Kondome zum Geschlechtsverkehr mit wechselnden Partnern (Schutz vor Aids, Hepatitis B, C und D); Insektenstiche, -bisse auf IZ beobachten.

PM: Verbände anlegen, entfernen (▶ Tab. I2.2): zuerst aseptische, dann kontaminierte, dann septische Wunden versorgen; bei jedem VW Wunde inspizieren; Wundreinigungsmittel, -auflagen, -versorgungstechniken auswählen. **Wunddrainagen versorgen** (▶ Tab. I2.3). Blut (▶ Tab. I2.4)/**Blutkulturen abnehmen. Bakteriologisches Untersuchungsmaterial gewinnen,** z. B. **Lumbalpunktion** (▶ Tab. I2.5), Drainage- und Katheterspitzen entnehmen (Tab. I2.6), Sputum, Trachealsekret, Wundexsudat, Sekrete, Punktionsflüssigkeit, Abstriche, Urin- und Stuhlproben. **Isolierungs-M.:** bei infizierten Wunden, übertragbaren Krankheiten, multi-/methizillinresistentem Staphylococcus aureus (MRSA); **Keimverschleppung verhindern, körpereigene Keime reduzieren.**

A/B: Vor Entlassung mit chron. Wunde Patienten, Angehörige zur Wundversorgung anleiten; Hausarzt, pflegende Angehörige, ggf. ambulanten Pflegedienst, Altenheim frühzeitig informieren.

3   Transplantation

P: Lebenslang Med. (Rejektionsprophylaxe) → vermeiden Abstoßungsreaktionen.

PM: Infektionsgefahr reduzieren, z. B. bei VW Hygiene-M. zum Selbstschutz vermitteln, Isolierungs-M., Selbstversorgung unterstützen; zur Selbstkontrolle der Vitalzeichen anleiten; Patienten-/Familienedukation (Compliance für lebenslange Med.-Einnahme erreichen); Bewältigungsstrategien/-methoden anbieten, einüben; Ruhe und Entspannung ermöglichen, Aktivität fördern. Auf Anordnung Med. verabreichen.

A/B: Betroffene: Menschenmengen meiden, häufig Hände waschen, bei IZ sofort Arzt aufsuchen. Nach KH-Aufenthalt zur Aufarbeitung für Patient, Angehörige: kontinuierliche Gesprächspartner, z. B. Fachgesellschaften, Selbsthilfegruppen. Über Organspende aufklären: z. B. Spenderausweis; Lebendspende, z. B. Niere; **Transplantationsgesetz,** -arten, Aufgaben von Eurotransplant.

4   Bakterielle Infektionen

4.1   Diphtherie

P: Schutzimpfung mit Auffrischungsimpfung alle 10 J. Meldepflichtig: Krankheit und Erregernachweis!
SM: Bei V.: Isolierung, bis 3 negative Rachenabstriche im Abstand von 2 d vorliegen.
PM: **Isolierungs-M.!,** Bettruhe, körperliche Schonung → Selbstversorgung unterstützen, ggf. übernehmen; häufige Mundpflege mit Salbei- und Kamillentee; flüssige, kalte, weiche Nahrung zuführen (lindert Schluckbeschwerden), Kälte anwenden (schmerzstillend, abschwellend), ggf. Fieber senken; bei Atemnot unterstützen, Gasaustausch optimieren; Abstich abnehmen; Flüssigkeitshaushalt regulieren; Stuhl- und Urinausscheidung unterstützen. Auf Anordnung Med. verabreichen: bei V. Antitoxingabe; nach Abstrich: Antibiotika ggf. symptomatische Behandlung.

4.2   Scharlach

PM: ▶ Diphtherie (▶ I2.4.1); ggf. Rachenabstrich abnehmen. Auf Anordnung Med. verabreichen: Antibiotika, bei starken Halsschmerzen Analgetika.
A/B: 3 Wo. nach Abklingen der Symptome Abschlussuntersuchung → Ausschluss von Folgeerkrankungen (z. B. Endokarditis, rheumatisches Fieber).

4.3   Angina tonsillaris (Tonsillitis)

PM: (▶ Kap. S2.4.2)

4.4 Erkrankungen durch Salmonellen (Gastroenteritis, Typhus, Paratyphus)

PM: **Isolierungs-M.**! Stuhl- und Urinausscheidung unterstützen; bei Typhus, Paratyphus: Stuhl und Erbrochenes desinfizieren; Intimhygiene mit weichem Toilettenpapier bzw. Feuchttüchern, Hautpflege mit panthenolhaltigen Salben. Körperlich schonen; zunächst Nahrungskarenz, dann Kostaufbau; Flüssigkeitsstatus feststellen/-haushalt regulieren. **Typhus, Paratyphus:** Bewusstseinskontrollen, Herz-Kreislauf überwachen → ❶ **Gefahr:** Schädigung von Herz-Kreislauf-System, ZNS! Stuhlproben, Blut/Blutkultur abnehmen: regelmäßig wiederholen, bis 3 aufeinander folgende Stuhlproben frei von Krankheitskeimen. 1 Wo. nach Krankheitsbeginn Typhuserreger in Blutkultur, nach 2 Wo. Antikörper-Nachweis. **Auf Anordnung Med.:** Salmonellose: Flüssigkeits- und Elektrolytzufuhr; bei schwerem Verlauf Antibiotika. Typhus, Paratyphus: Flüssigkeits-, Elektrolytzufuhr; Antibiotika n. Antibiogramm.
A/B: Öffentliche Toiletten möglichst im Stehen benutzen. Einmalhandtücher mindern Kontaminationsgefahr im Vergleich zu Stoffhandtüchern.

4.5 Keuchhusten (Pertussis)

PM: ▶ Kap. A6.4.1

5 Virale Infektionen

5.1 Masern

P: Masern-Mumps-Röteln-Impfung mit Kombinationsimpfstoff (MMR) meist im Alter von 12–15 Mo.; nach einmaliger Impfung bei 95% ausreichender Impfschutz. Meldepflichtig: V. a., Erkrankung (Tätigkeits- und Aufenthaltsverbot in Gemeinschaftseinrichtungen), Tod!
PM: Fieber senken, reichlich Flüssigkeitszufuhr, Bettruhe, Schlafzimmer abdunkeln bei Bindehautentzündung (Tageslicht reizt Augen zusätzlich); Untersuchungsmaterial gewinnen: Konjunktivalabstrich, Nachweis in Nasen-Rachen-Sekret, peripheren Blutzellen, Urin. Bei Sekundärinfektionen (z. B. Lungen- oder Mittelohrentzündungen) Med. auf Anordnung: Antibiotika.

5.2   Mumps (»Ziegenpeter«)

P: Schutzimpfung im Kindesalter wg. Komplikationen anraten, z. B. Meningitis, Orchitis bei den Jungen nach der Pubertät; Begleitpankreatitis.

PM: Körperlich schonen, feucht-warme Halsumschläge (z. B. Enelbin-Paste), Speiseeis essen (→ abschwellend), Kaugummi kauen (→ Speichelproduktion ↑, Schluckbeschwerden ↓), ggf. Fieber senken. Auf Anordnung Med.: Antipyretika und Analgetika.

A/B: Isolierung bis 1 Wo. nach Abschwellen der Drüsen (Ansteckungsgefahr!); breiige Nahrung, häufiger Zähne putzen, mit desinfizierenden Substanzen gurgeln.

5.3   Röteln

P: Impfung; vor der Pubertät bei Mädchen Rötelntiter bestimmen → Impfschutz sicherstellen für den Fall einer Schwangerschaft. Erkranken Schwangere → **Gefahr für Ungeborenes:** Rötelnembryopathie (Herzfehler, Augen-, Ohrschäden)! Meldepflichtig: Erregernachweis, nichtnamentlich!

PM: Ggf. Fieber senken, Juckreiz lindern, z. B. kühlende Körperwaschung, Antihistaminika.

A/B: Erkrankte Kinder solange isolieren, bis Exanthem verschwunden ist.

5.4   Windpocken

P: Schutzimpfung für alle Kinder, Jugendlichen empfohlen: vorzugsweise im Alter von 11–14 Mo., als aktive (Lebendimpfung) oder in Sonderfällen passive Immunisierung; spätere Impfung jederzeit mögl.

PM: Juckreiz lindern, Überwärmung vermeiden, leichte, luftige, nicht juckende Kleidung, evtl. Antihistaminika; Haare vorsichtig kämmen (Pappeln auf Kopfhaut), Fingernägel kurz schneiden → vermeidet Aufkratzen. ❶ **Gefahr:** bakterielle Sekundärinfektion; sorgfältige Hautpflege, erst baden, wenn Bläschen verkrustet sind! Auf Anordnung Med. bei Komplikationen (z. B. Pneumonie, Staphylokokkeninfektion der Haut); bei geschwächter Immunabwehr Azykloguanosin.

A/B: Möglichst zu Hause bleiben, nur Kontakt mit Personen, die eine Windpockenerkrankung durchgemacht haben und immun sind. ❶ **Achtung:** Infektiosität bis zum Eintrocknen der letzten Blase! Setzt sich Virus im Körper fest und wird später reaktiviert → ❶ **Gefahr:** Gürtelrose!

5.5 Pfeiffer'sches Drüsenfieber (infektiöse Mononukleose)

PM: Bettruhe, Austausch von Speichel vermeiden (Kussverbot); durch Milzschwellung besteht Rupturgefahr → Sturzprophylaxe. Bei bakterieller Superinfektion auf Anordnung: Antibiotika.

5.6 Influenza (Virusgrippe)

P: Jährl. Schutzimpfung vor Grippesaison (Okt. bis Nov.).
PM: In akuter Phase Bettruhe, später körperlich schonen; Inhalationen mit Kamille oder Salzlösungen; gurgeln mit Salbeitee, heiße Getränke → lindern mögl. Rachenentzündung. Bei Fieber: ausreichende Flüssigkeitszufuhr, Fieber senken. Auf Anordnung **Med.:** Analgetika, Paracetamol; bei Komplikationen (z. B. Viruspneumonie, bakterielle Superinfektion): Antibiotika → sonst Gefahr von Herz-Kreislauf- oder ZNS-Komplikationen.
A/B: Bei auftretenden Beschwerden → Arztbesuch (Auswirkungen werden häufig unterschätzt → Infektion kann bei Risikopersonen tödlich sein). Grippeschutzimpfung schützt nicht vor grippalen Infekten (Erkältung).

5.7 Akute Hepatitis (Hepatitis A, B, C, D, E und G)

P: ❶ **Achtung:** Hygienevorschriften einhalten, Kontakt zu infektiösem Material unbedingt vermeiden! In Ländern mit schlechten Hygieneverhältnissen Nahrungsmittel vor Verzehr kochen (Prävention der Hepatitis A). Passive Immunisierung durch Immunglobuline (Beriglobin S) → Schutz für 3–6 Mo. Aktive Schutzimpfung (Havrix). Hepatitis-B-Impfung für Kinder (z. B. Engerix). Immunisierung bei erwachsenen Risikopersonen (med. Personal, Dialysepatienten usw.). Meldepflichtig: V.a, Erregernachweis, Erkrankung und Tod namentlich!
SM: Nach Kontakt mit virushaltigem Material → Hepatitis-B-Hyperimmunglobulin wenige h nach Infektion verabreichen. ❶ **Wichtig:** Kanülenstichverletzung stets Betriebsarzt melden!
PM: Bei Hepatitis A, E, Patienten mit Blutungen: Isolierungs-M. Mehrere kleine, leicht verdauliche Mahlzeiten, Alkohol, andere Noxen meiden → Leber schonen; bei Cholestase: fettarme Ernährung; bei Erbrechen: Elektrolyte-, Kalorienzufuhr; körperlich schonen; Juckreiz (durch Ikterus) lindern (u. a. Antihistaminika), Kratzen verhindern → Superinfektionen vermei-

den; Diarrhö- bzw. Obstipationsprophylaxe. Auf Anordnung Med.: bei Hepatitis C und G frühzeitige Interferon-α-Therapie mit mind. 3 × 5–10 Mio. IE/Wo. für ca. 6 Mo.

A/B: Bevölkerung (v. a. Risikogruppen) über Übertragungsgefahr durch wechselnde sexuelle Kontakte informieren. Bei sinkender Leberfunktionsleistung ggf. Transplantation notwendig.

5.8   Chronische Hepatitis (B, C und D)

PM: (▶ Akute Hepatitis, I2.5.7) Auf Anordnung Med.: chron. Hepatitis B → α-Interferon oder Lamivudin; chron. Hepatitis C → α-Interferon, kombiniert mit Ribavirin; Autoimmunhepatitis → Immunsuppression mit Glukokortikoiden (nur hier!) und Azathioprin mild. 2 J.; bei Interferontherapie zur s.c.-Injektion anleiten, über mögl. NW aufklären.

A/B: Noxen (Alkohol, Med.) vermeiden. Evtl. psychologische Hilfe hinzuziehen oder Selbsthilfegruppen vermitteln. Bei unklaren Beschwerden (Hepatitis C verläuft schleichend, wird deshalb oft nicht gleich erkannt) → Bluttest.

5.9   HIV-Infektion

P: Hygienevorschriften beachten; Kontakt zu infektiösen Körperflüssigkeiten, Ausscheidungen vermeiden. Bevölkerung über Übertragungswege aufklären: z. B. Kondome benutzen; eigenes Injektionsbesteck bei i. v.-Drogenkonsum; bes. Untersuchung und zurückhaltender Einsatz von Blutprodukten. Meldepflicht: Bei direktem oder indirektem Erregernachweis!

SM: Stich-, Schnittverletzung mit HIV-kontaminierten Nadeln oder Instrumenten → Blutfluss erhöhen (auf umliegendes Gewebe drücken, proximale Blutgefäße zur Wunde hin, ca. 1 min ausstreichen, ggf. Wunde spreizen). Zu starke Massage, Quetschungen vermeiden! Wunde mit alkoholischem, viruzid wirkendem Antiseptikum mind. 10 min lang spülen. **Kontamination:** geschädigte oder entzündlich veränderter Haut → infektiöses Material entfernen, großflächig mit Hautantiseptikum (z. B. Sterilium) desinfizieren; Augen → mit Wasser spülen; Mundhöhle → mit wässriger Lösung oder besser mit 80%igem Alkohol mehrmals kurz (je ca. 10–15 s) spülen. **Sexuelle Exposition:** Penis mit Seife unter fließendem Wasser waschen, möglichst urinieren. Keine Spülung von Vagina oder Darm → ❶ **Gefahr:** zusätzliche Verletzung! Nach SM: schnellstmöglich zum Arzt oder HIV-Schwerpunktzentrum → ggf. systemische, med. Postexpositionsprophylaxe.

PM: Zeit für Gespräche → Patient muss **aussichtslose Situation verarbeiten**; Unterstützung bis völlige Übernahme der tägl. Verrichtungen; Hautpflege (sehr trockene Haut) → Verletzungen, Hautinfektionen; Selbstschutz-M. → hohe Blutungsneigung, Infektionsgefahr; Ernährung nach Wunsch und Zustand; Mundschleimhaut und Zähne pflegen → Infektionen über Mundschleimhaut vermeiden; Prophylaxen anwenden → bes. Pneumonie-/Soorgefahr. Auf Anordnung Med.: lebenslange antiretrovirale Therapie.

A/B: Professionelle psychologische Unterstützung oder Selbsthilfegruppen helfen, Folgen der Behandlung und Erkrankung besser zu ertragen. Betroffenen und Bezugspersonen aufklären.

5.10 Creutzfeldt-Jakob-Krankheit (CJK) und (neue) Variante der CJK (nvCJK oder vCJK), Bovine spongiforme Enzephalopathie (BSE), »Rinderwahnsinn«

P: Auf Rindfleischprodukte fragwürdiger Herkunft verzichten.
PM: Unheilbare Erkrankung → nur symptomatische Behandlung mögl.; Betroffenen verbleibende Zeit möglichst angenehm gestalten; Trauerbewältigung unterstützen, Selbstversorgung unterstützen bzw. übernehmen, Prophylaxen vornehmen. Auf Anordnung Med. zur Behandlung der Symptome: z. B. Antidepressiva (bei Depressionen) oder Neuroleptika (bei Halluzinationen, Unruhe).

6 Infektionen durch Pilze

6.1 Dermatomykosen

PM: ▸ Kap. H2.4.2

6.2 Candida (Soor)

P: Gründliche Körperhygiene, Haut trocken halten. Risikogruppen: Immunsupprimierte, Diabetiker, Schwangere, Patienten mit intensiver Antibiotikatherapie (→ zerstört physiologische Hautbesiedelung).
PM: Bei Soorbefall im Mund entspr. Mundpflege; weiche, eiweiß- und vitaminreiche Kost, keine säuerlichen Tees, Fruchtsäfte → Mundschleim-

hautreizungen, Schmerzen. Bei Candida-Intertrigo: desinfizierende Wasch-
wasserzusätze (z. B. Kaliumpermanganat, Eichenrinde) → heilungsfördernd; Rotlicht zum Abtrocknen der Hautstellen. Medizinische Therapie
unterstützen: lokale Behandlung mit Nystatin oder Amphotericin B;
schwerer Verlauf: zusätzlich systemisch Azolderivate.

A/B: Candida-Intertrigo: Säuglingsstuhl enthält physiologische Candidapilze;
mangelnde Hygiene beim Säugling → Windelerythem. **❶ Wichtig:** Pilzbe-
fall im Genitalbereich: Ansteckungsgefahr für Sexualpartner → Abstrich.
Bei Soorbefall nach Antibiotikatherapie »Joghurttampons«; Gynäkologen
aufsuchen.

6.3   Aspergillose (Schimmelpilzinfektion)

P: In Krankenzimmern keine Topfpflanzen. Risikogruppen: meist abwehr-
geschwächte Personen → Kontakt mit Gegenständen und Nahrung vermeiden, die Schimmelpilze enthalten (altes Obst, Käse).

PM: Aspergillus befällt meist die Lunge (Sporen werden eingeatmet); ggf.
Fieber senken, Intertrigoprophylaxe, Flüssigkeitshaushalt ausgleichen. Auf
Anordnung Med.

7   Infektionen durch Protozoen

7.1   Toxoplasmose

P: **Risikogruppen:** gefährlich bei Erstinfektion einer Schwangeren für das
Ungeborene (Hydrozephalus, Verkalkungen im Gehirn mit geistiger Behinderung, Blindheit) oder für Patienten mit geschwächtem Immunsystem →
kein Verzehr von rohem Fleisch; Kontakt zu Katzen meiden, Katzentoilette
mit Handschuhen reinigen. Meldepflichtig: bei Erregernachweis einer intra-
uterin oder während der Geburt erworbenen Infektion, nichtnamentlich!

PM: Symptomatisch, z. B. körperliche Schonung bei grippeähnlichen Symptomen, ggf. Fieber senken. Auf Anordnung Med. → Antibiotika.

A/B: Übertragung durch Verzehr von rohem Fleisch oder Ausscheidungen
des Endwirtes (Katzenkot). Nachgewiesene frische Infektion während
Schwangerschaft → keine Indikation für Abbruch → allerdings häufigere
sonographische Beobachtung des Fetus.

7.2   Malaria

P: Vor Reisen in tropische Länder **Malariaprophylaxe** klären; unter Moski-
tonetz schlafen, abends lange, helle Kleidung, mückenabweisende Substanzen. Meldepflichtig: direkter Erregernachweis, nichtnamentlich!
PM: Körperlich schonen, Fieber senken (regelmäßige Fieberschübe mit
40°C); überwachen: Bewusstsein, Herz-Kreislauf, Blutungszeichen, Flüssigkeitshaushalt (→ ❶ Gefahr: akutes Nierenversagen, Hämolyse, Gerinnungsstörungen, zerebrale Malaria!). Auf Anordnung Med.: Behandlung
wg. Resistenzentwicklung schwieriger → z. T. starke NW.
A/B: Schwere Infektionskrankheit der warmen Erdzonen durch Plasmodien.
Übertragung durch Anophelesmücke. Bayrepel (Autan) bietet wirksamen
Insektenschutz (auch auf Kleidung).

8   Wurmerkrankungen

8.1   Bilharziose (Schistomiasis)

P: Med. Behandlung der betroffenen Bevölkerung. Touristen meiden ste-
hende Gewässer. Trinkwasser abkochen.
PM: Juckreiz lindern, Fieber senken, Schmerzen reduzieren; regelmäßige
Hautpflege. Auf Anordnung Med.: Chemotherapie (Praziquantel).
A/B: Tropenkrankheit durch Pärchenegel (Schistosomen); Übertragung:
Zwischenwirt (Süßwasserschnecke) saugt sich am Menschen (Endwirt) fest,
impft Schistosoma-Zerkarien in Haut → gelangen in venösen Blutstrom,
reifen zu geschlechtsreifen Würmern heran.

8.2   Madenwurm (Enterobius vermicularis)

PM: Betroffene bzw. Eltern beraten, med. Therapie unterstützen. Therapie
auf potenzielle Parasitenträger (Familienmitglieder) ausdehnen.
A/B: Überwiegend im gemäßigten Klima, betroffen Kinder 5–9 J. und Erwachsene 30–50 J.; Übertragung meist perianal; Juckreiz am Anus, bei starkem Befall weiße Würmer auf Fäzes sichtbar → kein Kindergarten-/Schul-
besuch. Kind für Übertragungsgefahr sensibilisieren, aufklären: morgens
waschen (→ Eiablagerungen perianal entfernen); nach Stuhlgang Hände
mit Seife und Nagelbürste reinigen; tägl. Wäsche wechseln, auskochen

(mind. 8 d), Gebrauchsgegenstände, Spielzeug reinigen, desinfizieren. Anal-
abstrich und/oder Stuhluntersuchung; Kontrolle nach 2, 4, 6 Wo.

8.3   Bandwürmer: Schweinefinnen-, Rinderfinnen-, Fuchs- und Hundebandwurm

P: Kein Verzehr von (halb-)rohem Fleisch, Waldbeeren gut waschen bzw.
garen → vermeidet Fuchsbandwurminfektionen. Haustiere regelmäßig ent-
wurmen.
PM: Med. Therapie unterstützen.
A/B: Einschleusung der Larven (Finnen) über Zwischenwirt (Rind,
Schwein). Aufnahme des Rinderfinnenbandwurms durch (halb-)rohes
Fleisch (z. B. Tatar). Larve wächst an der Darmmukosa zum Bandwurm
heran. Hinweise nach 2–3 Mo.: abgestoßene Bandwurmglieder (Proglotti-
den) auf dem Stuhl. Stuhluntersuchung auf Eier.

9   Sepsis

P: Ursachen: zu 50% Infektionen des Urogenitaltrakts → **enge Indikationsstellung** von **Blasendauerkathetern**, aseptischer Umgang damit!
SM: Wechsel aller intrakorporalen Zugänge (i. v.-Zugänge, Blasendauerkatheter → Spitzen mikrobiologisch untersuchen); Abstriche von Wunden,
Einstichstellen. O$_2$-Gabe, evtl. Beatmung.
PM: Häufig intensivmedizinische Betreuung; überwachen: Vitalzeichen, Atmung, Flüssigkeitshaushalt, Bewusstsein, Körpertemp.; Selbstversorgung
unterstützen bzw. vollständig übernehmen; Anstrengung vermeiden (Obstipationsprophylaxe); Rückbildung von Ödemen fördern (Extremitäten auf
Kissen positionieren); Superinfektion verhindern (gründliche Mund-, Kör-
per-, Hautpflege); peri-op.-M. bei op. Herdsanierung. Auf Anordnung
Med.: Heparin → vermeidet Gerinnungsstörung; meist Kombinationsthera-
pie mehrerer Antibiotika, nach mikrobiologischem Befund: gezielte Antibi-
otikabehandlung; zeitgenaue Gabe → kontinuierlicher Wirkspiegel! Infusionstherapie → Flüssigkeitsverlust ausgleichen, parenterale Ernährung; in
schweren Fällen Schocktherapie.
A/B: Angehörige und Betroffene informieren: Sepsis meist lebensbedrohlich; früher Therapiebeginn entscheidend für Verlauf.

10 Infektiöse und entzündliche Erkrankungen des ZNS

► Meningitis (B2.5.1), ► Enzephalitis (B2.5.2), ► Hirnabszess (B2.5.3), ► zecken-bedingte ZNS-Infektionen (B2.5.4).

11 Multiresistente Staphylococcus aureus (MRSA)

P: Risikofaktoren: hohes Alter, Diabetes mellitus, Dialysepflicht, Immun-schwäche und -suppression, längere KH-Aufenthalte, längere Antibiotika-therapien, großflächige Wunden, chron. Hautläsionen (z. B. Ulcus cruris, Dekubitus), chir. Eingriffe, Behandlungen in Intensivpflegeeinheiten. Nicht-einhalten notwendiger Hygienestandards → Verbreitung resistenter Bakte-rienstämme, v. a. in KH und Pflegeheimen. Staphylococcus aureus meist durch Hände von Pflegenden und Ärzten übertragen → adäquate Hände-hygiene! **Empfehlungen** des **Robert Koch-Instituts** zur Prävention und Kontrolle von MRSA: frühzeitiges Erkennen, Nachweisen von MRSA-Stäm-men, Personalschulung, Information von Patienten und Angehörigen, kon-sequente Isolierung MRSA-kolonisierter oder -infizierter Patienten, Eradi-kation nasaler MRSA-Besiedlung, strikte Einhaltung d. Hygiene-M..

PM: Im KH und Pflegeheim Patienten in Sanierungsphase **isolieren** (ge-meinsame Unterbringung mehrerer MRSA-Patienten mögl.); Kontrollab-striche an betroffenen Körperregionen; bei Sepsis Blutkulturen abnehmen → negativ → Isolierung aufheben; Schutzkleidung, hygienische Händedes-infektion; Bett- und persönliche Wäsche 1× tägl. nach Körperpflege wech-seln; adäquate Müllentsorgung; Pflegeutensilien separat außerhalb des Pati-entenzimmers lagern, nur mit ins Zimmer nehmen, was gebraucht wird. Waschzusätze und Med. nach Anordnung. Duschen, Baden, Waschen (inkl. Haare) mit Dekontaminationspräparaten. Applikation antiseptischer Na-sensalbe. Körpernah getragene Gegenstände (Brille, Hörgerät) tägl. desinfi-zieren. Auf Deoroller, Lippenstift, Puderdosen etc. verzichten. Nach Sanie-rungsphase sämtliche Pflegeutensilien desinfizieren oder austauschen.

A/B: Besucher, Angehörige auf **Übertragungsgefahr** hinweisen → obligato-risch hygienische Händedesinfektion; sollten sich vom Hausarzt untersu-chen lassen und bis zum vorliegenden Ergebnis von gefährdeten Personen fern halten.

K1 Kommunikation beeinträchtigt (verbal, nonverbal)

Grundständige PD

Kommunikation, beeinträchtigt (verbal, nonverbal)*: Eingeschränkte oder fehlende Fähigkeit, Sprache und/oder nonverbale Ausdrucksmöglichkeiten zu gebrauchen oder zu verstehen*

Kennzeichen

Verbale Hinweise: Beobachtbare Schwierigkeit, sich zu äußern, z. B. Sprache, Lautbildung und Stimme sind verändert, stottert, spricht undeutlich; äußert Probleme beim Sprechen*

Veränderungen im Verhalten: Spricht nicht die ortsübliche Sprache, hat Mühe zu sprechen und sich zu äußern, will oder kann nicht sprechen; desorientiert; spricht verwaschen, z. B. nach Alkoholgenuss oder Medikamenteneinnahme*; Wortbildung, Satzformulierung und Gedanken aussprechen ist schwierig; spricht ununterbrochen*, Sprache kann nicht moduliert werden*; Aussagen entsprechen nicht dem beabsichtigten Inhalt*; benutzt averbale Zeichen*, z. B. Gesten, Gesichtsausdruck*, hilfesuchender Blick*, wendet sich ab*; ist depressiv*, frustriert*, wütend*, feindselig*

Veränderungen des Körpers: Dyspnoe, Verkrampfung des Zwerchfells*, Mitbewegung von Körperteilen z. B. beim Stottern*

NANDA-PD, Taxonomie

Kommunikation, verbal beeinträchtigt NANDA 00051
Bereitschaft für eine verbesserte Kommunikation (Gesundheitsdiagnose) NANDA 00157

1   Kriterien der Beobachtung

Entwicklungs- und altersbedingte Kommunikationsstörungen: Sprachentwicklungsverzögerung/-störung; Stimmstörung: Wechsel der Stimmlage (sehr hohe Stimme, Stimme »kippt« in Stresssituationen um). **Veränderte Stimmbildung:** Heiserkeit, Räusperzwang, Stimmermüdung. **Veränderte Lautstärke** (sehr leise Stimme durch Verletzung des N. recurrens nach Schilddrüsen-Op.). **Veränderter Stimmklang,** z. B. heisere/belegte Stimme, verzerrter Stimmklang, klanglose, matte Stimme, Stimmlosigkeit (Aphonie), Stimmverlust.

Ursachen: Intubation, Tracheotomie, Op.; Sprech- und Sprachstörungen: gestörter Sprechablauf, Sprachfluss bzw. Koordination; gestörte Wortbildung, -erinnerung, -verständnis; gestörtes Sprachverständnis; gestörte Artikulation: Stottern, Poltern, Stammeln (Dyslalie), Lispeln (Sigmatismus), Näseln, undeutliches Sprechen; angeborene oder grammatische Sprech- und Schreibschwächen durch Hirnschädigungen oder Entwicklungsstörungen; Veränderungen der nonverbalen Kommunikation: psychische Störungen (z. B. Depressionen), Lähmungen der Gesichtsmuskulatur, Paresen des N. facialis, psychogene Störungen oder Spasmen des N. facialis (Tics); Störung der Kommunikation: Ursachen beim Sender, beim Empfänger oder in der Übertragung der Informationen.

Beobachtungstechnik

PA: Kommunikationssituation klären: Kann der Patient laut, deutlich und über längere Zeit sprechen? In welcher Tonhöhe, Stimmstärke, Klangfarbe? Welche(n) Sprache, Dialekt spricht und versteht er? Sind Störungen der Lautbildung erkennbar? Versteht er Fragen und kann adäquat Auskunft geben?

- Hören Sie das Gesprochene gut?
- Spreche ich zu laut, zu leise oder zu schnell?
- Benutzen Sie Hilfsmittel (z. B. Hörgerät, Sprachcomputer) zur Kommunikation?
- Fällt Ihnen das Sprechen schwer, möchten Sie lieber etwas aufschreiben

PB: Mimik, Gestik beobachten: Hinweise auf best. Befinden, z. B. Schmerzen, Anstrengung, Angst. **Sprachfähigkeit testen:** Sprachstatus, altersentsprechende Sprachentwicklung, Wortschatz, grammatikalische Fähigkeiten, Intelligenz? Hörtest (≥ 4. Mo.), z. B. durch Ablenktest. Konzentration, Belastbarkeit: bei PM z. B. selbstpflegerische Aufgaben übertragen und beurteilen. Lese-, Schreib-, Rechentest: Lückentexte, Auffinden best. Buchstaben in einem Text, Verbinden von Zahlen (neurologische Störung?). Aachener Aphasietest (AAT). **Stimm-, Sprechorgane untersuchen:** visuell und manuell; Gesicht (Symmetrie der Gesichtshälften), Mund (öffnen, schließen),

Lippen (aufeinander pressen, Kussmund, Mundwinkel breit ziehen), Zunge (herausstrecken, nach hinten ziehen, an Gaumen legen) und Zähnen (gesunde eigene Zähne, gut sitzende Zahnprothese).

PZ: Der Patient

- versteht akustische Informationen,
- kann sich adäquat verbal und nonverbal mitteilen,
- nimmt an gezielten Übungen zur Verbesserung der Gesprächsführung teil.

2 Pflegetherapeutisches Konzept

P: Sich auf Gespräche vorbereiten, bei Unklarheiten nachfragen, Wichtiges wiederholen, Gesprächsergebnisse zusammenfassen; Sprachniveau, Lautstärke auf Gesprächspartner abstimmen, Gefühle mitteilen. Altersentspr. Sprach- und Stimmentwicklung unterstützen; Sprache korrigieren; Störungen von Gehör und Sprachvermögen vorbeugen; bei Kindern aufpassen, ob sie auf Geräusche reagieren; loben; selbst langsam und deutlich sprechen; Kind beim Sprechen anschauen. Stimme und Sprache erhalten: Sprech-, Gesangs-, Atem-, Lese-, Schreib-, Grammatikübungen, Übungen der Gesichtsmuskeln. Rauchen, Überanstrengung vermeiden.

PM: **Nonverbal kommunizieren. Gespräche optimieren:** direkt mit Namen ansprechen; Störfaktoren ausschalten; aktiv zuhören; Fragen stellen; Feedback geben/annehmen; nachfragen bei Unklarheiten/Unverständnis; Anweisung geben: klar, eindeutig, unmissverständlich. **Gesprächsarten anwenden,** z. B. beruhigend, angstreduzierend, tröstend, motivierend, Konflikt-, PA-Gespräch. **Sprache schulen,** Zusammenarbeit mit Logopäden; Sprechmuskulatur trainieren; Kommunikation trainieren. **Gebärdensprache einsetzen,** z. B. Lautsprache, Fingeralphabet. **Kommunikationshilfsmittel nutzen,** z. B. Buchstabentafeln, Sprachcomputer. **Rhythmisch singen. Gesicht stimulieren, Wahrnehmung fördern.**

A/B: Patienten, Angehörige im Umgang mit Hilfsmitteln (Hörgerät, Trachealkanüle etc.) anleiten. Über Selbsthilfegruppen und Möglichkeiten zur besseren Verständigung bei Hörschwächen oder Schwerhörigkeit informieren.

3 Sprechfehler und Sprachlosigkeit

3.1 Stottern (Balbuties)

P: Nur eingeschränkt mögl.; mit Kind beschäftigen, ihm Lust zum Sprechen, Lesen, Schreiben machen, Fehler nicht zu streng korrigieren; offen mit Stottersymptomatik umgehen; Selbstbewusstsein vermitteln. Therapien nur mit Einverständnis des Kindes.
PM: Betroffene, Angehörige über verhaltenstherapeutische Sprachtrainings mit ergänzenden psychotherapeutischen Elementen informieren, Sprechübungen, Hilfen zur Bewältigung der Stotter- bzw. Sprechangst.
A/B: Mit Stotterern umgehen: sich selbst zurückzuhalten; Verhalten wie mit jedem anderen; beim Reden anschauen, nicht wegschauen (!) → verunsichert noch mehr; Zeit nehmen, zuhören, ausreden lassen: Kind nicht (!) bei Stottern zu besserem Sprechen ermahnen, mehr Aufmerksamkeit schenken.

3.2 Totaler und selektiver Mutismus (Stummheit)

PM: Vertrauen aufbauen (Bezugspflege), ausgewogenes Maß von Nähe und Distanz → schützt vor weiteren Rückzugstendenzen (darf sich weder einsam noch überfordert fühlen); klare Regeln zur besseren Orientierung in der Umwelt; Aktivitäten zur Körperwahrnehmung und Vertrauensbildung.
A/B: Tipps für Eltern: Umfeld aufklären. Kind unterstützen, z. B. Liebe zeigen und Zeit nehmen; ganz normal mit dem Kind reden, Gelegenheit zum Sprechen geben, zuhören, etwas zutrauen, nicht ständig zum Reden auffordern, ausreden lassen.

4 Organisch bedingte Sprech- und Sprachstörungen

4.1 Aphasie (Zentrale Sprachstörung)

P: Risikofaktoren frühzeitig behandeln, z. B. Hypertonie, Thromboembolie, um Gefäßverschluss im Bereich der A. cerebri media (Schlaganfall) zu verhindern.
SM: Bei akuter Sprachstörung: vitale Gefährdung prüfen → Herz-Kreislauf, Atmung, neurologische Kontrollen, z. B. Pupillenreaktion, Koordination, Reflexe, Sensibilität. Arzt informieren. Ggf. hirn- und blutdruckentlastende M.; Schmerzen reduzieren, Oberkörper hoch positionieren, Umgebungs-

reize reduzieren (Licht, Geräusche); O_2-Gabe (bei Hypoxie). Vorläufig nicht essen und trinken → ❶ **Gefahr:** Schluckstörungen mit Aspirationsgefahr!
PM: Aphasieformen **unterscheiden:** sensorische (rezeptive), motorische (expressive), amnestische, globale, Broca-, Wernicke-Aphasie. Nonverbale **Hilfsmittel** auswählen, bereitstellen, z. B. Schreibtafeln, Piktogramme, Kommunikationsbücher mit wichtigsten Gegenständen und Handlungen des Alltags. Patienten durch Kommunikation nicht überfordern, Sprachproduktion anregen. Bei Lähmungserscheinungen: Übungen mit Mund, Zunge vor dem Spiegel → verbessern Sprachfähigkeit. Begleitsymptome mindern, z. B. Störung der Merkfähigkeit, Gesichtsfeldeinschränkung.
A/B: Angehörige über M. zur Anregung der Sprachproduktion informieren; frühe logopädische Therapie.

4.2 Dysarthrie (Sprechstörungen)

SM: ▸ Aphasie (K1.4.1).
PM: Trotz Störung der Artikulation mit Patienten reden. Ist Sprachverständnis erhalten, kann Patient schreiben → schriftlich kommunizieren (dauert länger, aber weniger missverständlich). Evtl. mit Hilfsmitteln kommunizieren, z. B. Computer mit synthetischer Sprachausgabe.

K2 Kooperationsbereitschaft fehlend (Noncompliance, Therapieverweigerung)

Grundständige PD

Kooperationsbereitschaft fehlend (Noncompliance, Therapieverweigerung): Fehlende Bereitschaft, therapeutische Maßnahmen bzw. Behandlungsempfehlungen umzusetzen*

Gesundheitsdiagnose/Bereitschaft für ein verbessertes Therapiemanagement: Wünscht Unterstützung bei Krankheitsbewältigung, um sich gesund zu halten, hält Behandlungsprogramm ein, übt präventive Maßnahmen aus (z. B. Sport, ausgewogene Ernährung)*

Kennzeichen

Verbale Hinweise: Äußert Unmut bzgl. der empfohlenen Maßnahmen*; erklärt, die Therapie nicht einzuhalten oder verneint sie*; spricht nicht über seine Krankheit*; gibt vor, gesund zu sein*

Veränderungen im Verhalten: Wehrt Maßnahmen ab*; verhält sich unnahbar, reserviert, verschlossen, widerstrebend, ggf. aggressiv*; hält keine Termine ein; nimmt Medikamente nicht oder unregelmäßig ein*; hält keine Diät*; sorgt nicht für seine Gesundheit (z. B. Sport)*; macht nicht das, was Therapeuten raten oder verordnen; macht keine Fortschritte

Veränderungen des Körpers: Verschlechterung messbarer und beobachtbarer Merkmale (z. B. Gewichtszunahme, obwohl Betroffener abnehmen soll)

NANDA-PD, Taxonomie

Unwirksames Therapiemanagement NANDA 00078
Kooperationsbereitschaft fehlend NANDA 00079
Unwirksames familiäres Therapiemanagement NANDA 00080
Unwirksames gemeinschaftliches Therapiemanagement NANDA 00081
Wirksames Therapiemanagement (Gesundheitsdiagnose) NANDA 00082
Bereitschaft für ein verbessertes Therapiemanagement NANDA 000162

1   Kriterien der Beobachtung

Kooperationsverhalten einschätzen: Kooperationsbereitschaft fehlend, z. B. Pflegebedürftiger führt Anordnungen, Empfehlungen nur z. T. aus oder handhabt sie auf eigene Weise; verweigert Anordnungen, Behandlungsempfehlungen; täuscht vor, Anordnungen befolgt zu haben; beteiligt sich nicht an PM; weigert sich, PM zu lernen oder verweigert begonnene M. abrupt.

Beobachtungstechnik

PA: Wie erleben Sie Ihre momentane Situation? Was macht Ihnen zurzeit am meisten zu schaffen?

- Wie äußern sich Ihre Beschwerden? Welche Beeinträchtigungen haben Sie dadurch?
- Mussten Sie Gewohnheiten dadurch ändern? Wenn ja, war das sehr belastend für Sie?
- Benötigen Sie jetzt Hilfe? Wenn ja, wobei?
- Gibt es Verhaltensweisen, die Ihre Beschwerden verschlimmern/verbessern?
- Was glauben Sie, können Sie selbst dazu beitragen, damit die Beschwerden nachlassen?
- Was wissen Sie über Ihre Beeinträchtigungen?
- Können Sie jemanden um Rat fragen, wenn Sie sich nicht wohl fühlen?
- Was macht Ihnen am meisten Sorgen bzgl. der erforderlichen PM?
- Ängstigt Sie etwas? Wenn ja, wovor haben Sie Angst?
- Was könnte Ihnen den Aufenthalt hier erleichtern, welche Erwartungen haben Sie an die Pflegenden?

PB: Bewusst darauf achten, keine Vorurteile zu entwickeln. Verhalten, verbale und nonverbale Mitteilungen beobachten. Messungen weisen evtl. darauf hin, dass best. M. nicht eingehalten werden. Gespräche → Vertrauensbasis schaffen, Formulierung von Zielen und pflegerischen M., Informationen, wertschätzende Kommentare. Keine Missbilligungen, Belehrungen oder Ermahnungen!
PZ: Der Pflegebedürftige
- beschreibt Strategien, wie er seine Schmerzen verringern kann,
- duscht zu einer selbst gewählten Tageszeit,
- lockert seine Gelenke und wartet, bis Medikamente wirken, bevor er sich anzieht,
- entwickelt Maßnahmen, um Medikamenteneinnahme an beruflichen Tagesablauf anzupassen.

2   Pflegetherapeutisches Konzept

P: Verhalten von Pflegenden, Ärzten beeinflusst Kooperation von Pflegebedürftigen. Bewertung der 1. Kontaktaufnahme (vom Pflegenden und vom Patienten) ist für weitere Interaktion entscheidend: Wertschätzung signalisieren, einfühlsam reagieren, informieren (z. B. über Wirkungen/NW geplanter M. sowie Begründung für die M.), motivieren.

PM: Hinweise zur richtigen Informationsgabe. Vertrauensbasis schaffen. Kompromiss oder Einsicht erzielen. Ziele verhandeln, vereinbaren, evaluieren. Entscheidungen von Pflegebedürftigen akzeptieren. ❶ **Wichtig:** Je geringer erforderliche Änderungen des Lebensstils, desto höher die Compliance!

A/B: Angehörige in Pflegeprozesse einbeziehen → können evtl. Hinweise geben, wie Kooperationsbereitschaft hergestellt werden kann.

3   Jugendlicher Diabetiker

P: Vertrauensvolle Umgebung schaffen: Wertschätzung, Akzeptanz, Echtheit, aktives Zuhören. Auf Qualität der Interaktionen achten. Eigenes Tun reflektieren: Vertrauen, Akzeptanz, geteilte Verantwortung, Entscheidungsspielräume gewährleisten.

PM: Verweigerung von Therapieangeboten → keine voreilige Bezeichnung »Noncompliance« → kann schnell zu Stigmatisierung führen und Betroffene zu unbeliebten Pflegebedürftigen degradieren; Compliance fördern. Situation einschätzen – Barrieren ermitteln; Sorgen, Ängste ergründen, Zugang finden, erklären, schulen, loben. **Direkter Krankheitsbezug:** Strategien zur Alltagsbewältigung erarbeiten, soziale Unterstützungsressourcen mobilisieren, Kontakt zu Selbsthilfegruppen herstellen. **Indirekter Krankheitsbezug:** Änderung des Lebensstils, z. B. Berufswahl besprechen.

A/B: Bei Angehörigen für Verständnis werben, deutlich machen, dass Einsicht und manche Entscheidungen Zeit benötigen. Vermitteln, dass Betroffenen zusteht, »Nein« zu sagen → aus eigener Überzeugung entscheiden, nicht anderen zuliebe.

K3 Körperbildstörung/Neglect

Grundständige PD

Körperbildstörung: Eingeschränkte oder fehlende Wahrnehmung in Bezug auf Eigenschaften, Funktionen oder Grenzen des Körpers oder von Körperbereichen oder -teilen*

Neglect: Vernachlässigung von Körperbereichen oder -teilen*

Kennzeichen

Verbale Hinweise: Äußert Angst vor Ablehnung oder Reaktionen anderer über Veränderung der Lebensweise; Ausrichtung auf frühere Kräfte, Funktion oder Erscheinung; negative Gefühle zum eigenen Körper, Gefühle der Hilflosigkeit, Hoffnungslosigkeit und Machtlosigkeit, Sorge um die Veränderung oder den Verlust

Veränderungen im Verhalten: Weigert sich, die tatsächliche Veränderung anzuerkennen; überbetont noch vorhandene Kräfte und Leistung (Grandiosität), personalisiert den Körperteil oder den Verlust durch Namensgebung, depersonalisiert den Körperteil oder den Verlust durch sachliche Fürwörter (z. B. »es«, »das da unten«); erweitert körperliche Grenzen, um Gegenstände der Umgebung einzuverleiben; berührt und betrachtet nicht den Körperteil, verdeckt oder entblößt den Körperteil, Veränderung der Beziehung des Körpers zum Raum (räumliches Orientierungsvermögen)

Veränderungen des Körpers: Fehlender Körperteil, Veränderung in Struktur und/oder Funktion

Seelische Veränderungen: Trauma in Bezug auf den nicht funktionierenden Körperteil, soziale Anteilnahme ist verändert

NANDA-PD, Taxonomie

Körperbildstörung NANDA 00118
Neglect, halbseitig NANDA 00123

1   Kriterien der Beobachtung

Zeichen, Sichtbar: Funktionseinschränkungen, Fehlbildungen, Lähmungen, Verbrennungen, Gliedmaßenverlust. **Unsichtbar:** veränderte Empfindungen (z. B. Querschnittslähmung → Körper nicht oder nur z. T. spürbar); bei unverändertem Körperbild (z. B. Phantomschmerzen/-glieder → Empfinden bzgl. Körper noch nicht an Verlust angepasst).

Arten der Körperbildstörung: Neglect, Anosognosie (eigene Krankheit wird nicht erkannt, Bewusstsein für die Krankheit bzw. Behinderung fehlt); Schwindel, Körperbildverzerrungen; motorische, konstruktionale Apraxie, Akalkulie, Agraphie.

Beobachtungstechnik

PA: Ausmaß der Störung erkennen; angeborene und erworbene Einschränkungen differenzieren.

- Wie empfinden Sie Ihren Körper, sind Sie mit ihm zufrieden und fühlen sich wohl in ihm?
- Haben sich Ihre Empfindungen bezogen auf den veränderten Körper gewandelt?
- Wie möchten Sie Ihren Körper anderen gegenüber zeigen?
- Hat sich Ihre Lebensweise geändert, wenn ja, wie?
- Haben Sie Angst vor Ablehnung oder den Reaktionen anderer Menschen?
- Haben Sie eine Veränderung Ihrer früheren Kraft und Ausdauer bemerkt?
- Haben Sie Sorge um die Veränderung oder den Verlust der eigenen Persönlichkeit?
- Haben Sie Probleme, die tatsächliche Veränderung anzuerkennen?
- Können Sie Ihre körperliche Kraft richtig einschätzen?
- Warum verwenden Sie Namen für best. Körperteile?

PB: Defizit best. Patient, indem er Körperempfinden aufschreibt oder -grenzen aufmalt. Selbsteinschätzung bei unsichtbaren Zeichen ist schwer zu ermitteln. Mit Betroffenem sprechen, Verhalten beobachten, z. B. Körperpräsentation.
P/Z: Der Patient
- nimmt Körperbildstörung wahr, akzeptiert und kompensiert sie,
- spricht aus, die körperlichen Veränderungen zu verstehen,
- übernimmt neue Bewältigungsstrategien,
- erkennt und integriert Veränderung in sein Selbstkonzept,
- benutzt Hilfsmittel/Prothesen korrekt.

2   Pflegetherapeutisches Konzept

P: Schutz vor Verletzungen und Krankheiten, z. B. gesunde Lebensführung beugt Apoplex vor; Selbstwertgefühl stärken; offen für Andersartiges sein; sich selbst akzeptieren und mögen.

PM: **Akzeptanz fördern. Stimulationsübungen. Bobathkonzept rund um die Uhr anwenden. Körpersprache einsetzen. Abwehrstrategien zugestehen. Körperliche Veränderungen kaschieren. Gleichgewichtsübungen/-training. Geh-/Stehtraining. Positives Feedback geben.**

A/B: Pflegende müssen wissen, ob sie mit Betroffenem offen reden können oder Sachverhalt behutsam, d. h. in kleinen Schritten, vermitteln (Überforderung vermeiden); Kontakte zu Selbsthilfegruppen herstellen.

3   Körperbildveränderungen

3.1   Entstellt – Gliedmaßenverlust und Verbrennung

PM: Entstellte Körperbereiche kaschieren, wenn Patient es wünscht; Selbstwertgefühl stärken (äußeres Erscheinungsbild ist nicht alles!). Selbstbewusstsein stärken und Integration fördern z. B. durch Gesprächstherapie mit Krisen-/Konfliktmanagement (bei Beziehungsproblemen mit Bezugspersonen); Bewältigungsarbeit in Alltagssituationen unterstützen (Autofahren lernen mit Beinprothese); Training und Ausbau vorhandener Ressourcen (Frauen ggf. tägl. Schminken).

A/B: Kränkungen (z. B. gehänselt, gemieden, ausgeschlossen werden) sind nicht einfach zu bewältigen → starkes Selbstbewusstsein, gewisse Portion Selbstironie und offensiver Umgang mit der Einschränkung erleichtern Kontakt zu anderen. Diese Fähigkeiten gezielt trainieren und einüben.

4   Lähmung – zentral – peripher – myogen

4.1   Monoplegie (Lähmung einer Extremität)

P: Länger andauernde Positionen, die evtl. zu Nervenabklemmungen führen, vermeiden, z. B. langes Hocken/Knien.

PM: Gezielte Kontraktur-/Arthroseprophylaxe der gelähmten Muskeln und inaktiven Gelenke; Gelenke mehrmals tägl. Bewegen, physiologisch positionieren; ggf. physikalische M., Muskelaufbautraining.

A/B: Anleiten bei Bewegungsübungen, selbstständige Ausführung anstreben
→ verhindert Bewegungseinschränkungen. Bei kompletter Lähmung mit
Sensibilitätsverlust anleiten, betroffene Extremität stets im Blickfeld zu haben und physiologisch zu positionieren. Gelähmter Arm kann zeitweise in
Armschlinge getragen werden. Betroffene Extremität vor extremer Kälte
und Hitze schützten (wg. Sensibilitätsverlust)!

4.2   Hemiplegie/Apoplexie (Apoplexia cerebri)

P: **Risikofaktoren** (Arteriosklerose, arterielle Hypertonie, Nikotinabusus)
frühzeitig erkennen und therapieren. Herzrhythmusstörungen und Hypertonie medikamentös therapieren. Bei Vorboten des Apoplex sofort Arzt aufsuchen: transitorische ischämische Attacke (TIA) → Rückbildung neurologischer Ausfälle nach min bis maximal 24 h; prolongiertes neurologisches
Defizit (PRIND) → Rückbildung neurologischer Ausfälle nach > 24 h; progressive Strokes (PS) → neurologische Ausfälle mit zunehmender Symptomatik, z. T. reversibel. Apoplexrezidiv: meist durch Azetylsalizylsäure (Aspirin, 100–300 mg/d) zu verhindern.
SM: TIA, PRIND, PS → sofortige KH-Einweisung. Sofortiges Handeln ist
lebenswichtig → ggf. Fibrinolysetherapie und Intensivbetreuung auf »Stro-
ke-Unit«.
PM: Bobath-Konzept umsetzen; kinästhetische Prinzipien, Basale Stimulation berücksichtigen; Ansprache; ermutigen; konsequente positive Unterstützung; für ruhige Umgebung sorgen; eindeutig, portioniert, exakt und wiederholt informieren; wenig Input geben. Bewegen und positionieren, bei jedem Handling zuerst stabilisieren, dann mobilisieren. Essen und Trinken
unterstützen; Körper- und Mundpflege vornehmen; normale Bewegungsabläufe initiieren, einüben unter aktiver Patientenmitarbeit; orientierendes
Waschen, z. B. Massagewaschlappen, raues Handtuch, kühles und/oder
warmes Wasser benutzen, Waschung mit spürbar festem Druck ausüben;
Mundpflege; An- und Ausziehen trainieren; Ausscheidungen unterstützen.
A/B: Nach KH-Aufenthalt i. d. R. AHB für mehrere Wo. ambulante Versorgung zu Hause → Hilfsmittel verordnen lassen, z. B. Inkontinenzhilfsmittel,
Rollstuhl, Toilettensitzerhöhung, Badehilfen. Antrag auf Leistungen der
Pflegeversicherung stellen, ggf. ambulanten Pflegedienst hinzuziehen. Je
nach Patientensituation: Behindertensport, Psychotherapie, zur Teilnahme
an Selbsthilfegruppe ermuntern. Infos: www.schlaganfall-hilfe.de

5   Hernien (Leisten-, Schenkel-, Nabel- und Narbenhernien)

P: Risikofaktoren: ↑intraabdomineller Druck, z. B. wg. Schwangerschaft, chron. Obstipation, Aszites, Bindegewebeschwäche, Adipositas. Nach Hernien-Op. Rezidive vermeiden: 2–3 Wo. post-op. beim Niesen, Husten mit Hand auf Narbe drücken; schwere körperliche Belastung erst ca. 12 Wo. post-op.

SM: Inkarzerierte Hernien sofort reponieren, d. h. nach Analgesie durch Druck von außen in Bauchhöhle zurückdrücken oder, wenn unmöglich, op. Reposition.

PM: Konservative Versorgung: Bruchband anlegen. Op: Op.-Gebiet rasieren; prä-op. überwachen, möglichst schmerzfrei positionieren, d. h. in Rückenlage mit etwa 30° erhöhtem Oberkörper. Hodenbänkchen bei Hodenschwellung. Am 1. d post-op. ohne Anspannen der Bauchmuskulatur mobilisieren → beim En-bloc-Aufstehen unterstützen (Patient hält beide Hände fest auf Op.-Gebiet); ruckartige Bewegungen vermeiden; bei Inkarzeration: Ileussymptomatik mit Abwehrspannung, Erbrechen, Stuhlverhalten, Fieber, ggf. Schocksymptomatik → sofort Arzt verständigen!

A/B: Prä-op. zum En-bloc-Aufstehen anleiten, über post-op. Verhaltens-M. aufklären.

K4 Körperschädigung, Gefahr/Körperschädigung

Grundständige PD
Körperschädigung, Gefahr/Körperschädigung*: Gefahr einer Störung der Körperfunktionen bzw. Verletzung des Körpers oder Kennzeichen einer bestehenden Körperschädigung (z. B. Wunde)*

Risikofaktoren/Körperschädigung, Gefahr:
Individuell: Schwächezustand*, Sehbehinderung, Gleichgewichtstörungen, vermindertes Temperaturempfinden und/oder taktiles Empfindungsvermögen, verminderte grob- und feinmotorische Koordination*, verminderte Hand-/Augenkoordination, fehlende Ausbildung in Sicherheitsbelangen, unzureichende finanzielle Mittel für Sicherheitsausrüstungen oder deren Reparatur, eingeschränkte Intelligenz, Wut*, Jähzorn*, verminderte Hemmschwelle für Gewalt*, Medikamentenwirkung (z. B. Schlafmittel), Rauschzustände* (z. B. Alkoholgenuss), Nichteinhalten von Sicherheitsvorschriften (z. B. Nichtanschnallen) usw.
Umweltbedingt: Rutschige Böden*, Schnee oder Eis auf Treppen oder Gehsteigen, nicht befestigte Teppiche, Badewanne ohne Handgriff oder Gleitschutz, Gebrauch wackliger Leitern oder Stühle, Bewegen in dunkler Umgebung, unsicheres Schuhwerk*, wackelndes oder fehlendes Treppengeländer, unbefestigte elektrische Leitungen, hohe Betten, Abfall oder Flüssigkeit auf dem Boden/im Treppenhaus, versperrte Durchgänge, mangelnde Beaufsichtigung, Nicht-einschätzen-Können von Gefahren, ungeeignetes Spielzeug usw.

Kennzeichen
Verbale Hinweise: Äußert Schmerzen*, Angst*, Bewegungseinschränkung; beschreibt den Unfallhergang und die Verletzung*, stöhnt*, jammert*
Veränderungen im Verhalten: Bewegt sich unphysiologisch*, schont Körperteile*, sucht nach Hilfe*, weint*, ist aufgeregt; panisch, ohnmächtig* (z. B. bei Stromschlag)

Veränderungen des Körpers: Wunden*, Blasenbildung der Haut, Blutungen*, Hämatome*, Schwellungen, schmerzverzerrtes Gesicht, Fehlstellung von Körpergliedern*, abgetrennte Körperteile*, ggf. kaltschweißig, Tachy- oder Bradykardie*, Hypo- oder Hypertonie*

NANDA-PD, Taxonomie

Körperschädigung, Gefahr NANDA 00035
Verletzungsgefahr NANDA 00038
Periphere neurovaskuläre Störung, Gefahr NANDA 00086
Perioperativer Positionierungsschaden NANDA 00087

1   Kriterien der Beobachtung

Körperschädigung ohne Stabilitätsverlust: Dehnung, Zerrung, Verstauchung, Faserriss (Distorsion), Quetschung/Prellung (Kontusion), Wunde, Fissur, Infraktion. **Mit Stabilitätsverlust:** Ausrenkung, Verrenkung (Luxation, Subluxation), Verdrehung (Torsion), Fraktur, (knöcherner) Bandab-/-einriss (Bandruptur), Faszien-, Muskelverletzungen (Muskelfaserriss), Sehnenverletzung (Ab-/Einriss). **Kontusion:** schmerzhafte Bewegungseinschränkung oft mit Schwellung, bei intraartikulären Verletzungen mit Gelenkerguss. **Distorsion:** Druck- und Bewegungsschmerzen im Gelenk, Weichteilschwellung, Hämatom- und intraartikuläre Ergussbildung. **Luxation:** Dehnung oder Zerreißung des Kapsel-Band-Apparats mit Verschiebung der Knochen zueinander. **Fraktur.**
– **Frakturzeichen, sichere:** grobe Fehlstellung, abnorme Beweglichkeit, auffällige Deformierung, spürbares Knochenreiben (Krepitation), Knochenfragmente in offenen Wunden. **Unsichere:** Schwellung, Bluterguss, starker Schmerz, Funktionsausfall, Funktionsbehinderung

Beobachtungstechnik
PA: Beschwerden nach Unfall bzw. Verletzung ermitteln:

– Haben Sie Schmerzen? Wenn ja, seit wann, wo genau?
– Welcher Art ist der Schmerz (brennend, ziehend, kontinuierlich)?
– Hatten Sie einen Unfall? Wenn ja, welcher Art und wann?
– Welche Verletzungen haben Sie davongetragen?

Gefahrenpotenzial für Körperschädigung ermitteln:

- Sind Sie Risikofaktoren ausgesetzt? Wenn ja, welchen (Lärmbelastung, risikoreicher Beruf)?
- Leiden Sie unter Diabetes mellitus, Sensibilitätsstörungen etc.? Wenn ja, seit wann?
- Leben Sie allein in einer/m Wohnung/Haus (in welchem Stockwerk, mit/ohne Lift)?
- Inwieweit können/konnten Sie sich bewegen/selbst versorgen?
- Treiben Sie Sport? Wenn ja, welchen und wie oft?
- Rauchen Sie und wie viel?

PB: Bei PA Mimik, Gestik beobachten → Hinweise auf Schmerzen, Ängste, Sorgen; auffallende Schweißproduktion → Fieber; kalter Schweiß → Schock. Ausmaß der Körperschäden ermitteln: DMS (Durchblutung, Motorik, Sensibilität) des betroffenen Körperteils, gerade Haltung, Bewegungsabläufe, Gleichgewichtsstörungen, Schonhaltung. ❶ **Vorsicht:** Meist Schmerzen vorhanden!

PZ: Der Patient
- kennt die Risikofaktoren,
- zeigt Verhaltensweisen bzw. Änderungen in der Lebensweise, um Risikofaktoren zu vermindern und sich vor Verletzungen zu schützen,
- demonstriert sicherheitsbewusstes Verhalten.

2 Pflegetherapeutisches Konzept

P: Körperschädigung vermeiden; Sturzprophylaxe umsetzen; Brandschutzprogramme beachten.

PM: Schienen, ruhigstellende Verbände, z. B. Schienen anlegen (▶ Tab. K4.1), Motorschienen. **Extensionen anwenden, überwachen. Gips, Cast anlegen. Stumpfpflege:** Nachblutungsgefahr/Wundheilungsstörungen erkennen, Stumpf wickeln, Stürze, Immobilität, Muskelatrophie vermeiden, Thrombose-, Pneumonie-, Dekubitus-, Kontrakturprophylaxe; Druck-, Scheuerstellen, Wundekzeme vermeiden; Phantomschmerzen begegnen. **Prothesen anwenden:** z. B. Interims-, Dauerprothese, pneumatische Prothesen. **Gehhilfe auswählen, anpassen, anwenden. Schutzmaßnahmen:** Unfallverhütungsvorschriften beachten: Selbstschutz-M.

A/B: Bei Amputation AHB. **Entlassungsberatung:** über **Risikofaktoren**, Stoffwechselstörungen (z. B. Diabetes mellitus, Hyperlipidämie), Hypertonie, Trägheit, sozialer Stress, Rauchen. Empfehlen: Gefäßtraining (Wandern, weite Kleidung, Gymnastik bei langem Sitzen), gesundheitsbewusste Ernährung, evtl. med. Einstellung einer Stoffwechselerkrankung, Psychohygiene (Stressbewältigung). **Informieren über:** Reha-M., Selbsthilfegruppen, Hilfsmittel, Umschulungsmöglichkeiten, Kontrolluntersuchungen, Prothesenschulung.

3   Knöcherne und Weichteilverletzungen

3.1   Frakturen

P: Bei Osteoporose ggf. Med.; Sturzprophylaxe; Stressvermeidung. Bei offener Fraktur: Risikozunahme einer Knochen- und/oder Weichteilinfektion mit Größe der Verletzung → am Unfallort angelegte keimfreie Abdeckung erst im OP entfernen!

SM: Sichere, unsichere Frakturzeichen. Inspektion, Palpation der traumatisierten Körperregion (Durchblutung durch Tasten der Fußpulse, Sensibilität und Beschaffenheit von Weichteilen und Knochen prüfen). Erste Hilfe: sofort ruhigstellen, schienen mit Verbandmaterialien oder Gebrauchsgegenständen (Tasche, Ast). Offene Brüche, blutende Wunden → abdecken mit sterilem Verband (oder sauberen, nicht fusselnden Tüchern), ggf. Druckverband.

PM: Konservative Therapie: Gips, Extensionen. Bei Osteosynthese Op.: Op-Vorbereitung; post-op.-M.; operierte Extremität erhöht, funktionell positionieren (vermeidet post-op. Schwellungen), Position, Sitz der Schiene, korrekte Polsterung, DMS kontrollieren; bequeme, schmerzreduzierende Positionierung; Dekubitusprophylaxe; meist Frühmobilisation (übungsstabil).

A/B: Patienten je nach Fähigkeit, Kooperationsvermögen zur Selbstkontrolle anleiten (Position auf Schiene). Entlassung vorbereiten: Hilfsmittel (Unterarmgehstützen, Rollstuhl, etc.), Benutzung erläutern, einüben. Über **Frakturkrankheit** (Muskel-, Knorpel- oder Knochenatrophie, Schrumpfung der Gelenkkapsel und Bänder, chron. örtlich Störung der Blutzirkulation) aufklären, Symptome ausführlich besprechen. Bei längerfristigen Einschränkungen: Veränderungen in der Wohnung durch Sozialdienst einleiten, häusliche Pflege durch ambulanten Pflegedienst unterstützen. Nach endoprothetischer Versorgung: AHB, ggf. ambulante Rehabilitation mit Physio- oder Ergotherapie.

3.2   Luxationen (unvollständige oder vollkommene)

P: Bei Schenkelhalsfrakturen: Bein flach in Schiene positionieren, Fuß liegt gerade in Schiene.

SM: Gelenk ruhigstellen, kühlen (erleichtert spätere Einrenkung), Hochpositionierung. Erste Hilfe bei Schulterluxation: Ruhigstellung mit 2 Dreieckstüchern (eins trägt den Arm, das andere fixiert Arm am Rumpf).

PM: Luxation erkennen; **sichere Zeichen:** Fehlstellung, Deformierung der Gelenkkontur durch abnorme Lage; **unsichere Zeichen:** Schmerzen, Funktionsbeeinträchtigung, Schwellung, Bluterguss. Bei Hüftgelenkluxation im Säuglingsalter: auf Anordnung Spreizhose. Bei Schulterluxation: häufig Desault- oder Gilchrist-Verband. Bei op.-Versorgung: post-op. überwachen; Ruhigstellung durch Verband, Schiene oder Gips; frühzeitige, vorsichtige Mobilisation nach Anordnung.

A/B: ❶ **Achtung:** Bei »Schlottergelenk« kann schon Händeschütteln zur Luxation führen!

3.3   Gliedmaßenverlust

P: Intensive Fußpflege beim diabetischen Fußsyndrom, gut eingestellter Diabetes mellitus, Raucherentwöhnung, Infektionsprophylaxe, Hautpflege bei Diabetikern und Patienten mit pAVK, Sicherheitsvorschriften einhalten; Tetanusschutz überprüfen → ggf. aufzufrischen.

SM: Bei traumatischen Amputationen: u. U. Replantation. Voraussetzungen: schnelle und richtige Versorgung von Stumpf und Amputat am Unfallort, glatte Amputationsränder (keine ausgedehnten Quetschungen), geringe Begleitverletzungen; korrekter, schneller Transport des Amputats. Erst Verletzten versorgen, dann Amputat!

PM: Stumpfpflege, Prophylaxen, Mobilisieren; Op.-Vorbereitung; zur Stärkung des Selbstbewusstseins vertrauensvolle Beziehung aufbauen; post-op. Tätigkeiten einüben (z. B. Gehen mit Gehhilfen; isotonische, isometrische Muskelübungen; Miktion in flacher Rückenlage). Psychisch betreuen; einfühlsam auf Situation eingehen; Auseinandersetzung mit verändertem Körperbild fördern.

A/B: Angehörige von Anfang an einbeziehen; AHB und Prothesenversorgung besprechen; auf evtl. notwendige Umschulungs-M., berufliche Wiedereingliederung, Beantragung eines Schwerbehindertenausweises hinweisen. Infos: *Amputierten-Initiative e. V., www.amputierten-initiative e. V.de*; Tel. 030–803.26.75; Zeitschrift: www.handicap.de

4 Gelenk-, Sehnen- und Bänderläsionen (endogene, exogene)

4.1 Muskelzerrung, Muskelfaserriss, Muskelriss

P: Vor Sport ausreichend aufwärmen, Belastung dem Trainingszustand anpassen, langsam aufbauendes Training, Dehnübungen, ggf. Massage, entspr. Kleidung insb. bei Kälte, ausreichende Flüssigkeits- und Elektrolytzufuhr.
SM: Muskelzerrung: 20 min großflächig kühlen, bis zu 15× passive Dehnung bzw. aktives An- und Entspannen gezerrter Muskeln über 7–10 s.;
PECH-Regel: Muskelfaserriss: Kompressionsverband anlegen, kühlen innerhalb von 30 min → Hämatombildung, -ausdehnung ↓; Hochpositionierung, Muskelentlastung.
PM: Je nach Zustand unterstützen; Kälteanwendungen; Verband anlegen, überwachen; Gehhilfen einsetzen; medizinische Therapie unterstützen.
Leichte Zerrung, Faserriss 1. Grades: 15–20 min per Eismassage, statisches Dehnen (nach 3–4 d wieder belasten). **Muskelfaseriss 2.–3. Grades:** Eiskompressenverband, abschwellende Salbenverbände, funktionelle Tape-Verband, Antiphlogistika, Fibrinolytika, Muskelrelaxanzien, Elektrotherapie. Ab 4. d: Interferenzstrom und Ultraschall. Bei op.-Versorgung: periop.-M.
A/B: Komplikationen, z. B. Vernarbung, können bei großen Belastungen zu erneuten Muskelverletzungen führen. Klassische Komplikation: Myositis ossificans mit Verknöcherungen: ggf. Op.; bei Zysten (verkapselte, nichtabsorbierte Blutergüsse) ggf. op. Entfernung.

4.2 Achillessehnenruptur (vollständig/unvollständig)

P: ▶ Bandverletzungen (▶ K4.4.3).
SM: Betroffenen Fuß sofort entlasten, ruhigstellen, kühlen (PECH-Regel).
PM: Bei op.-Versorgung: Liegegips (für ca. 6 Wo.) anlegen; Thromboseprophylaxe! Patient kann mit Gehstützen und schwebendem Bein gehen, Hautfäden nach 8–10 d entfernen, nach vollständigem Abschwellen Gehgips oder Cast → Vollbelastung ohne Stützen mögl.; nach Abnahme des Gipsverbandes → abgestufte Dehnungsübungen der Wadenmuskulatur; in manchen Fällen vorübergehende Fersenerhöhung.
A/B: Ab 12. Wo. post-op. leichtes Lauftraining auf ebenem Boden mögl.; bis zur 16. Wo. post-op. Training allmählich bis zu sportartspezif. Anforderungen steigern.

4.3 Bandverletzungen (Grad I bis III)

P: Ausreichendes Aufwärmtraining, Stretching, genaue Einweisung vor Training an Sportgeräten; entspr. Kleidung (z. B. Berg- oder Sportschuhe). Bei klimatischen Veränderungen, nach Erkrankungen, Verletzungen, bei Müdigkeit: Übungen anpassen. Bei Fieber: ca. 3–5 d keinen Sport. Bei Gelenk- bzw. ähnl. Problemen in Absprache mit Arzt und Physiotherapeut ggf. Tape-Verband oder Orthese tragen.
SM: Pause, Kälteanwendung (Eis), Druckverband, Hochpositionierung, sofortiger Transport zum Arzt.
PM: Konservative Therapie unterstützen: nach Abklingen akuter Schmerzen Kunststoffschiene anpassen, regelmäßige Physiotherapie (Muskelkräftigung, Koordinationsübungen → Stabilität ↑), Reizstrom, Ultraschall, Eis; Einhalten der Vorgaben durch Physiotherapie überwachen; Verband anlegen; kühlen; Benutzung von Gehhilfen erläutern. Bei Kreuzbandplastik: peri-op.-M.
A/B: Unabdingbar: Lauf-, Sportpause von mehreren Wo., dennoch frühzeitige Mobilisation! Frühfunktionelle Therapie: Koordinationstraining bzw. propriozeptive Übungen (positive Wirkung auf Schwellung, Muskelatrophie, Bewegungseinschränkung, Stoffwechselstörungen). Training mit Wackelbrettern, Therapiekreiseln oder lockerem Barfußlaufen, möglichst auf sandigem Untergrund (schult taktile Wahrnehmung). Radfahren → gute Laufalternative zum sportlichen Wiedereinstieg.

4.4 HWS-Schleudertrauma

P: Autofahren nur mit angelegtem Gurt; Rückenlehne so aufrecht wie mögl. (oberer Rand der Kopfstütze bildet mit Oberkante des Kopfes eine Linie); defensive Fahrweise, Sicherheitsabstand, Tempolimits einhalten; Airbag; Rückspiegel regelmäßig kontrollieren, insbes. in Kolonnen, an Ampeln.
SM: Bei V. a. Kopf ruhig halten (evtl. dickes Handtuch um Hals legen), Arzt aufsuchen.
PM: Konservative Therapie unterstützen: Ruhigstellung mit Zervikalstütze bzw. Henßge-Krawatte körperlich schonen; Massagen, Physiotherapie, Muskelrelaxanzien, Analgetika (NSAID). Krawattengröße nach Körpergröße auswählen.
A/B: Über spätere mögl. Beschwerden aufklären; über korrekten Sitz der Krawatte und Behandlungsdauer informieren.

K5 Körpertemperatur und Schweißproduktion unausgeglichen, Gefahr/Körpertemperatur und Schweißproduktion unausgeglichen

Grundständige PD

Körpertemperatur und Schweißproduktion unausgeglichen, Gefahr/Körpertemperatur und Schweißproduktion unausgeglichen: Gefahr der Abweichung bzw. Abweichung von der normalen Körpertemperatur und/oder Schweißproduktion

Risikofaktoren/Körpertemperatur verändert, Gefahr: Wechselnde oder extreme Umgebungstemperatur, Inaktivität (z. B. durch Lähmung), extreme Aktivität (z. B. Sport), Infektionen*, unpassende Kleidung bzgl. der Umgebungstemperatur, längeres Fasten*, Dehydratation, post-op., Rauschzustände (z. B. Alkoholgenuss)*

Kennzeichen

Verbale Hinweise: Klagt über kalte oder zu warme Körperregionen (z. B. Rücken, Füße*), Kälte- oder Wärmegefühl des gesamten Körpers*, Unbehagen durch feuchte Kleidung*

Veränderungen im Verhalten:

zu kalt: Unruhe*, Einschlafschwierigkeiten*

zu warm: Müde*, Iustlos*, teilnahmslos*, verminderte Leistungsfähigkeit*, verwirrt*

Veränderungen des Körpers:

zu kalt: Körperzittern, Gänsehaut, blasse und kühle Haut, erniedrigte Temperatur oder Untertemperatur (Körpertemperatur unter 36°C)

zu warm: Schweißabsonderung*, rosige oder rote und warme Haut*, erhöhte Temperatur oder Fieber (Körpertemperatur 37,5°C und höher)*, ggf. Schüttelfrost* oder Fieberkrämpfe bei Kleinkindern

NANDA-PD, Taxonomie

Gefahr einer unausgeglichenen Körpertemperatur NANDA 00005
Wärmeregulation unwirksam NANDA 0008

1 Kriterien der Beobachtung

Fieberzeichen, subjektive: allg. Krankheitsgefühl, Überempfindlich gegen Licht und Geräusche, starker Durst durch erhöhten Flüssigkeitsverlust (Schwitzen), wechselndes Hitze- und Kältegefühl durch Körpertemp.-Schwankungen, Muskelzittern (Kältezittern) → Folge freigesetzter Toxine fieberauslösender Substanzen; Kopf- und Gliederschmerzen durch ↑ Muskeltonus.

Objektive: gemessene erhöhte Körpertemp. Atem-/Pulsfrequenz ↑(→ HZV ↑, Abtransport der Pyrogene, Transport von Abwehrstoffen). Haut: blass, kalt (Gefäßengstellung bei Fieberanstieg zum Schutz vor Wärmeverlust), gerötet, heiß, trocken (Gefäßweitstellung zur Wärmeabgabe bei Fieberanstieg bis zum erreichten Sollwert) oder gerötet, heiß, schweißig (Gefäßweitstellung zur Wärmeabgabe bei Fieberabfall). Trockene, belegte Zunge, Kältezittern, Zähneklappern, Schüttelfrost, Urinausscheidung ↓ (dunkler, konzentrierter Urin durch Flüssigkeit ↓, starkes Schwitzen), Obstipation (durch Flüssigkeit ↓, Bewegung ↓), Schlafstörungen (durch Stoffwechsel ↑). Fieberdelirium mit Bewusstseinsstörung, Wahnvorstellungen, motorischer Unruhe (durch toxische Wirkung fieberauslösender Stoffe). Fieberkrämpfe bei Kindern zw. 3 und 5 J. zu Beginn einer fieberhaften Erkrankung, bei Temp. zw. 39 und 40°C.

Fiebertypen/Fieberverläufe: rekurrierendes, intermittierendes, remittierendes, undulierendes, kontinuierliches, biphasisches (diphasisches) Fieber.
Erniedrigte Körpertemp./Untertemp. <36°C rektal, Frieren, Gänsehaut, Kältezittern (Schüttelfrost), Zähneklappern, kalte, zyanotische Haut.

- Bis zu 34°C → verengte Gefäße mit Zentralisation, O_2-Verbrauch ↑, Puls ↑, RR ↑
- 34–27°C → Stoffwechsel ↓, Muskelstarre ↑, Blutviskosität ↑, Schmerzunempfindlichkeit durch Durchblutung ↓, Reflexe ↓, Kreislaufkollaps mit Puls ↓, RR ↓
- <32°C → Bewusstseinseintrübung/-losigkeit
- <25°C → Tod!

Veränderungen der Schweißproduktion: ↑ Schweißsekretion → Haut ständig feucht → idealer Nährboden für Bakterien, Pilze. Mögl. Folgen: Intertrigo, Ekzeme, andere Hautkrankheiten, persönliche, gesellschaftliche, berufliche Probleme.

Beobachtungstechnik

PA: Temp.-Empfinden, Schweißproduktion, Fieber erfassen.

- Frieren Sie leicht? Leiden Sie unter kalten Füßen?
- Schlafen Sie im beheizten Zimmer oder bei offenem Fenster?
- Bevorzugen Sie eine 2. Bettdecke oder eine dünnere Decke?
- Haben oder hatten Sie in der letzten Zeit Fieber? Wenn ja, seit wann/wie lange/wie hoch ist/war es?
- Schwitzen Sie leicht? Wenn ja, schwitzen Sie wenig, normal oder übermäßig?
- Gibt es Körperstellen, an denen Sie bes. stark schwitzen?
- Gibt es Tageszeiten oder Situationen, in denen Sie besonders stark schwitzen?
- Duschen, waschen Sie sich wg. erhöhter Schweißproduktion mehrmals tägl.? Benutzen Sie best. Waschzusätze, Deos oder Ähnl.? Wenn ja, wie häufig am Tag und welche?

PB: **Körpertemp. messen:** in verschiedenen Körperhöhlen (▶ Tab. K5.3); bei Aufnahme Ausgangswert ermitteln, für vergleichbare Werte stets zur gleichen Tageszeit, gleiche Körperstelle, in Ruhe messen! Messdauer beachten. **Schweißsekretion beurteilen:** Genau betrachten, befragen, evtl. anfassen, Geruch bewusst wahrnehmen. ❶ **Achtung:** Bei Kaltschweißigkeit → Arzt verständigen; Patient nach Befinden fragen, Puls/RR messen, ggf. Schocklage. Starke Schweißsekretion in Flüssigkeitsbilanz aufnehmen; Schweißmenge schätzen → Häufigkeit des Kleidungs- und Wäschewechsels und Durchnässungsgrad.
PZ: Der Patient
- misst Temp. selbstständig,
- erreicht Normaltemp.,
- ergreift geeignete Maßnahmen, um Unterkühlung vorzubeugen.

2   Pflegetherapeutisches Konzept

P: Der Witterung entspr. Kleidung, Steigerung der Abwehrkräfte → beugen z. T. Erkältungskrankheiten, damit Fieber vor. Bei hohem bzw. längerem Fieber: Intertrigo-, Dekubitus-, Pneumonie-, Thromboembolie-, Obstipationsprophylaxe.

PM bei Fieber: viel Flüssigkeit (Bouillon, natriumreiches Mineralwasser, Kräutertee, Fruchtsaft); leicht verdauliche vitaminreiche Nahrung; ggf. spez. Mundpflege; Soor-/Parotitisprophylaxe.

Bei Fieberanstieg: Wärmeverlust verhindern, Wärme zuführen. **Bei Schüttelfrost:** Arzt informieren (ggf. Blutkulturen vorbereiten; hört Zittern auf: aurikulär, sublingual oder rektal Körpertemp. messen). **Ende des Fieberanstiegs** (kein frieren, zittern mehr; Haut fühlt sich warm an): Wärmezufuhr stoppen. **Bei Fieberhöhe:** regelmäßig Körpertemp., RR-, Puls-, Ein-/Ausfuhrkontrolle, auf regelmäßigen Stuhlgang achten, Zimmer evtl. abdunkeln, laute Geräusche vermeiden. **Sehr hohes Fieber,** Fieber bei Risikopatienten (z. B. Kleinkinder, Herzinsuffizienz) muss gesenkt werden: kalte Getränke, fiebersenkende Tees, leicht zudecken, leichte Bekleidung, Ganz- oder Teilkörperwaschungen mit Pfefferminzzusatz, Wadenwickel (▶ Tab. K5.4), Eispackungen, Kühlelemente, auf Anordnung Med.

Bei Fieberabfall: Vitalzeichen, Körpertemp. alle 1–3 h; Aussehen beobachten; viel Flüssigkeit, Ganzkörper-/Teilwäsche, anbieten; Dekubitus-, Intertrigoprophylaxe; Kleidung, Bettwäsche nach Bedarf wechseln; ausreichende Ruhephasen. ((als Aufzählung))

Kälte- und Wärmeanwendungen: trockene/feuchte Kälte, trockene/feuchte Wärme. **Kalte, temperierte, warme Wickel,** z.B. Zitronenbrustwickel (kalt ▶ Tab. K5.5, heiß ▶ Tab. K5.6), heiße Rolle. **Schröpfen** → fördert evtl. körpereigene Abwehr. **PM bei starker Schweißproduktion:** Kühlende Körperwaschungen, regelmäßig Waschen, Duschen, Deodorants. Getränke anbieten, auch nachts. Schwitzen über mehrere d → evtl. kochsalzreiche Kost.

ⓘ **Achtung:** Stark schwitzende Patienten → vorsichtig mobilisieren (Kreislaufkollaps!).

A/B: Einfache Fieberkrämpfe: Wadenwickel, fiebersenkende M.,. Komplexe Fieberkrämpfe: Arzt konsultieren. Starke Schweißbildung: Alkohol, heiße Getränke, scharfe Speisen meiden (steigern Schweißproduktion). Raumtemp. ca. 18–21°C, häufig lüften; atmungsaktive Bekleidung. Stark, anhaltende Hyperhidrose: Arzt konsultieren. Schweißproduktion regulieren: spez. Kräutertee. Fußschweiß reduzieren: Strümpfe, Schuhe, luftdurchlässig, nicht zu eng, evtl. am d wechseln. Vor Erkältung schützen: Schutz vor Zugluft; feuchte Unterwäsche, Kleidung möglichst sofort wechseln.

3   Hitzschlag

P: Außentemp. > 40°C: Sonnenschutz; nicht h in praller Sonne verweilen, Schatten aufsuchen, Kopfbedeckung. Anstrengungen vermeiden. Viel trinken (ca. 3 l/d), v. a. elektrolythaltige Getränke.

SM: Ggf. Reanimation; sonst Betroffene bis auf Unterwäsche entkleiden, kühle Umschläge auf Kopf und Rumpf, kühle elektrolythaltige Getränke (nicht bei Bewusstseinstrübung → Aspirationsgefahr!). Körpertemp. auf 38°C senken; erholt sich der Patient nicht zusehends → Klinik.

PM: Körpertemp. senken (z. B. lauwarm Abduschen, Eis am Körperstamm/ in Leistenbeuge), Ventilator, Einhüllen in feuchte, kühle Tücher, Hautmassage → Rückstrom des kühlen Blutes ↑ aus Peripherie zum Gehirn, inneren Organen. Auf Anordnung Kaltwasserspülung von Magen, Darm. Vorsichtige Flüssigkeitsgabe → Körperfunktionen ↓, in ersten 12 h werden ca. 1000–1200 ml Flüssigkeit benötigt. Engmaschig beobachten; leicht zudecken, kühles Zimmer, kalte Getränke anbieten (v. a. natriumreiches Mineralwasser zur Kochsalzzufuhr).

A/B: P und SM erläutern.

4   Verbrennungen/Verbrühungen

P: Unfallverhütung: Kleinkinder nicht mit heißen Getränken allein lassen; Kinder über Gefahren des Feuers informieren, Herd mit Sicherung; nicht im Bett rauchen.

SM: **Flammen löschen/ersticken:** Feuerlöscher (nicht in Augen richten!), Wasser, Wolldecke (nicht aus Synthetik → verklebt mit Haut!). Kleidung an betroffenen Stellen entfernen. Mit Haut verklebte Kleidung belassen! Wunden mit reichlich kaltem Wasser (≥20 min) abspülen. Alternativ: mit kaltwassergetränkten Tüchern aus Naturfasern umwickeln bzw. betroffene Extremität in kaltes Wasser tauchen → verhindert »Nachbrennen« (sog. Abtiefen). ❶ **Achtung:** Kein Eiswasser → vermindert bereits gestörte Gewebedurchblutung! Zur **Infektionsverhütung** Wunden abdecken mit Metallinetüchern, Alufolie, sauberen, feuchten Tüchern aus Naturfasern (z. B. Geschirrtücher). Keine Salben, Puder, Sprays o. Ä. auf die Wunden! Patient bei Bewusstsein: u. U. Salzwasser (1 TL Kochsalz auf 1 l Wasser) trinken lassen → Schockprophylaxe. Atmung beobachten. **Verätzungen** der Haut → benetzte Kleider entfernen, Areale mit kaltem, fließendem Wasser abspülen, mit angefeuchteten oder trockenen, saugfähigen Tüchern abtupfen. Wunden abdecken.

PM: Aseptische Versorgung. **Verbrennung Grad I:** Kühlen mit Gel, Lotionen, feuchten Umschlägen, später Hautpflege mit fetthaltigen Salben, Cremes. **Grad IIa, IIb:** Wunde mit Antiseptika waschen, antimikrobieller Primär-VW (Infektionsprophylaxe); Sekundär-VW mit sterilen Saugkompressen, mit elastischem Netzverband fixieren; alternativ: Hydrokolloidverbände bei oberflächlichen hochgradigen Verbrennungen und kontaminiertem Wundstatus. **Grad III, IV:** nach Op. (Frühnekrotomie) und Transplantation mit Eigen-, humaner/tierischer Fremdhaut oder speziellem Schaumstoff Débridement unterstützen (tägl. physikalisches; b. B. chir. Débridement); Wundabstriche abnehmen. Schmerz-Med. auf Anordnung, verbrannte Extremitäten hochpositionieren, Gelenke in Funktionsstellung fixieren. Vitalzeichen, Urinausscheidung überwachen, Prophylaxen (u.a. Kontrakturprophylaxe durch regelmäßige Bewegung), Sterilisierte Wäsche benutzen, Spezialbetten (z. B. Wasserbett, Clinitron-/Rhönrad-System), Positionierungshilfsmittel, Superweichmatratzen. Häufige gründliche Körperpflege → bei wenig gesunder Eigenhaut bes. hohe Schweißabsonderung (Wärmeausgleich) an gesunden Hautstellen; fetthaltige Salben → im verbrannten Areal fehlen Schweiß-/Talgdrüsen. Nach Heilung: rehabilitative M., evtl. Make-up → Entstellungen, Hautfarbveränderungen ↓ Selbstwertgefühl. Kompressionsbandagen oder -anzüge bis zu 18 Mo. tragen → Narbenhypertrophie ↓. Übermäßigem Hauttonus mit Wärme entgegenwirken. Psychische Probleme mindern: Trost, Anerkennung, Akzeptanz; Familie, Freunde, Psychologen einbeziehen.

A/B: Angehörige frühzeitig auf negativ verändertes Aussehen vorbereiten. Umgang mit Narben, Entstellungen, Restschmerzen und/oder Behinderungen erläutern; Traumaverarbeitung unterstützen. Klären: Reha (Training für Muskeln, Gelenke, Kraft, Beweglichkeit), Rückhalt in Familie erleichtert Rückkehr in normales Leben → ↑ Selbstwertgefühl, verhindert Rückzug. Selbsthilfegruppen empfehlen. Infos: www.brandverletzte-leben.de, Zeitschrift: www.handicap.de

5   Unterkühlungen/Erfrierungen

P: Risikogruppen: Obdachlose, stark alkoholisierte Menschen. Kälteschutz durch entspr. Unterkünfte, warme Kleidung, v. a. für Akren; Durchnässung vermeiden; Bewegen → Wärmeproduktion ↑.

SM: **Unterkühlung:** Vitalwerte kontrollieren; ggf. Reanimation; vor weiterem Kälteverlust schützen → nasse Kleider entfernen, zudecken, vor Wind schützen, mögl. in warmen Raum bringen. Leichte Unterkühlung (Körperkerntemp. ca. 35°C) und vorhandenes Bewusstsein: aktive Erwärmungs-M. (warme Getränke, Haut frottieren/massieren, lokale Wärme am Körperstamm); ❶ **Achtung:** Wärmemedien max. 36°C (unterkühlte Haut kann bei 37°C bereits verbrennen)! Schwere Unterkühlung: nicht aktiv erwärmen. **Erfrierung:** betroffene Körperteile langsam erwärmen (z. B. Wasserbad). Schwere Erfrierung mit Unterkühlung: keine Wärmeapplikation; Körper langsam von »innen nach außen« erwärmen mit angewärmter Infusionen und/oder NaCl 0,9% (Spülen von Magen, Darm), erwärmtem, feuchtem Luft-O_2-Gemisch über Tubus oder Maske; Hautschäden steril abdecken. ❶ **Wichtig:** Bei Erfrierungen an Unterkühlung denken → muss vorrangig behandelt werden!

A/B: Enge Bekleidung, Handschuhe oder Schuhe → Durchblutung ↓, Gefahr für Erfrierungen ↑. Alkohol erweitert bei Kälte reflektorisch eng gestellte Hautgefäße → im Körperkern bewahrte Wärme strömt über Haut ab → kurzfristige Anwärmung der Kälterezeptoren der Haut mit wohligen Wärmegefühl, täuscht über vermehrten (→ gefährlichen) Wärmeabstrom hinweg (»Stadtstreichertod«).

L1 Lebensgefahr

Grundständige PD

Lebensgefahr*: Vom Tode bedroht aufgrund einer gefährlichen Situation oder durch eine schlechte körperliche Verfassung* (neue PD, von den Herausgebern entwickelt)

Kennzeichen

Verbale Hinweise: Äußert: »Ich will sterben, bin des Lebens müde, das Leben hat (macht) keinen Sinn mehr«, berichtet über vorausgegangen(e) Selbstmordversuch(e), kündigt an, sich umzubringen«; äußert Angst (Todesangst), Schmerzen

Veränderungen im Verhalten: Niedergeschlagen, traurig, depressiv, passiv, teilnahmslos; ringt nach Luft, ist somnolent oder bewusstlos

Veränderungen des Körpers: Blasse oder bläuliche Hautverfärbung, gestörte oder fehlende Vitalfunktionen (Atmung, Herz-Kreislauf-System, Bewusstsein)

1 Kriterien der Beobachtung

Lebensbedrohliche Situationen: Selbstgefährdung, Bedrohung durch andere Menschen, Tiere, äußere Umstände (z. B. Kälte, Hitze); Lebensverdruss, -müdigkeit, Selbsttötungsabsicht (oder frühere Suizidversuche).

Lebensbedrohliche Zustände: unerwartetes Aussetzen der Vitalfunktionen (Asystolie, keine Herztöne, keine RR), eingeschränktes Bewusstsein oder Bewusstlosigkeit, verlangsamte/starre Pupillenreaktion, ggf. Formveränderungen (weit/entrundet); gestörte/fehlende Atembewegungen/-insuffizienz, Schnappatmung (bei Herzstillstand), vollständig oder z. T. verlegte Atemwege, Gurgeln, Stridor (z. B. wg. Laryngospasmus), schlechte Pulsoxymetrie, veränderte Hautfarbe (Blässe, Zyanose). Sichtbare Verletzungen, Hinweis auf innere Verletzung (asynchrone Thoraxbewegungen, z.B. Hämato-/Pneumothorax), gelähmte Extremitäten (WS-Verletzung), gespanntes Abdomen (innere Blutungen, Leber-, Milz-, Nierenruptur), unterschiedlicher Extremitätenumfang (geschlossene Fraktur mit Einblutung), akute Schmerzen, Todesangst, fortschreitende chron. Erkrankungen, Intoxikationen, Verschlechterung/Fortschreiten bestehender Erkrankungen.

Beobachtungstechnik

Bewusstseinszustand: Bei V. a. Bewusstlosigkeit laut ansprechen, gezielte Fragen stellen, anfassen, sanft rütteln, Schmerzreiz ausüben. Pupillenreaktion (-reflex) und -form mit starker Lichtquelle prüfen. **Atmung:** Atembewegungen, Luftströmungen aus Mund, Nase: hör-, spür-, sichtbar (Spiegel, Glas beschlägt). **Herz-Kreislauf-Funktion:** Puls(frequenz) tasten (bei Säuglingen im 1. Lj. an A. brachialis), kontinuierlich überwachen mit EKG-Gerät, Pulsoxymeter oder palpierende Hand bleibt am Puls. **Hautfarbe:** Zyanose bei ↓O$_2$, Blässe bei Kreislaufstörungen. **Verletzungen, Blutverlust:** blutgetränkte Kleidung, Verband, gesamten Körper untersuchen, ggf. Bekleidung entfernen (innere Verletzungen?).

PA: Oberste Priorität: Lebenserhaltung! Betroffene, Angehörige, Passanten **kurz, gezielt befragen:** Suizidale Absichten, Med.- oder Drogenmissbrauch? **Ort** des Geschehens **inspizieren** (z. B. Med., giftige Substanzen, Gasgeruch, Waffen). **Checkliste:** Patientendaten: Name, Alter; Hauptbeschwerden: Schmerzen, Atemnot; Ursache des Notfalls: Wie ist es passiert? Ereignis vor dem Unfall: Schwäche, Schwindel, Aufregung; Vorerkrankungen: z. B. Diabetes mellitus, Anfallsleiden, Herzkrankheit; Med.-Einnahme: z. B. Marcumar, Insulin; Allergien: z. B. auf Med., Lebensmittel.

PB: Parallel zur Informationssammlung therapeutische M. einleiten. Patienten über alle M. informieren. Dokumentieren ggf. später. Bei Klinikaufnahme: kurze PA (Patient, Angehörige befragen, Antworten durch Beobachtungen/Inspektion ergänzen); nach Zustandsstabilisierung PA komplettieren.

P/Z: Der Patient
− erfährt in der Notfallsituation eine kontinuierliche Betreuung,
− ist außer Lebensgefahr (Vitalfunktionen ausreichend unterstützt und unter Kontrolle).

2   Pflegetherapeutisches Konzept

P: Über krankheitsfördernde Risikofaktoren, Unfallverhütungsvorschriften, -M. sprechen, z. B. beim Rad-/Skifahren Helm tragen, kein Alkohol im Straßenverkehr. Suizidgefahr erkennen: Suizidankündigung ernst nehmen, an Fachleute weiterleiten. Korrekt, umsichtig handeln: z. B. bei Pflege-M., die mit Lebensgefahr für Patienten verbunden sein können; für Sicherheit sorgen, z. B. Gefäßzugänge fixieren.

PM: Erste Hilfe leisten:

— Verunglückte aus akuter Gefahr retten, z. B. aus Gefahrenbereich bringen, Bereich sichern

— Lebensrettende SM, z. B. Herz-Lungen-Massage, Atemspende, (Beatmung), Blutstillung

— Beschwerden, Schmerzen lindern, z. B. bei Luftnot Oberkörper aufrichten

— Betroffene psychisch unterstützen, z. B. vom Geschehen ablenken

— Hilfe rufen (Notarzt und/oder Rettungsdienst, Tel.: 112). Notrufschema: »Phone fast«: bei Patienten <8 J. → zuerst SM, dann Notruf; »Phone first«: bei Patienten >8 J. → Notruf vor jeder anderen M.

Helfer sorgen für ihre **Sicherheit. Verletzte positionieren:** wenig bewegen, bis Arzt eintrifft. Helm mit äußerster Vorsicht abnehmen, wenn Atmung behindert bzw. Mund-zu-Mund-Beatmung erforderlich. ❶ **Vorsicht:** bei V. a. WS-Verletzungen! Positionsarten für Notfälle: z. B. stabile Seitenlage, Schock-, halbsitzende Position, 30°-Oberkörperhochpositionierung. Verletzte transportieren: Rautek-Retungsgriff, Rückenschleiftechnik, Gämsenträgergriff; ggf. in sicheren Bereich tragen, ziehen.

Reanimation (R): Verhältnis Kompression/Beatmung 30:2. Kardiale R: Thoraxkompression, Defibrillation, Applikation herzwirksamer Med. Respiratorische R: Mund-zu-Mund-, Mund-zu-Nase-, manuelle/maschinelle Beatmung (Maske, Intubation). Zerebrale R: Wiederherstellen zerebraler Funktionsfähigkeit.

Periphervenösen Zugang legen (▶ Tab. L1.5): direkte oder indirekte Venenpunktion meist an oberen Extremitäten.

Notfall-M. verabreichen: i. v. (peripher Zugang, ZVK), endotracheal, intraossär (bei Kindern ≤6. Lj.) sublingual mit Spray, Kapsel (z. B. Nitrolingual bei Angina pectoris); intrakardial (selten). **Infusions-Lsg. infundieren, überwachen:** frühestens 1 h vor Verabreichung vorbereiten; Med. aufziehen (▶ Tab.L1.6), aseptisch zumischen (▶ Tab. L1.8); Tropfgeschwindigkeit berechnen; Infusionssysteme füllen, anschließen (▶ Tab. L1.7), entfernen. **Blut, Blutbestandteile, Plasmaderivate verabreichen, überwachen:** aseptisch arbeiten, Bed-side-Test, auf Transfusionszwischenfälle achten.

A/B: In lebensbedrohlichen Situationen: Ruhe bewahren, Situation analysieren. Bei Suizidabsicht: Gespräch anbieten. Ist Eingreifen nicht mögl., Hilfe holen. Bei psychischem Trauma: psychologische und/oder psychiatrische Behandlung, hilfreich: Seelsorger oder Kriseninterventionsteam. Bei lebensbedrohlichem Zustand: adäquate medizinische Therapie, Pflege; psychischer Beistand, Zuwendung, Mut zusprechen, trösten. Unterstützen, dass

Patient Lebenswillen entwickelt, mit sich ins Reine kommt bzw. loslässt, um in Ruhe zu sterben. Selbsthilfegruppenliste; Infos: www.trauer.de

3   Herz-Kreislauf-Stillstand

P: Risikofaktoren vermeiden, z. B. Rauchen, Fehlernährung, Bewegungsmangel, Stress, unprofessionellen Umgang mit elektrischen Geräten/Leitungen (Kleinkinder!), Missachtung von Unfallverhütungsvorschriften und Wetterwarnungen. Beeinflussbar: Hypertonie, Diabetes mellitus, Fettstoffwechselstörungen. Nicht beeinflussbar: Alter, familiäre Belastung, Geschlecht. Erste-Hilfe kann Herz-Kreislauf-Stillstand verhindern.
SM: Erste Hilfe mit Reanimation, bei Kindern <8 J. zuerst Notruf. Im EKG Art des Herzstillstands feststellen, entspr. Handeln. Bei Kammerflimmern (Frequenz 250–400/min): Defibrillation. Asystolie: Atropin, Adrenalin → Kammerflimmern → Defibrillation. Weiter: intensivmedizinische Therapie.
PM: Kardiopulmonale Reanimation korrekt ausführen; Med., Infusionen vorbereiten, verabreichen, dokumentieren. Angehörige, Bezugspersonen betreuen, durch kurzes Gespräch beruhigen, Getränk anbieten, evtl. beruhigende Med. nach Anordnung. Stirbt Patient: Angehörigen Abschiednehmen mit ausreichend Zeit, Begleitung ermöglichen; trösten; Möglichkeiten zur Trauerarbeit anbieten.
A/B: Angehörige nehmen verbal und körperlich Kontakt zum Patienten auf. Bei neurologischen bzw. neuropsychologischen Einschränkungen (z. B. Apallisches Syndrom): über häusliche Pflege, Heimpflege, Selbsthilfegruppen informieren.

4   Unfallgeschehen und Polytrauma

P: Umsichtig, rücksichtsvoll, sachgemäß, überlegt handeln, Aufklärung bzgl. gefahrvoller Situationen; Unfallverhütungsvorschriften kennen, umsetzen.
SM: Unfallstelle absichern (z. B. Warndreieck), Verletzte in Sicherheit bringen, schützen, Hilfe rufen, Notarzt verständigen, körperlichen Zustand ermitteln, Erste Hilfe, lebensbedrohliche Zustände behandeln (z. B. Blutstillung, Schockposition, Reanimation).
PM: Bei Polytrauma gleichzeitig Diagnostik und Therapie. Patienten entkleiden, Vitalzeichen überwachen, venösen Zugang/Blasendauerkatheter legen, intubieren, diagnostische M. vorbereiten (z. B. Punktion), Med. verabreichen, Infusion anschließen, Patient/Angehörige beruhigen. Dauert Heilungsphase über

Wo. und Mo.: Zuspruch, Motivation zur Mitarbeit, Lob, Anerkennung, Ablenkung bei depressiven Verstimmungen; Rückkehr zur Normalität unterstützen.
A/B: Erste-Hilfe-Schulungen regelmäßig besuchen, z. B. bei Rettungsdiensten, Rotem Kreuz, Johannitern, Maltesern, Automobilclubs.

5   Schock und Schockformen

Schock führt unbehandelt zu Organversagen und Tod → intensivmedizinische Behandlung, invasive Überwachung (z. B. Pulmonaliskatheter, arterielle RR-Messung), ggf. maschinelle Beatmung.

5.1   Hypovolämischer Schock

P: Engmaschige Beobachtung, Überwachung der Vitalparameter bei Schockgefährdung.
SM: Beruhigen, Schockposition, O_2-Gabe, großlumige venöse Zugänge legen (ggf. ZVK), Infusions-Lsg., z. B. kristalloide oder kolloidale Infusion zur Kreislaufstabilisierung, dann schneller Volumenersatz.
PM: Kontinuierlich Kreislauffunktion (RR, Puls, Schockindex, ZVD), Atemfunktion (Frequenz, BGA), Bewusstseinslage, Hautfarbe, Flüssigkeitshaushalt (ZVD, Urinausscheidung, Bilanzierung), Körpertemp. (bei Unterkühlung <35°C → vorsichtige Erwärmung) überwachen.

5.2   Kardiogener Schock

SM: O_2-Gabe (4–6 l/min), ggf. Intubation, Volumensubstitution ↓, Diuretikagabe, Pumpleistung des Herzens unterstützen durch Katecholamine, evtl. unblutiger Aderlass. ❶ Wichtig: Keine Schockposition (!), sondern Herzentlastung durch leichte Oberkörperhoch- (30–45°) und Beintiefpositionierung!
PM: Vitalzeichen, Urinausscheidung (Bilanzierung) überwachen. Ursachenspezif. Pflege, Med.-Therapie oder mechanische Herzentlastung unterstützen.

5.3   Septisch-toxischer Schock

P: Primärprophylaxe durch Aufklärung, hygienische M. (Händedesinfektion), z. B. vor und nach Einführen von Tampons, bei Versorgung von Neugeborenen, bei Wundversorgung.

SM: Vitalfunktionen erhalten; hoch dosierte ungezielte Antibiotikatherapie; bakteriologisches Untersuchungsmaterial stets vor Antibiotikagabe gewinnen, z. B. Blutkulturen (aerob, anaerob), Urinkultur, Abstrich von mögl. Infektionsherden (z. B. Wunde, Eintrittsstelle des Venenkatheters).
PM: Meist intensivmedizinische Therapie, hygienisch bzw. steril arbeiten, Patient schonen, ggf. isolieren →vermeidet Keimübertragung auf andere. Vitalfunktionen, Ausscheidungen überwachen; Med. (u. a. Antibiotika) verabreichen; vor weiteren Hautläsionen schützen; Körpertemp. regelmäßig rektal oder kontinuierlich mit Sonde messen. Peri-op.-M. bei op. Beseitigung bzw. Inzision und Drainage des Entzündungsherdes.

5.4   Anaphylaktischer Schock

P: Hyposensibilisierungstherapie, bei Kontakt mit Allergen sofort Antihistaminika, Kortikosteroide und/oder Adrenalin. Bei Med.-Applikation: gewissenhafte Anamnese, Patienten beobachten, verantwortungsbewusster Umgang mit Blutprodukten.
SM: Insektenstiche/-bisse: Haut kühlen; bei Allergikern: kurzzeitig Extremität abbinden → Med. verabreichen, wenn Allergieausweis und Notfallpäckchen mit Med. vorhanden. Allergen (z. B. Bluttransfusion, Kontrastmittel) sofort entfernen → Arzt informieren; Schockposition, O_2-Gabe; bei drohendem Larynxödem sofort intubieren (Schwellung → spätere Intubation ggf. unmöglich); entspr. der Reaktion Adrenalin s. c. oder i. v., bei Bronchospasmus ggf. Theophylin nach Anordnung.
PM: Patient genau beobachten, weitere PM je nach Schockverlauf.

5.5   Neurogener Schock

PM: Med. Therapie mit Noradrenalin oder Sympathikomimetika überwachen, sonst ► L1.5.2.

6   Toxikologische Erkrankungen

Entstehen durch schädigende Einwirkung von chemischen, pflanzlichen, tierischen oder bakteriellen Toxinen. Toxizität abhängig von Menge, Aufnahmeart, Einwirkzeit und Konstitution (► V2).

M1 Machtlosigkeit, Gefahr/Machtlosigkeit

Grundständige PD

Machtlosigkeit, Gefahr/Machtlosigkeit: Gefahr wahrnehmen oder wahrnehmen, dass das eigene Handeln keinen wesentlichen Einfluss auf den Ausgang einer Sache hat oder eine Situation nicht kontrolliert werden kann*

Kennzeichen
Verbale Hinweise:

Gravierend: »Macht doch, was ihr wollt«*, »Ich kann nichts ändern«*, »Ihr macht ja doch, was ihr wollt«*; beklagt Verlust über Kontrolle und Einflussnahme auf die Situation, das Resultat oder die persönliche Pflege; spricht über körperlichen Verfall und Todesangst*

Mäßig: Beklagt, nicht an der Pflege oder an Entscheidungen beteiligt zu sein*; äußert Unzufriedenheit und Frustration über die Unfähigkeit, frühere Handlungen und/oder Aktivitäten ausführen zu können*; äußert Zweifel in Bezug auf die Rollenerfüllung*; Angst vor Entfremdung von Pflegenden*

Geringfügig: Äußert Verunsicherung über wechselnde Kraftzustände*

Veränderungen im Verhalten:

Gravierend: Apathisch*, introvertiert*, wütend*, resigniert, depressiv*, weint*

Mäßig: Unzufrieden*, reizbar, ärgerlich*; zeigt Widerwillen, wahre Gefühle zu äußern*; unfähig, sich Informationen bzgl. der Pflege zu holen; verteidigt eigene pflegerische Gewohnheit nicht, wenn diese in Frage gestellt wird*; nimmt keine Notiz von Behandlungsfortschritten*; keine Fragen nach Informationen bzgl. der Selbstversorgung; besteht nicht auf der eigenständigen Ausführung von Selbstversorgungstätigkeiten*, selbst wenn dies angeboten wird

Geringfügig: passiv, motivationslos*, hilfesuchender oder resignierter Blick*

NANDA-PD, Taxonomie

Machtlosigkeit, Gefahr NANDA 00152
Machtlosigkeit (Kontrollverlust) NANDA 00125

1   Kriterien der Beobachtung

Risikofaktoren: persönlichkeitsabhängig: z. B. erlernte Hilflosigkeit; gewohnt von anderen gelenkt zu werden; **zwischenmenschliche Beziehungen:** z. B. oberflächliche Informationen über die Krankheit; unangepasste, übertriebene Überwachung, Beaufsichtigung durch Betreuungspersonen; **krankheitsbedingt:** z. B. eingeschränkte verbale Kommunikation durch Intubation, Schlaganfall; **Gesundheitssystem:** Mangel an Intimsphäre, individuellen Gestaltungsmöglichkeiten.
Ausprägungsgrade: Geringfügig: äußert Verunsicherung über wechselnde Kraftzustände, verhält sich passiv. Mäßig: nimmt nicht an PM teil. Gravierend: äußert Gefühl, keine Kontrolle zu haben (über Situationen, Ergebnisse).

Beobachtungstechnik

PA: »Antenne« entwickeln, um Gefühle von Patienten wahrzunehmen, ggf. konkret nachfragen:

- Haben Sie eine deutliche Schwächung Ihrer Leistungsfähigkeit erfahren?
- Haben Ihre Bezugspersonen häufig gewechselt?
- Hat sich Ihr Befinden verschlechtert?
- Fühlen Sie sich in die intensive Diagnostik und Therapie einbezogen?
- Fühlen Sie sich nicht ernst genommen oder allein und im Stich gelassen?
- Haben Sie das Gefühl, die Kontrolle über Ihre Handlungen verloren zu haben?
- Erleben Sie die Behandlung als entwürdigend? Fühlen Sie sich diskriminiert und gedemütigt?

PZ: Der Betroffene
- äußert Gefühl der Kontrolle über aktuelle Situation, Ausgang von zukünftigen Angelegenheiten,
- trifft Entscheidungen die Pflege, Behandlung und Zukunft betreffend,
- beteiligt sich an PM,
- erkennt und akzeptiert, dass er manche Bereiche nicht kontrollieren kann.

2 Pflegetherapeutisches Konzept

P: Milieu schaffen, in dem Betroffene Gefühl der Kontrolle erfahren; ursächliche/begünstigende Faktoren ermitteln; Erwartungshaltung hinterfragen. Ethische Grundsätze u. U. vorbeugend: Persönlichkeit, Wertvorstellungen von Menschen achten; Autonomie fördern; Patienten in der Ausübung ihrer Rechte und Pflichten unterstützen; Privatsphäre respektieren.

PM: **Kontrollmöglichkeiten geben,** z. B. Unabhängigkeit, Information, Freiheit, Selbstbestimmung. Problembezogene Hilfe, Empathie, soziale Anerkennung, Kongruenz → Zeit für Gespräche. **Erfolgserlebnisse schaffen. Positives Denken lehren.**

A/B: Angehörige fühlen sich oft selbst in ihrer Rolle überfordert, ohnmächtig; haben z. T. schlechtes Gewissen, evtl. nicht alles getan, etwas vergessen zu haben → in Pflegetherapie einbeziehen.

3 Lebenssituationen

3.1 Rassismus

P: Gesellschaftspolitische Herausforderung: bewusst/transparent machen, was Rassismus bedeutet, wie er sich zeigt, auch im Pflegealltag bei Versorgung von Patienten verschiedener Kulturen.

SM/PM: Objektiv einschätzen: In welcher Situation wurde welche Äußerung gemacht (Witz, unbedachte Bemerkung, gezielte Provokation)? Aus welchem Anlass? Von wem? Reaktionsweise wählen: z. B. selbstbewusst, ruhig auftreten. Nachfragen, zum Nachdenken anregen, fruchtlose Streitereien verhindern. Nach versteckten Botschaften suchen; bei körperlicher Gewalt stets Hilfe holen, wenn mögl. selbst helfen. Weitere Möglichkeiten: rassistische Vorurteilsbildung in Texten, Bildern erkennen (Stereotypen in Karikaturen), eigene Betroffenheit bzw. Entrüstung äußern, Sprachlosigkeit überwinden, argumentieren, Hintergründe erklären, Falschinformationen korrigieren, Widersprüche aufzeigen, sich distanzieren: z. B. von öffentlichen rassistischen Äußerungen. Bei eindeutig rassistischen oder rechtsextremistischen Äußerungen, z. B. Anzeige wg. Volksverhetzung.

3.2   Diskriminierung/sexuelle Belästigung

P/SM: Deutliche Worte schaffen klare Verhältnisse; offene Abwehr – möglichst im Beisein von anderen; körperliche Gegenwehr gegen körperliche Attacken. **Ungeeignet:** Übergriff ignorieren → ineffektiv, kann als Zustimmung gewertet werden; schlagfertige oder scherzhafte Entgegnungen; keine plumpen Erwiderungen → scheinbare Anpassung. Sexuelle Belästigung stets dokumentieren. Immer mit Menschen des Vertrauens über die Vorfälle sprechen.

PM: Betroffene ermutigen, sich mitzuteilen, empathische Situationsanalyse; Fehlverhalten nicht tolerieren, zur Rede stellen, ggf. Vorgesetzte informieren.

A/B: Frauen-, Gleichstellungsbeauftragte, Frauen der Personalvertretung kontaktieren (haben Schweigepflicht, unternehmen nichts ohne Zustimmung des/r Betroffenen).

M2 Mobilität körperlich beeinträchtigt

Grundständige PD

Mobilität körperlich beeinträchtigt: Vorübergehende oder ständig eingeschränkte Beweglichkeit, um sich unabhängig mit oder ohne Hilfsmittel in der Umgebung bewegen zu können*

Risikofaktoren/Immobilitätssyndrom, Gefahr: Mechanische Ruhigstellung (z. B. Gipsverbände, Extensionen), Bettruhe, starke Schmerzen, Lähmung, veränderte Bewusstseinslage (z. B. Koma)

Kennzeichen

Verbale Hinweise: Äußert Schmerzen/Missbehagen bei Bewegung*, klagt über Ortsgebundenheit »Ich komme gar nicht mehr raus«*, »Ich komme die Treppe nicht mehr herunter«*, »Ich kann mich nachts im Bett nicht drehen«*; äußert Unvermögen, mit Hilfsmitteln (z. B. Unterarmgehstützen) zurechtzukommen (Wissens- oder Lerndefizit)*

Veränderungen im Verhalten: Bewegt sich widerwillig*, eingeschränkt, unkoordiniert, unkontrolliert, fahrig; reagiert verlangsamt; geht langsam, kleinschrittig, schlurfend, mit Seitneigung; benötigt Hilfe und/oder Hilfsmittel beim Bewegen (Mobilität im Bett, Transfer, Gehen*); schwer depressiv*

Veränderungen des Körpers: Bewegungsinduziert: Tremor, Kurzatmigkeit; verminderte Muskelmasse und/oder Muskelkraft*, fehlende Körperteile*, Kontrakturen*, Fehlbildungen, -stellungen*

Besonderheiten: Unzulängliche bauliche Gegebenheiten (z. B. nicht rollstuhlgerecht)*

NANDA-PD, Taxonomie

Sturzgefahr NANDA 00015
Immobilitätssyndrom, Gefahr NANDA 00040
Mobilität körperlich beeinträchtigt NANDA 00085
Gehfähigkeit beeinträchtigt NANDA 00088
Rollstuhlmobilität beeinträchtigt NANDA 00089

Bettmobilität beeinträchtigt NANDA 00091
Transferfähigkeit beeinträchtigt NANDA 00090

1   Kriterien der Beobachtung

Mobilitätsfähigkeit beeinflussende Faktoren: psychisches Befinden, Alter, Gleichgewichtsfähigkeit, Körperhaltung, Gang, Gangsicherheit, Beweglichkeit, frühere Stürze. **Veränderte Körperhaltung:** coole Haltung, hängende Schultern, zusammengesackt, gebückt. **Gangunsicherheit, -störungen:** z. B. vorsichtig, langsam, schleichend, trippelnd, gebückt, hastig, schwerfällig, steif, stolpernd, taumelnd, torkelnd. Ältere gehen oft vorsichtiger als junge; reduzierte Schrittlänge, -frequenz (sog. Kadenz), längere Standphase, lassen Arme weniger mitschwingen. **Gangstörungen:** z.B. Abasie/Brachybasie, apraktischer, ataktischer, hinkender, paretischer, spastischer Gang, Stepper-, Watschelgang. **Eingeschränkte Beweglichkeit:** z. B. Range of Motion (ROM), Gelenkkontrakturen: erworbene (neurogen z. B. bei zentralen Hemiparesen; myogen z. B. nach längerer Ruhigstellung durch Gips; dermatogen z. B. bei Verbrennungen; fasziogen z. B. bei Dupuytren-Kontraktur; knöchern z. B. bei Arthrose). **Stürze:** im Kindesalter meist harmlos, Heilung oft unproblematisch. Sturzgefahr ↑ im höheren Alter; Ursachen: z. B. Demenz, M. Parkinson. Risikofaktoren: Schwäche, bekannte Sturzanamnese; Med. (ZNS-wirksame, z. B. Benzodiazepine, Hypnotika). Sturzfolgen bei Älteren: Behinderung, Angst vor erneuten Stürzen, Einweisung ins Pflegeheim, schwere Verletzungen, z. B. Oberschenkelhals-, Unterarmfrakturen, subdurale Hämatome, Weichteil-/Kopfverletzungen, ggf. Toder

Beobachtungstechnik

PA: Körperliche Fitness, Bewegungseinschränkungen, Sturzrisiko beurteilen:

— Bewegen Sie sich regelmäßig? Wenn ja, in welcher Form?
— Verspüren Sie Einschränkungen oder Schmerzen bei best. Bewegungen oder beim Gehen? Wenn ja, bei welchen?
— Spüren Sie auch Schmerzen, wenn Sie sich nicht bewegen?
— Haben Sie Gelenkbeschwerden, z. B. Steifigkeitsgefühl, Schwellung, Schmerzen, begrenzte Bewegungsmöglichkeit?
— Sind Sie beim Gehen unsicher? Wenn ja, wie kommt es dazu (z. B. schlecht Sehen, Kraftmangel, Kreislaufbeschwerden)?
▼

- Nutzen Sie Gehhilfen? Wenn ja, welche und bei welcher Gelegenheit? Fühlen Sie sich sicher im Umgang mit den Gehhilfen?
- Sind Sie schon mal/häufiger gestürzt? Wenn ja, wann und wo? Haben Sie sich dabei verletzt?
- Kennen Sie die Ursache für den Sturz/die Stürze: Sind Sie über etwas gestolpert? War es dunkel? Fehlten Haltegriffe? Wurden die Möbel umgestellt? Haben Sie Gleichgewichtsprobleme?

PB: Bewegungsverhalten: erschwerte Bewegungsabläufe, selbstständige Bewegungen, Körperhaltung, Gang (Wie geht, sitzt, bewegt sich der Patient bzw. wie liegt er im Bett?). Körper inspizieren: Vollständigkeit der Gliedmaßen, Fehlstellungen bzw. -bildungen (von WS, Extremitäten, Zehen, Fingern), ggf. Gelenkbeweglichkeit. Inspektion, Palpation von Knochen, Gelenken: Veränderungen der Größe, Schwellungen, Rötungen, Schmerzen, Kontrakturen? Beweglichkeit: aktive Bewegung anhand der ROM oder passive Bewegung, z. B. bei Bewusstlosen. Physiologische und pathophysiologische Winkel eines Gelenks durch Arzt oder Physiotherapeuten bestimmen. Dokumentieren: Bei erfolgtem Sturz → Sturzprotokoll. Bei Sturzgefahr → sichtbarer Hinweis auf Anmeldeformulare für diagnostische Abteilungen; im Verlegungsbericht entspr. Angaben.

PZ: Der Patient
- benutzt die Gehhilfe sicher,
- kann beide Arme über den Kopf heben,
- erklärt, dass er versteht, dass er sturzgefährdet ist, und minimiert die Risikofaktoren,
- verändert sein Umfeld, um sich vor Verletzungen zu schützen.

2 Pflegetherapeutisches Konzept

P: Regelmäßige Bewegung. **Kleine Kinder** nicht unbeaufsichtigt lassen, Kindersicherungen in der Wohnung. Möbel auf Rollen: Bremsen feststellen, scharfe Ecken abpolstern; Sturzhelm beim Radfahren oder Skilaufen. **Alte Menschen** z. B. feste Schuhe mit Gummisohle und niedrigem Absatz, Gehhilfe bei Gleichgewichtsschwierigkeit, Gehunsicherheit, Angst vor Stürzen; Gleichgewichts- und Muskelaufbautraining, Stolperschwellen beseitigen, Haltegriffe anbringen, gute Beleuchtung (ggf. Umfeldanpassung durch präventiven Hausbesuch ermitteln, umsetzen); postprandialer Hypotonie vorbeugen; bei Gebrechlichkeit Hüftprotektor; freiheitsbeschränkende M. (z. B.

Bettgitter) zur **Sturzprophylaxe**. Dekubitus-, Kontrakturprophylaxe: regelmäßige aktive, unterstützte oder passive Bewegungen und Positionswechsel der Gelenke; viele kleine Positionswechsel; Bewegungsmöglichkeiten der Gelenke ausnutzen.
PM: Nationaler Expertenstandard »Sturzprophylaxe in der Pflege«. Immobilisation, z. B. eingeschränkte/strikte Bettruhe, Bewegungs-/Belastungsverbot → reduziert körperliche, psychische Belastung. **Mobilisationsarten. Pflegebetten und Bettenmachen. Positionswechsel unterstützen. Transfermethoden einsetzen,** z. B. nach kinästhetischen Prinzipien; Hilfsmittel benutzen, z. B. Hilfstuch, Roll-/Zugbrett. **Aktive, passive Bewegungsübungen,** z. B. isometrische, isotonische Übungen. **Sitzen, Stehen, Gehen unterstützen,** für bequemes Sitzen sorgen, zu sicherem Gehen anleiten.
A/B: Patienten, Angehörige informieren: Erfolg der Mobilisations-M. hängt von Häufigkeit, Regelmäßigkeit und Intensität der Übungen ab. Mitmachen ist das A und O!

3   Erkrankungen der oberen Extremität

3.1   Degenerative Erkrankungen der Schulterweichteile

PM: Akutphase: belastende Tätigkeiten vermeiden. Akute Bursitis: kurzzeitige Ruhigstellung in Abspreizstellung durch Schiene oder Abduktionskissen; Kälte- oder Wärmetherapie gegen Schmerzen. Auf Anordnung nichtsteroidale Antiphlogistika (NSAID). Peri-op.-M. bei Schultersteife und op. Mobilisation des Gelenks; post-op. Selbstversorgung unterstützen. Impingement-Syndrom: 2–3 d Gilchrist-Verband.
A/B: Später Physiotherapie; langwierige Heilung.

3.2   Muskulärer Schiefhals (Torticollis)

PM: Gegensinnige Positionierung; optische, akustische Reize stets auf »gesunder« Seite präsentieren. Ggf. peri-op.-M. bei op. Ablösung des M. sternocleidomastoideus, z. B. Diademgips.
A/B: Physiotherapie zur Dehnung des verkürzten Muskels. Eltern anleiten: Muskel passiv dehnen (pro Dehnung ca. 10 s). Säugling auf Rücken oder Seite positionieren (≠ Bauch). Kopf in moderater Streckstellung langsam in Richtung Schulter der gesunden Seite drücken und in Richtung der betroffenen Seite drehen; ca. 4×/d mit 15 Wiederholungen.

3.3 Tennis- und Golferellbogen (Epicondylitis humeri radialis und ulnaris)

P: Keine schweren Lasten tragen (insb. beim Golferellbogen), Epicondylitis-spangen anlegen (leiten Zug der Muskulatur um → entlasten gereizten Seh-nenansatz).
PM: Bei akutem Reizzustand: Gipsschiene , Kälte-/Wärmeanwendungen; entzündungshemmender Salbenverband. Bei Op.: peri-op.-M.; ab 1. d post-op.: Bewegungsübungen.
A/B: Physiotherapie, bis zur Wundheilung belastende Tätigkeiten mit be-troffenem Arm vermeiden. Bei Wiederaufnahme von Sport → Beratung durch erfahrenen Trainer, Anpassung des Sportgeräts.

3.4 Karpaltunnelsyndrom

PM: Nur im Frühstadium temporäre Unterarmlagerungsschale; Bewegungs-übungen der Finger am 1. d post-op. → verhindert Verkleben der Beuge-sehnen; Wundversorgung.
A/B: Deutliche Besserung der Beschwerden direkt post-op. oder erst nach mehreren Mo. Handkraft (Schlüsselgriff, Faust) kehrt nach Ruhigstellung signifikant langsamer zurück als bei regelmäßigen Bewegungsübungen. Schwer belastende Tätigkeiten bis zur Wundheilung vermeiden.

3.5 M. Dupuytren

PM: Peri-op.-M. bei op.-Entfernung der strangartig knotigen Bindegewebs-schrumpfung der Palmarfaszie; post-op. Bewegungsübungen mehrmals tägl.

3.6 Ganglion

P: Risikofaktoren, z. B. Überbelastungen oder chron. Reizzustände, ver-meiden.
PM: Bei leichten Beschwerden: Kräftigung der Unterarmmuskulatur → sta-bilisiert Handgelenk. Bei stärkeren belastungsabhängigen Schmerzen: zeit-weilige Ruhigstellung in Unterarmlagerungsschale; bei chir. oder arthrosko-pische Entfernung der gutartigen Weichteilschwellung: ab 1. d post-op. phy-siotherapeutische, später vom Patienten selbst ausgeführte Übungen.

A/B: Stark belastende Tätigkeiten und Extrembewegungen 6 Wo. post-op. vermeiden.

4 Erkrankungen der unteren Extremität

4.1 O- und X-Beine

PM: Nach Epiphyseodese: ab 1. d post-op. unter Vollbelastung aufstehen. Nach knöcherner Umstellungsosteotomie: meist ab 2. d post-op. ohne Belastung aufstehen. Für 6 Wo. Bodenkontakt. Danach Belastung nach Rö.-Kontrolle langsam steigern.
A/B: Häufig spontane Korrektur im Wachstumsalter (v. a. nach Rachitis). Nach Umstellungsosteotomie: Vollbelastung nicht vor 12 Wo. post-op.; Entfernung des Osteosynthesematerials frühestens 1 J. post-op.

4.2 Meniskusverletzungen

P: Risikofaktoren, z. B. Sturz, Verdrehung, Aufrichten aus tiefer Hocke vermeiden. Bei Verschleißerscheinungen genügen Bagatelltraumen.
PM: Nach Arthroskopie, nach Entfernung der Drainage: ab 1. d post-op. Vollbelastung des Kniegelenks.
A/B: Bei Meniskusteilentfernung: frühere Arbeits- und Sportfähigkeit nach wenigen Wo.; nach Refixation: sportliche Aktivitäten nicht vor 12–16 Wo. post-op., besser 6 Mo.

4.3 Hallux valgus

PM: Bei Bursitis (am 1. Mittelfußköpfchen): lokale Kühlung. Ab 1. d post-op.: Vollbelastung mit spez. Vorfußentlastungsschuh. Hallux-valgus-Nachtschiene (alternativ: Stück Schaumstoff oder Filz) zw. I. und II. Zehe → begrenzt Fortschreiten der Fehlstellung; dient post-op. Rezidivprophylaxe.
A/B: In leichten Fällen: häufig barfuß laufen → kräftigt Fußmuskulatur, Einlagen mit retrokapitaler Abstützung (hinter Metatarsalköpfchen). Nach 6 Wo. wieder normale, bequeme Schuhe tragen. Einlagen mit retrokapitaler Abstützung zur Rezidivprophylaxe.

4.4 Fußdeformitäten (Spreizfuß, Knick-Platt-Fuß, Spitzfuß, Ballen-Hohl-Fuß, Sichel- und Hackenfuß)

P: Spitzfußprophylaxe bei bettlägerigen Patienten. ❶ **Wichtig:** Beim Gipsen unter Einschluss des Fußes → Neutralstellung des Sprunggelenks!

PM: Peri-op.-M.: bei Versteifung des unteren Sprunggelenks bei ausgeprägten Knick-Platt-Füßen, Ballen-Hohl-Füßen: meist post-op. 12 Wo. Gips (6 Wo. Liegegips, Patient kann gehen, darf eingegipstes Bein aber nicht belasten + 6 Wo. Gehgips), danach orthopädische Maßschuhe. Bei Spitzfuß: nach Verlängerung der Achillessehne bzw. Wadenmuskulatur für 4 Wo. Unterschenkelliegegips (zur Rezidivprophylaxe nachts Lagerungsschalen tragen → fixiert Fuß in Neutralstellung). Gipsbehandlung: mehrmals tägl. DMS-Kontrolle.

A/B: Spreizfuß und Knick-Platt-Fuß: Einlagen mit retrokapitaler Abstützung, bequeme ausreichend weite Schuhe. Leichte Fälle eines Ballen-Hohl-Fußes: treppenförmige Einlagen.

5 Wirbelsäulenerkrankungen

5.1 Bandscheibenbedingte Erkrankungen

P: Rückenschonendes Verhalten in Beruf und Freizeit, Kräftigung der Rückenmuskulatur.

SM: Bei Cauda-equina-Syndrom und akut einsetzender kompletter Lähmung des Beins oder Arms: Notfall-Op. → sonst irreversible Schäden.

PM: Kurzzeitig Bettruhe, wechselnde Positionen (u. a. Stufenbett). Auf Anordnung Schmerzbehandlung, z. B. NSAID; bei stärkeren Beschwerden zusätzlich Morphinderivate. Bei Nukleotomie peri-op.-M., prä-op. Transfer einüben (En-bloc-Drehen, Aufstehen aus Bauchlage ohne Sitz); am 1. oder 2. d post-op.: Mobilisation, isometrische Spannungsübungen; intensive Bewegungsübungen zur Stärkung der Rückenmuskulatur durch Physiotherapeuten.

A/B: Über rückenschonendes Verhalten im Alltag informieren, einüben. Post-op. Schonung (3 Mo.), keine WS-belastenden sportlichen Aktivitäten. Anfangs nicht lange sitzen; nach Wundheilung Bewegungsübungen im Wasser. In den ersten Wo. alle Beugebelastungen, unkontrollierten Drehbewegungen unter Belastung vermeiden!

5.2   Skoliose

P: Zunahme der WS-Verkrümmung verhindern. Mind. alle 3 Mo. Spez.-Sprechstunde aufsuchen → rechtzeitig Fortschreiten der Skoliose erkennen.
PM: Geringe Skoliose (Krümmungswinkel <15–20°): 2×/Wo. Physiotherapie. Zunehmende Skoliose (Krümmungswinkel 20–40°): Korsettbehandlung bis Knochenwachstum abgeschlossen → belastet jugendliche Patienten psychisch! Akzeptanz erreichen → Korsett muss 23 h/d getragen werden. Nach Spondylodese: post-op. nach Entfernung der Redon-Drainagen ohne Korsett aufstehen.
A/B: Verdeutlichen, dass in der Physiotherapie erlernte Übungen später regelmäßig zu Hause selbstständig ausgeführt werden müssen! Spondylodese verhindert weiteres Fortschreiten, aber → WS-Beweglichkeit deutlich eingeschränkt. Nach 6 Mo. Versteifung vollständig knöchern durchbaut. Osteosynthesematerial wird i. d. R. nicht entfernt.

5.3   M. Scheuermann

P: »Schlechte Haltung« vermeiden, bei muskelschwachen Jugendlichen Haltungsschulung und Kräftigung der Rückenmuskulatur durch Physiotherapie oder Sport.
PM: Schlechte Haltung: über Auswirkungen und Gegen-M. informieren. Bei schwereren Formen: Korsettbehandlung (Korrektur der Fehlstellung ca. 1 J.), begleitende Physiotherapie → zum konsequenten Tragen des Korsetts motivieren, Eltern einbeziehen.
A/B: Leichte Fälle: (Rücken)schwimmen, Physiotherapie → kräftigt Rumpf-, Rückenmuskulatur.

5.4   M. Bechterew

PM: Bei Schmerzen, akuter Entzündung: auf Anordnung NSAID; bei schwerem Verlauf zusätzlich: »biologicals« → unterdrücken Entzündungsreaktion, halten Gelenkzerstörungen auf. Über richtige Einnahme der Med. informieren. Zu regelmäßigen Bewegungsübungen motivieren. Peri-op.-M. nach künstlichem Hüftgelenk oder knöcherner Aufrichtungs-Op. (Nachbehandlung mit Gips oder Korsett über mehrere Mo., ggf. zeitweilige Ruhigstellung im Halofixateur).
A/B: Physiotherapie, Selbstübungen erhalten Beweglichkeit der WS.

5.5   Fehlbildungen der Wirbelsäule (Spina bifida)

P: Ausreichende mütterliche Folsäurezufuhr während Embryonalentwicklung häufig erfolgreich.

SM: Offene Spina bifida nach Geburt steril abdecken. Op. neurochir. Verschluss so schnell wie mögl. Bei Hydrozephalus: gleichzeitig Drainage → leitet Hirnwasser ab.

PM: Eltern frühzeitig in Versorgung des Kindes einbeziehen, Gespräche führen, auf Hilfsmöglichkeiten hinweisen. Dekubitus- und Kontrakturprophylaxe wg. Bewegungs-, Sensibilitätsstörungen. Physiotherapie, orthopädische Schuhe, Orthesen, Korsetts → Ziel: Gehfähigkeit; ggf. Aktivrollstuhl.

A/B: Langfristig: Gelenkfehlstellungen insbes. der Füße → schwere Knick-Platt-Füße, Klumpfüße; Hüftdysplasie, Hüftluxation; Skoliose, Kyphose.

6   Erkrankungen der Hüftgelenke

6.1   Angeborene Hüftdysplasie/Hüftluxation

PM: Leichte Formen: breit windeln. Bei Luxation zu Behandlungsbeginn: langsame Reposition des Hüftgelenks mit Overhead-Extension. Schwere Dysplasie: Op. im Säuglingsalter; danach meist 6 Wo. Ruhigstellung im Becken-Bein-Fuß(BBF)-Gips, dann abspreizende Orthesen (z. B. Pawlik-Bandage, Sitz-Hock-Gips). Bei post-op. BBF-Gips (▶ Kap. K4). Nachbehandlung der Umstellungsosteotomie ohne Gips: ab 2. d post-op. aufsetzen, ab 2. Wo. post-op. unter Bodenkontakt aufstehen (komplette Entlastung für mind. 6 Wo.). Belastungsaufbau nach Rö.-Kontrolle.

A/B: Entscheidend für Behandlungserfolg: konsequentes Tragen der Orthesen!

6.2   M. Perthes

PM: Bei Schmerzen, Hüftgelenkerguss: auf Anordnung NSAID. Bei Hüftkopfnekrose und Umstellungsosteotomien: Peri-op.-M. Auf Sport verzichten, Osteosynthesematerial post-op. frühestens nach 1 J. entfernen.

A/B: Durchblutungsstörung des Hüftkopfs im 4.–6. Lj.; leichte Verläufe: abwarten; bei Beweglichkeitseinschränkung: Physiotherapie; regelmäßige Verlaufskontrollen.

6.3   Idiopathische Hüftkopfnekrose

P: Risikofaktoren: lang dauernde Kortison-, Zytostatikabehandlung, übermäßiger Alkoholgenuss, Fettstoffwechselstörungen, best. Blut-, Gefäßerkrankungen. Günstiger Verlauf lediglich in frühem Stadium, bei Ausschaltung auslösender Risikofaktoren zu erwarten.
PM: Nach Anbohrung des Nekrosebezirks (im Anfangsstadium): post-op. betroffenes Bein beim Gehen, Stehen für 6 Wo. vollständig mit Unterarmgehstützen entlasten, 12 Wo. teilbelasten. Umstellungsosteotomie im Schenkelhalsbereich (im fortgeschrittenen Stadium); künstliches Hüftgelenk (im Endstadium): Peri-op.-M.

7   Arthrose, Arthritis, Gelenkinfekte

7.1   Osteoarthrosen

P: Gelenkbelastung ↓: durch Pufferabsätze, zeitweilig mit Gehstützen gehen, KG ↓, übermäßige funktionelle Belastungen meiden, frühzeitige op. Korrektur von Gelenkfehlstellungen.
PM: Bei ausgeprägten Schmerzen: auf Anordnung zeitweilig NSAID oral; bei Fingerpolyarthrose: lokale Einreibung. Bei präventiver Umstellungsosteotomie oder Totalendoprothese (TEP): peri-op.-M. Bei älteren Patienten zur Op. Blasendauerkatheter legen, am 1.–2. d post-op. ziehen. Patienten ohne Blasendauerkatheter müssen 6–8 h post-op. spontan Wasser gelassen haben. Post-op. bei Körperpflege, ggf. beim Essen unterstützen, Mobilisation: ab 1 d post-op nach TEP keine Adduktionsbewegungen → Luxationsprophylaxe. Positionierung: Rückenlage, op.-Bein auf Schaumstoffschiene. Ernährung ohne Kostaufbau, viel trinken. 3.–5. d post-op. abführen, Toilettensitz erhöhen. Dekubitusprophylaxe: Ferse am op.-Bein wechselnd positionieren. 2×/d DMS-Kontrolle, Spitzfuß-/Thromboembolieprophylaxe, Heparininjektion s. c.
A/B: TEP erst nach Ausschöpfung aller anderen Therapien (hält ca. 15–20 J.). Auf bes. gelenkbelastende Tätigkeiten (stauchende und Sprungbelastungen) verzichten.

7.2　Rheumatoide Arthritis

P: Frühzeitige Berufs- und ergotherapeutische Beratung → Selbstständigkeit mögl. lange erhalten.
PM: Auf Anordnung Med.; betroffene Gelenke schützen, z. B. übermäßige Beanspruchung, falsche Belastung; evtl. Gelenke vor Belastungen kühlen oder Wärme (warmer Wickel, Fango, Bäder) → Schmerzlinderung; bewegen, positionieren: Gelenke mehrmals tägl. mobilisieren.
A/B: Typisch: Morgensteifigkeit, insb. Finger, Hände; in akuten Phasen → Rheumaschübe; Langzeitverlauf: sekundäre Arthrose. Bei Angehörigen Verständnis für Verlust der Körperkraft, ständig wechselnde Schmerzen erzeugen; Ungeduld, Überreiztheit, aggressive Reaktionen nicht persönlich nehmen. Haltegriffe in Zimmer, Flur, Bad; Toilettensitzerhöhung und seitliche Haltegriffe einsetzen.

7.3　Arthritis

P: Risikogruppen: immungeschwächte Patienten, z. B. Diabetiker, Tumorpatienten, HIV-Positive, Drogenabhängige, Rheumatiker, Neugeborene.
SM: Sofortige Klinikeinweisung: weitere Diagnostik, Antibiotika i. v. begleitend zur obligaten Op. → Infektausbreitung verhindern, normale Gelenkfunktion wiederherstellen.
PM: M. bei Infektionen. Peri-op.-M. nach Synovektomie mit arthroskopischer oder offenchir. Entfernung der infizierten Gelenkschleimhaut und Gelenkspülung (im Frühstadium): Redon-Drainagen für 3–4 d; zunächst Bettruhe; Bewegungsübungen, Steh- und Gehbelastung nach Rückgang der klinischen Infektzeichen. Med. auf Anordnung: orale Antibiotikatherapie mehrere Wo. nach Akutphase.

8　Knochenerkrankungen

8.1　Knochentumoren

PM: Auf Anordnung Med. verabreichen: Schmerz-, Chemo- (mehrere Zyklen); ggf. Hormontherapie → hemmt hormonabhängiges Wachstum von Metastasen. Bei Spontanfrakturen durch Metastasen: peri-op.-M., belastungsstabile Osteosyntheseverfahren (kurze Immobilisation), ggf. zusätzlich Verbundosteosynthese (Knochenzement → Stabilisierung). ► A3, ► T1.

8.2 Osteoporose

P: Risikofaktoren ausschalten (u. a. Bewegungsarmut, kalziumarme Ernährung, Alkohol, Nikotin). Frakturprophylaxe, z. B. Hüftprotektoren. Keine Hormonersatztherapie einer postmenopausalen Osteoporose wg. NW (Brustkrebs-, Herzinfarktrate ↑). Zufuhr von Vitamin D, Kalzium (lebenslang).

PM: Informieren: orale Bisphosphonate → nüchtern einnehmen; 1 h nach Einnahme nicht hinlegen → Speiseröhrenreizung mögl. Tägl. bewegen (Rückenschwimmen, Radfahren, Wandern) → Muskulatur ↑ und damit Knochengerüst. Bei Wirbelkörperfrakturen ohne neurologische Komplikationen: Mieder- oder Stützkorsett (unter Steh-Geh-Belastung anlegen). Bei Sturz: Sturzprotokoll, Arzt informieren, Rö.-Kontrolle(!);vorsichtig bewegen, positionieren → Spontanfrakturen mögl.!

8.3 Rachitis und Osteomalazie

P: Neugeborene (im 1. Lj.): 500 IE Vitamin D/d oral. Bei schweren Nierenerkrankungen: Vitamin-D-Zufuhr.

PM: Peri-op.-M. bei Umstellungsosteotomie (selten bei Beinachsenfehlstellungen).

A/B: Bei Rachitis (am wachsenden Skelett) und Osteomalazie (beim Erwachsenen): Vitamin D, Kalzium oral. Viel Vitamin D in Fisch, Lebertran (-Kapseln), Milch, Vollkorngetreide. Sonnenstrahlen fördern Vitamin-D-Bildung.

M3 Müdigkeit/Erschöpfung

Grundständige PD
Müdigkeit/Erschöpfung*: Verminderte körperliche und geistige Leistungs-fähigkeit*

Kennzeichen
Verbale Hinweise: Äußert einen anhaltenden und überwältigenden Mangel an Energie und Körperkräften*, Missbehagen*, verminderte Libido
Veränderungen im Verhalten: Nimmt Bedürfnis nach zusätzlicher Energie wahr, um gewohnte Pflichten zu erfüllen; unfähig, gewöhnliche Alltagsroutinen zu bewältigen; unkonzentriert*, labil*, gereizt*, lethargisch oder apa-thisch*, desinteressiert am Umfeld (Introspektion), liegt und sitzt viel*, gähnt häufig*
Veränderungen des Körpers: Müde Gesichtszüge*, dunkle Augenringe*, gerötete Skleren*, blasse, fahle Gesichtshaut*, schlaffer Muskeltonus*, hän-gende Arme*

NANDA-PD, Taxonomie
Erschöpfung NANDA 00093

1   Kriterien der Beobachtung

Müdigkeit oft **Begleitsymptom**, z. B. bei Schwangerschaft, Bewegungsman-gel; psychosozialen Belastungen (Stress), psychischen Erkrankungen (z. B. Depressionen), Med.-NW (z. B. Benzodiazepine), Umwelteinflüssen.

Beobachtungstechnik
PA: Patienten beobachten, befragen, mit Methoden der Selbstbeurteilung erfassen; Fremdbeurteilung oder objektive Daten nur als Ergänzung. Mü-

digkeit erfassen, beurteilen: »Piper Fatigue Scale«. Müdigkeitsfragebogen »Fatigue Assessment Questionnaire« (FAQ n. Gaus).

PZ: Der Patient

- kann sich seine Energie richtig einteilen,
- akzeptiert die Müdigkeit und empfindet sie nicht als Belastung,
- ist über Ursachen und Folgen der Müdigkeit aufgeklärt.

2   Pflegetherapeutisches Konzept

P: Ausgewogene Ernährung, regelmäßige Essenszeiten, Bewegung, O_2 und Licht am Arbeitsplatz und Zuhause. Schichtarbeit nach arbeitswissenschaftlichen Kriterien gestalten. In Zeiten hoher Belastung: Grenzen des eigenen Körpers wahrnehmen → kleine, größere Pausen je nach Tagesrhythmus, Schlafbedürfnis. Bei schwer bewältigbaren psychosozialen Belastungen: Hilfe von Psychologen, Psychotherapeuten, Seelsorgern; Müde machende Med. möglichst abends einnehmen.

PM: **Für Ruhe sorgen, ruhige Umgebung schaffen,** z. B. ausreichend Schlaf ermöglichen. **Kraftsparende Hilfestellung geben. Aktivität steigern,** z. B. aerobes Training (schnelles Gehen, Schwimmen, Radfahren, Rudern, Laufband, Fahrradergometer). **Aktivierende Umgebung schaffen:** Zimmertemp. nicht zu hoch (<23°C), nicht zu niedrig; Luftfeuchtigkeit <60%. **Entspannungsmethoden, Biofeedback, Visualisierungstechniken,** z. B. Progressive Muskelrelaxation, Yoga, Autogenes Training, Meditation.

A/B: Angehörigen die Situation erläutern, klare Absprachen über Hilfestellungen treffen, Entmündigung des Patienten vermeiden. Energietagebuch (alle Tätigkeiten dokumentieren, Energieaufwand und Erschöpfungsgrad mit Punkten zw. 1 und 10 bewerten) → je höher Punktanzahl, desto höher Belastung → Alltag strukturieren, ggf. verändern. Infos: www.schlafmedizin.de

3   Chronisches Erschöpfungssyndrom

▶ Kap. S1.3.3

4   Erkrankungen der Erythrozyten

4.1   Anämien

P: Kontinuierliche **Produktion** von **Hämoglobin (!)** → abwechslungsreiche Kost, Folsäure (in grünem Blattgemüse, roten Rüben, Sojabohnen, Weizenkeimen, Hülsenfrüchten, Vollkornbrot, Hefe, Innereien, Bohnen, Haferflocken, Pilzen, Broccoli, Rindfleisch, Spargel) und Vitamin B_{12} (in Fleisch, Leber, Niere, Fisch, Milchprodukten, milchsauer vergorenem Gemüse, Milch, Eiern).

Eisenmangelanämie: Fe-reiche Ernährung (Leber, Rindfleisch, Vollkornbrot, -getreideprodukte, Eier, Trockenfrüchte). Fe-Aufnahme ↑ durch Vitamin C (Fisch, rohes Gemüse, Kartoffeln, Zitrusfrüchte).

SM: Bei Anämie durch Blutverlust: Blutkonserven (1 Konserve erhöht Hb-Wert um ca. 1 g/dl). Kleines Blutbild kontrollieren.

PM: Bei Angst vor ↓ Leistung, Schwächeanfällen. beruhigen, Sicherheit vermitteln; klinischen Zustand beurteilen, überwachen; zu Bewegung, Beschäftigung motivieren; Transfusionen überwachen.

A/B: Fe-Präparate, evtl. mit Vitamin C, möglichst auf nüchternen Magen oder zw. den Mahlzeiten in sitzender Haltung mit reichlich Flüssigkeit einnehmen → verhindert NW (Übelkeit, Erbrechen, Diarrhö).

Patienten mit schwerer Anämie neigen bei Anstrengung zu schnellen, ruckartigen Bewegungen → zu langsamen ruhigen Bewegungen anregen → verhindert Kollapszustände (z. B. beim Aufstehen).

4.2   Polyglobulie und Polyzythämie

SM: Bei extremer Bluteindickung: blutiger Aderlass → verdünnt Blut, entstaut.

PM: Über Erkrankung informieren. **Thrombosen verhindern**: auf Anordnung Azetylsalizylsäure; Thromboembolieprophylaxe, auf Thrombosezeichen achten! Selbstversorgung, medizinische Therapie unterstützen. Sekundäre Polyglobulie: Grundkrankheit behandeln (z. B. COPD, Herzinsuffizienz). Polyzythämie: Chemotherapeutika; ggf. beim Aderlass assistieren.

A/B: Informieren über Gefahr von Thromben, Embolien, ihre Symptome; Thromboembolieprophylaxe, auch zu Hause.

5   Erkrankungen der Leukozyten

5.1   Lymphatische und myeloische Leukämien (akut und chron.)

P: Tabakkonsum vermeiden. Strahlenschutzverordnung einhalten. Umgang mit krebserregenden Stoffen (Benzolen, Insektiziden, Zytostatika) nur mit entsp. Schutz-M.

PM: AZ ↓und Immunschwäche durch Erkrankung. Behandlung: meist Chemo-, ergänzt/ersetzt durch Strahlentherapie, Gabe von Zytokinen, monoklonalen Antikörpern, Blutstammzell- bzw. Knochenmarktransplantation. **Infektionsprophylaxe:** sofortige Isolierung; Eliminierung pathogener endogener Keime durch Med. zur Darmdekontamination und Antibiotika. Neuinfektionen reduzieren → **Hygiene-M.:** Besucher dürfen keine Infektion haben; keine Blumen im Patientenzimmer; keimarme Kost (keine ungeschälten Früchte, Salat, Eierspeisen, Speiseeis, Schimmelkäse, Jogurt); invasive M. einschränken. **Klinischen Zustand** beurteilen, überwachen; Mundschleimhaut behandeln; Haut-/Gewebeschädigung verhindern, behandeln; KG ermitteln; Übelkeit/Erbrechen begleiten; Stuhl/Urin beobachten, Obstipationsprophylaxe; Selbstversorgungsdefizit einschätzen, -fähigkeiten trainieren; Müdigkeit, Schlafstörungen, Schmerzen lindern; Haarpflege, auf Wunsch für Haarersatz sorgen.

A/B: Allogene Knochenmark- bzw. Blutstammzelltransplantation oft wirksamste oder einzige Therapie. Abwehrschwäche nach Therapie. Informieren über **Infektionsrisiken** (Menschenansammlungen, infektiöse Menschen meiden). Bei Fieber, Blutungsneigung, Schwächegefühl → Arzt aufsuchen. Offene Gespräche über Ängste, Probleme anregen, ggf. Kontakt zu Psychoonkologen vermitteln. AHB direkt nach KH-Aufenthalt nach Erstbehandlung. Schrittweise berufliche Wiedereingliederung. Anspruch auf **Schwerbehindertenstatus**; Infos → Kliniksozialdienst.

5.2   Agranulozytose (Granulozytopenie)

P: Med. induziert (Analgetika, Antipyretika, Antiphlogistika, Zytostatika, Neuroleptika, Antiepileptika, Thyreostatika, Antibiotika, Antidiabetika) → über NW aufklären!

SM: Sämtliche Med. sofort absetzen!

PM: Dramatische Leukozytopenie; fast völliges Fehlen der Granulozyten (<500/µl) → **akute Infektionsgefahr.** Je nach Ausprägung: M. bei Transfusionen, immunsuppressive Behandlung, Knochenmarktransplantation; Isolierung; Fieber, Schüttelfrost behandeln, Tachykardie beobachten, Patienten beruhigen, spez. Pflege der Schleimhäute.

A/B: **Infektionsprophylaxe**; über gründliche körperliche Hygiene informieren (insb. Zähne, Rachen, Analregion); Menschenansammlungen meiden.

6 Erkrankungen des lymphatischen Systems

6.1 Lymphangitis und Lymphadenitis

PM: Wundabstrich bzw. Blutkultur (→ Erregernachweis); Körperregion ruhigstellen, kühlen. Auf Anordnung Antibiotika, ggf. Nachsorge bei chir. Débridement.

6.2 Lymphödem (primär und sekundär)

P: Bei Lymphödem: vor Verletzungen, Stauungen schützen. Bei Entzündungszeichen: sofort Arzt aufsuchen!

PM: Lymphödeme im reversiblen Stadium (1, 2) ausschwemmen: Beine hochpositionieren; Entstauungsübungen; ggf. Gewichtsreduktion bei Übergewicht. Begleitende Kompressionstherapie (z. B. Kompressionsstrümpfe für Hände, Arme, Beine oder intermittierende pneumatische Kompressionsbehandlung »Druckstiefel«).

A/B: Primäres Lymphödem: nicht therapierbar; sekundäres nach Ursache (im Stadium 3, 4, z. B. bei malignen Tumoren oft Therapieresistenz).

Lymphödemprophylaxe, -therapie: Bewegung; regelmäßig intermittierend Arm hochlegen; Kompressionsstrumpf tragen; eher duschen als baden; Nagelfalz nicht schneiden; ausgewogen essen, trinken; Verletzungen vermeiden; längere, permanente Tastaturarbeit, ungünstige Haltungen vermeiden.
❶ Wichtig: Auf betroffener Seite nie RR-Messung, Blutentnahme!

6.3 M. Hodgkin (Malignes Lymphom)

PM: Bei lokalisierten Stadien (I–IIIA): Strahlentherapie; bei generalisierten Stadien (IIIB und IV): systemische Chemotherapie, ggf. kombiniert mit Bestrahlung. Therapie bestimmt PM: Selbstpflegehandlungen übernehmen, trainieren; Ruhe, Entspannung ermöglichen; Aktivität fördern; Infektionsgefahr reduzieren/Infektion behandeln; Nahrungsaufnahme regulieren, ggf. unterstützen, Wunschkost. **Bestrahlung** des **Bauchraums**: leicht verdauliche, ballaststoffarme Kost, tägl. 5–6 kleine Mahlzeiten. Haut-/Gewebeschädigung verhindern, behandeln; Hautpflege der Bestrahlungsregion. A/B: Informieren über Hautpflege des markierten Bereichs, zur Selbstkontrolle anleiten: vor Sonne schützen; keine enge, möglichst keine synthetische Kleidung ❶ **Gefahr**: Hitzestau. Bestrahlten Hautbezirk nicht oder vorsichtig mit klarem Wasser waschen oder duschen (ohne Seife!) → Rücksprache mit Arzt, ggf., Achselhöhlen mit Kamillenlösung abtupfen; Feuchtigkeit abtupfen, evtl. Markierung nachziehen. Nur trocken rasieren! Keine handelsüblichen Kosmetika! Keine metallhaltigen Salben → verschlimmern Hautsymptome (Brennen/Hitzegefühl, offene Stellen). Spez. Salben, Puder nach Anordnung! Keine Injektionen im Bestrahlungsfeld; keine Pflaster!

7   Hämorrhagische Diathesen

7.1   Hämophilie A und B (Bluterkrankheit)

P: Je nach Blutungsrisiko → i. v.-Injektion fehlender Gerinnungsfaktoren, z. B. vor geplanter Op., bei Kindern, geringfügigem Schädeltrauma (intrakranielle Blutungen verhindern).
SM: Zungengrundblutung engt Atemwege ein → sofortige Gabe fehlender Gerinnungsfaktoren! **Selbstbehandlung**: Körperteil ruhigstellen, Druckverband bei akuter Blutung, Kälteanwendung bei Hämatombildung, Selbstinjektion von Gerinnungsfaktoren.
PM: Bei offenen Verletzungen: Blutungsbereich ruhigstellen, auf Anordnung blutstillende Gaze bzw. Fibrinkleber auf Wunde oder Druckverband mit thrombin- bzw. stypvengetränktem Tampon. Je nach Ausprägung: auf Anordnung Gerinnungsfaktoren oder Transfusion verabreichen.
A/B: Informieren über Krankheit: Mangel an funktionstüchtigem Gerinnungsfaktor VIII (Hämophilie A) oder Faktor IX (Hämophilie B) durch genetischen Defekt im X-Chromosom; Verhalten bei plötzlichen Blutungen. **Blutungsprophylaxe**: vorsichtige Mund-/Zahnhygiene (kein(e) Zahnseide, Zahnstocher, Nassrasur, i.m.- oder s.c.-Injektion, Abklopfen jeglicher Art, Abführmittel, Wärmeanwendungen, Massagen! Keine einengende Kleidung, bes. Schuhe. Zur Selbstbeobachtung anleiten. ❶ **Wichtig**: Stets mitführen: Blutgruppennachweis, Nachweis der Hämophilie, Adresse/Telefonnummer des nächsten Hämophiliebehandlungszentrums!

7.2 Thrombozytopenie

P: Best. Med. vermeiden. Bei Folsäure- oder Vitamin-B_{12}-Mangel: Ausgleich über Ernährung.
PM: Auf Anordnung Thrombozytenkonzentrat oder Kortison verabreichen. Blutungsprophylaxe. Bei Alkoholismus: beraten, Alkoholkonsum ↓. Bei Splenektomie: peri-op.-M

7.3 Verbrauchskoagulopathie (disseminierte intravasale Gerinnung; DIC)

SM: Frühstadium: Low-dose-Heparinisierung. Spätstadium: Heparin kontraindiziert! Ggf. Schocktherapie.
PM: Thromboembolieprophylaxe; auf Anordnung fehlende Faktoren (Antithrombin III) substituieren; FFP, Thrombo- und Erythrozytenkonzentrate verabreichen, überwachen; Heparinisierung.

M4 Mundschleimhaut und/oder Mundhöhle beeinträchtigt

Grundständige PD

Mundschleimhaut und/oder Mundhöhle beeinträchtigt*: Veränderungen der Schleimhäute, der Speichelproduktion und/oder der Mundhöhle*

Kennzeichen

Verbale Hinweise: Xerostomie (Mundtrockenheit), Schmerzäußerungen oder -zeichen, äußert Schwierigkeiten beim Kauen, Schlucken; klagt über nachlassende Geschmacksempfindungen
Veränderungen im Verhalten: Kaut nicht mehr gründlich, isst nur noch flüssige Kost, verweigert Nahrungsaufnahme
Veränderungen des Körpers:
Mundschleimhaut, Zunge: Ödeme der Mundschleimhaut, Hyperämie (vermehrte Durchblutung), Rötung* oder Blässe der Mundschleimhaut, Stomatitis (Entzündung der Mundschleimhaut), Beläge, Ulzerationen, Abschilferungen, Bläschen, Blutungen, Leukoplakie (Verhornung)
Speichel: Verminderte Speichelmenge oder fehlender Speichel*
Zahnfleisch: Gingivitis* (Zahnfleischentzündung), Parodontose* (Zahnfleischrückgang)
Zähne: Plaques*, Zahnstein*, kariöse Zähne*
Allg.: Halitosis (Mundgeruch), Gewichtsabnahme

NANDA-PD, Taxonomie

Mundschleimhaut beeinträchtigt NANDA 00045

1   Kriterien der Beobachtung

Veränderungen, Mundschleimhaut: trocken (Durst), Med.-NW (z. B. Atropin, Antidepressiva, Antibiotika). Stark gerötet, evtl. geschwollen (Stomatitis). Weiße, quarkähnliche Beläge (z. B. Soor). Weißlich-graue Beläge (Diphtherie). Weißliche, nicht entfernbare Gaumenverfärbung (Leukoplakie). Kleine

gelbliche Flecken (Fordyce-Flecken). Runde/ovale Hohlräume (5 mm), mit
seröser Flüssigkeit, geröteter Hof (Aphthen). Punktförmige, weißliche
Schleimhauterhebungen mit rötlichem Randwall (Koplik-Flecken im Frühstadium von Masern). Fleckig-rötliche, bläschenartige Erhebungen (Varizel-
len). Wunden, Geschwüre, Verletzungen (schlecht sitzende Zahnprothesen).
Zunge: Trocken (Durst, Fieber, Sjögren-Syndrom). Braune Borken (Exsikkose, Urämie). Quarkähnliche Beläge, schwer abwischbar (z. B. Soor).
»Himbeerzunge«, grell rosa bis rot (Scharlach). »Lackzunge«, glänzend, mit
Schleimhautatrophie (Eisenmangelanämie). Schwarze Haarzunge (harm-
lose Papillenhypertrophie). »Atrophische Mangelzunge« (Vitamin-B$_{12}$-
Mangel). »Leberzunge«, blau-rot »Erdbeerzunge«, mit Schleimhautatrophie
»Lackzunge« (Leberzirrhose). Stark vergrößerte Zunge (Akromegalie). Seit-
liche Zahnimpressionen (Down-Syndrom, Myxödem). Anfangs flache,
blau-rote Flecken, später blau-roter, leicht ulzerierender Tumor (= Kaposi-
Sarkom bei Vollbild Aids).
Lippen: Schwellung (evtl. Quincke-Ödem → ggf. Lebensgefahr). Trocken,
aufgesprungen (Durst). Bläschen (Herpes labialis). Fissuren, Schuppen,
Krusten (Cheilitis = Lippenentzündung bei Stomatitis, Herpes, Ekzemen).
Rundliche Vorwölbungen (Zysten). Hämatom; Lippenkarzinom; Rhagaden.
Zähne, Zahnfleisch: Verfärbungen, Beläge, Karies oder Parodontose (evtl.
mangelhafte Mundhygiene). Plaques; Karies; Parodontitis; verfärbte Zahn-
fleischsäume, -wucherung, -druckstelle.
Mundgeruch (Foetor ex ore): übel; Azeton; jauchig stinkend; süßlich nach
Eiter; erdig; urinös; Ammoniak.

Beobachtungstechnik

PA: Status erheben, nach Gewohnheiten, Beschwerden fragen:

- Tragen Sie eine Zahnprothese oder Zahnspange?
- Haben Sie Schmerzen im Mund oder an den Zähnen?
- Haben Sie Veränderungen der Mundschleimhaut entdeckt, z. B. Beläge,
  Wunden?
- Nehmen Sie viel Süßes, regelmäßig Cola-Getränke, Alkohol, Nikotin, scharfe
  Gewürze zu sich?
- Welche Mundpflegegewohnheiten haben Sie? Wie oft putzen Sie Ihre Zäh-
  ne? Welche Pflege- und Hilfsmittel verwenden Sie? Führen Sie die Mund-
  pflege selbstständig aus?
- Leiden Sie unter Mundtrockenheit? Nehmen Sie Med., die sie verursachen?
- Ist Ihr Abwehrsystem durch schwere Erkrankungen geschwächt?

PB: Mundhöhle **inspizieren**, bes. bei Risikogruppen: Beläge, Verletzungen, Ulzerationen, Mundtrockenheit/-geruch, Zahnzustand; nicht aufgegessene Mahlzeiten → evtl. Hinweis auf Beschwerden in der Mundhöhle.
Dokumentieren: Beobachtungen, wacklige Zähne, Lokalisation, Größe von Defekten. Brechen Zähne beim Intubieren ab → Kurzprotokoll (Datum, Uhrzeit, Zeugen).
PZ:
- Der Patient führt selbstständig eine optimale Mundhygiene durch.
- Die Mundschleimhaut ist feucht, sauber und intakt.
- Die Zahnprothese sitzt fest und drückt nicht.

2   Pflegetherapeutisches Konzept

P: ❶ **Wichtig** für Zähne: Kalzium, Vitamin D, Fluorid; regelmäßig Zahnarztbesuch, Zahnsteinentfernung, Mundhygiene, fluoridhaltige Zahncreme.
Meiden: stark zuckerhaltige Speisen, Getränke, Alkohol, Nikotin, scharfe Gewürze.
PM: Mundpflege mit Zahnbürste. Mittel zur Pflege/Behandlung der Mundschleimhaut, z. B. Früchtetee → Speichelproduktion ↑; Arnika → entzündungshemmend, schmerzlindernd; Butter, Margarine → weicht harte Krusten auf; Zitronensaft → Speichelproduktion ↑, erfrischt; Eis → abschwellend; künstlicher Speichel → Speichelersatz; Kamille → entzündungshemmend, wundheilungsfördernd; Nelkenöl → bakterizid, fungizid, virostatisch, lokal betäubend, krampflösend (bei zahnenden Kindern, Zahnschmerzen). ❶ **Wichtig:** Auf allergische Reaktionen achten!
Mundpflege mit Mundpflegeset (▶ Tab. M4.4). **Zahnspangen/Zahnprothesen versorgen. Speichelfluss stimulieren,** z. B. olfaktorische Reize, Kautätigkeit fördern, »Trockenkauen«, Parotismassage. **Spezielle Mundpflege.**
A/B: Flüssigkeitszufuhr 1,5–2 l/d; Speichelproduktion anregen. Immungeschwächte Menschen putzen nach jedem Essen Zähne bzw. Zahnprothese, spülen Mund aus → entfernt Krankheitserreger. Bei Kleinkindern auf Sauberkeit von Spielzeug, Beruhigungssauger, Essgeschirr achten.

3   Erkrankungen des Mundes

3.1   Aphthen

PM: 2–3-x/d mit Nelkenöl oder Myrrhetinktur (nicht bei Schwangerschaft!) betupfen.

3.2   Mundwinkelrhagaden

PM: Mehrmals tägl. mit Fettcreme, Bepanthensalbe oder Lippenpflegestift eincremen; evtl. Multivitaminpräparate → Abwehrkräfte ↑. Zu große Zahnprothesen vorsichtig durch seitliches leichtes Drehen einsetzen, ggf. Neuanpassung. Häufiges Auftreten, langsame Heilung → Arzt aufsuchen.

3.3   Herpes labialis

PM: Anfangsstadium: adstringierende Salben oder Zahnpasta → hilft evtl. Bläschen zu vermeiden. Bei Bläschen: Melissenextrakt (Creme) oder Aciclovir für ca. 5 d etwa 5×/d auftragen (Zovirax nicht >10 d anwenden). Heilungsdauer: 1–2 Wo.
A/B: Hochinfektiöse Bläschenflüssigkeit → Herpes-simplex-Virus (HSV), Übertragung auf andere mögl.

3.4   Soor

P: Risikofaktoren für Ansiedlung von Candida albicans: schwere Erkrankungen (Krebs, Aids, Diabetes mellitus), langfristige parenteraler Ernährung, Immunschwäche, Antibiotika-, Chemotherapie oder Bestrahlung. Mundschleimhaut intakt halten: Flüssigkeitsaufnahme 1,5–2 l/d, gründliche Mundpflege.
PM: **Austrocknende Substanzen** fördern Heilung, z. B. Salbei (❶ **Achtung:** nicht bei Epileptikern! → Krampfanfälle mögl.); Salbeitee: mehrmals tägl. gurgeln oder Mund auswischen; Salbeitinktur: mehrmals tägl. pur auf betroffene Stellen tupfen oder verdünnt (20 Trpf. auf 1/2 Glas Wasser) gurgeln. Nach Anordnung Antimykotikum. Zuckerhaltige Speisen meiden.

3.5   Stomatitis

P: Kinder frühzeitig ans Zähneputzen heranführen. Bei häufigen Zahn-
fleischentzündungen und blutendem Zahnfleisch: Zahnarzt aufsuchen; weitere gründliche Zahnhygiene zu Hause mit weicher Zahnbürste. Nach 10 d
sollten keine Zahnfleischblutungen mehr auftreten.
PM: Mehrmals tägl. Mund spülen oder auswischen, v. a. nach Essen, mit
entzündungshemmenden Tees (s.o.), Teebaumöl, Myrrhetinktur, Desinfek-
tionslösung.
Bei starken **Schmerzen**: evtl. vor Essen Lokalanästhetikum auf Anordnung.
Meiden: scharf gewürzte Speisen, Alkohol, Kaffee, Nikotin.

4   Erkrankungen der Speicheldrüsen

4.1   Parotitis

PM: Kautätigkeit anregen → Speichelfluss ↑, spült Krankheitskeime aus.
Lokale **Wärme** (z. B. Kataplasmen), Salbenverbände → erweitern Aus-
führungsgänge → Speichelabfluss ↑. Lokale **Kälte** → Schwellung ↓. Auf
Anordnung Antibiotika. Bei Abszess-Spaltung: peri-op.-M.

N1 Nahrungsaufnahme beeinträchtigt, Gefahr/Nahrungsaufnahme beeinträchtigt

Grundständige PD

Nahrungsaufnahme beeinträchtigt*: Gefahr oder bestehende übermäßige bzw. mangelhafte Nährstoffaufnahme und/oder Zu- bzw. Abnahme an Körpergewicht*

Risikofaktoren/Überernährung: Übergewichtige Eltern, Adoleszenz (beschleunigtes Wachstum im Verhältnis zu statistischen Daten bei Säuglingen oder Kindern), feste Nahrung als Hauptnahrung vor dem 5. Lebensmonat, höheres Basisgewicht zu jeder Schwangerschaft, Essen zum Trost oder als Lob an Kinder geben, gestörtes Essverhalten

Kennzeichen

Verbale Hinweise

Nahrungsaufnahme geringer als der Körperbedarf: Klagt über Verdauungsstörungen*, Appetitlosigkeit*, Abneigung gegen Speisen, Übelkeit, veränderter Geschmackssinn, schmerzhafte Zähne bzw. Mundhöhle, Völlegefühl nach Nahrungsaufnahme*, abdominale Krämpfe, Abgeschlagenheitsgefühl*, kein Interesse am Essen*; äußert, nicht dick sein zu wollen*; berichtet, Schlankheitsmittel einzunehmen*

Nahrungsaufnahme größer als der Körperbedarf: Berichtet, zu jeder Tages- und Nachtzeit essen zu können; mag Fastfood*, trinkt Softdrinks und Alkohol*; klagt über ständigen Hunger, Heißhunger auf Süßigkeiten oder anderes*, über Essen in Stress- oder Konfliktsituationen (z. B. Angst, Depression), über Gelenk- und/oder Rückenschmerzen*

Nahrungsaufnahme des Säuglings, beeinträchtigt: Mutter gibt an, dass der Säugling nicht fähig ist, mit dem Saugen einzusetzen oder wirksam zu saugen

Veränderungen im Verhalten

Nahrungsaufnahme geringer als der Körperbedarf: Rührt das Essen nicht an*, isst nicht auf*, isst sehr langsam*, trinkt viel oder sehr wenig*, achtet auf Kilojoule (Kalorien)*, isst keine Süßigkeiten*, erbricht nach dem Essen*, schwach*, leistungseingeschränkt*, ermüdet leicht*, desorientiert bzw. verwirrt*

Nahrungsaufnahme größer als der Körperbedarf: Isst während anderer Aktivitäten (z. B. beim Fernsehen), isst dauernd, ohne Mahlzeiten einzuhalten; isst hauptsächlich am Abend oder nachts, bewegt sich wenig, sitzt viel, isst zu schnell*, kaut wenig*

Nahrungsaufnahme des Säuglings, beeinträchtigt: Säugling ist unfähig, saugen, schlucken und atmen zu koordinieren*, weint*, ist unruhig*, würgt*, verschluckt sich*, spuckt*

Veränderungen des Körpers

Nahrungsaufnahme geringer als der Körperbedarf: Gewicht 20% oder mehr unter dem Normalgewicht, geringes oder gänzliches Fehlen von subkutanen Fettpolstern*, schlaffe Haut*, oft erniedrigter Hautturgor*, eingefallene Wangen*, hervorgetretene Rippenbögen und Beckenknochen*, Muskelabbau*, entzündete Mundhöhle, starker Karies*, Durchfall, Fettstühle, vermehrte Darmgeräusche, blasse Haut, starker Haarausfall, brüchige Fingernägel*

Nahrungsaufnahme größer als der Körperbedarf: Gewicht 20% über dem Normalgewicht in Verbindung mit Größe und Körperbau, Trizepshautfalte dicker als 15 mm bei Männern und 25 mm bei Frauen, Fettpolster (Schwimmringe)*

Nahrungsaufnahme des Säuglings, beeinträchtigt: Säugling verliert in kurzer Zeit schnell an Gewicht,* ist exsikkiert (Hautfaltentest positiv, Fontanelle sinkt ein)*

NANDA-PD, Taxonomie

Überernährung NANDA 0001
Mangelernährung NANDA 00002
Überernährung, Gefahr NANDA 0003
Saug-/Schluckstörung des Säuglings NANDA 00107
Nausea (Übelkeit, Brechreiz) NANDA 00134

1 Kriterien der Beobachtung

Beobachtungskriterien: Hunger, Appetit, Durst. Unangenehme Erscheinungen der Nahrungsaufnahme: Regurgitation, Rumination, Sodbrennen, Singultus. **Schmerzen:** Nüchternschmerz (mehrere h nach letzter Nahrungsaufnahme: bei Ulcus duodeni); nahrungsabhängiger Schmerz (sofort, bei oder bis 2 h nach Nahrungsaufnahme: bei Ulcus ventriculi); Schmerzen beim Schlucken (bei Entzündungen im Mund-Rachen-Speiseröhren-Bereich); Koliken (bei Gastritis).

Ursachen für Mangelernährung: Appetitlosigkeit, Abneigung gegen Speisen, veränderter Geschmackssinn, schmerzhafte Zähne bzw. Mundhöhle, Völlegefühl nach Nahrungsaufnahme, abdominale Krämpfe, Abgeschlagenheitsgefühl, langsames Essen, Erbrechen nach dem Essen.

Mangelernährung im Alter: z. B. durch einseitige Ernährung (Weißbrot, Marmelade, Hafersuppe, Grießbrei); reduzierter Ernährungszustand, Auszehrung als Vorstufe der Kachexie.

Ursachen für Überernährung: ständiges Essen/Hungergefühl, Essen in Stress-/Konfliktsituationen; Softdrinks, Alkohol.

Übelkeit, Erbrechen: Begleitsymptome z. B. verstärkter Speichelfluss, Blässe, ggf. kalter Schweiß, Tachykardie. Würgen: üblicherweise plötzlich kurz vor dem Erbrechen.

Dyspepsie im Kindesalter: mit unbehaglichem Völlegefühl, Blähungen, Übelkeit und/oder Appetitlosigkeit. Säuglinge, Kleinkinder erbrechen häufiger → schon leichte Irritationen des Brechzentrums wirken auslösend.

Beobachtungstechnik

PA: Ernährungsanamnese zum Ernährungszustand und Ernährungsverhalten:

- Welche Ernährungsgewohnheiten haben Sie zu Hause (Essenszeiten, warme/kalte Mahlzeiten)?
- Was essen und trinken Sie gern, was nicht?
- Essen Sie ausreichend, wie viel essen und trinken Sie?
- Benötigen Sie eine Diät? Haben Sie sich zu Hause an Ihre Diät gehalten?
- Empfinden Sie häufiger Hunger, Durst, Appetit oder Heißhunger? Wie ist Ihr Appetit?
- Essen Sie gern oder eher, weil Essen sein muss?
- Brauchen Sie Hilfe von beim Essen?
- Benutzen Sie Hilfsmittel zum Essen oder Trinken?

Bei Säuglingen und Kleinkindern Eltern befragen.

- Zu welchen Zeiten isst Ihr Kind?
- Was isst und trinkt Ihr Kind?
- Was mag es gern, was überhaupt nicht?
- Wie viel isst und trinkt es?
- Muss Ihr Kind eine Diät einhalten?
- Benötigt Ihr Kind Hilfe beim Essen?
- Welche Hilfsmittel benutzt Ihr Kind zum Essen oder Trinken?

PB: **Körperlicher Zustand:** bei Aufnahme; ggf Trizepshautfaltenmessung; Körpergröße (morgens !), **Körpergewicht** morgens nüchtern (nach Blasenentleerung), stets gleiche Bedingungen, gleiche Waage, vor Gebrauch eichen. Einlagern von Flüssigkeit? Körpergewicht: Body-Mass-Index (BMI); Gewichtsschwankungen von >0,5 kg/d klären (z. B. Ödem, Aszites ↑, Ausschwemmung, Messfehler!).

Erbrechen: Erbrochenes inspizieren, Zeitpunkt: z. B. nach Med.-Einnahme, Art (z. B. schwallartig), ohne vorherige Übelkeit, Aussehen, Bestandteile, Farbe, Beimengungen, unverdaute Speisen, z. B. bei Pylorusstenose, verdorbenen Lebensmitteln, zu schnell/viel gegessen; hellrot bei Hämatemesis (z. B. bei Blutungen im Speiseröhren- und Mageneingangsbereich), braunschwarz, kaffeesatzähnlich (z. B. bei Magenbluten), bräunlich bei Miserere (Koterbrechen), Ileus, grünlich, gallig (bei leerem Magen, z. B. nüchtern, nach lang anhaltendem Erbrechen), bei Abflussstörungen des Gallensaftes.

Geruch: nach aufgenommener Nahrung, Alkohol, Med. bzw. entspr. Substanzen; bei Intoxikation; stinkend bei Stauung des Mageninhalts; faulig bei Miserere.

PZ: Der Patient
- kennt seinen BMI und kann ihn ermitteln,
- erkennt Gewichtsveränderungen frühzeitig,
- kann Gewichtsschwankungen ableiten und erklären,
- hat nachvollziehbare orale Nahrungsaufnahme.

2   Pflegetherapeutisches Konzept

P: Kinder, Schwangere, Patienten mit großen Verletzungen oder Op.: Eiweißbedarf ↑. Mit zunehmendem Alter: Energiebedarf ↓, jedoch nicht Eiweißbedarf. Empfehlungen der Deutschen Gesellschaft für Ernährung (DGE)

beachten. **10 Regeln zur gesunden Ernährung**, wenn keine Diäten einzuhalten sind: vielseitig essen; reichlich Getreideprodukte und Kartoffeln, Gemüse und Obst – nimm »5« am Tag; tägl. Milch und Milchprodukte; 1–2×/Wo. Fisch; Fleisch, Wurstwaren, Eier in Maßen; wenig Fett und fettreiche Lebensmittel; Zucker und Salz in Maßen; reichlich Flüssigkeit; schmackhaft und schonend zubereiten; sich Zeit nehmen, Essen genießen, auf Gewicht achten; in Bewegung bleiben.
PM: Ernährungsberatung, Anamnese, Fehler ermitteln; Trink- und Essgewohnheiten ändern; Erfolgskontrolle, ggf. Korrekturmaßnahmen. **Diäten und Kostformen**, z. B. energie-, elektrolyt-, eiweißdefiniert, gastroenterologisch, glutenfrei; Vollkost, passierte Kost, Reduktions-, Diabetes-, Wunschkost. **Essen, Trinken unterstützen. Nationaler Expertenstandard: »Ernährungsmanagement** zur Sicherstellung und Förderung der oralen Ernährung in der Pflege«. **Hilfestellung bei Übelkeit und Erbrechen** (► Tab. N1.8). **Enterale Ernährung. Gastroduodenale Sonden. Transnasale Sonde legen** (► Tab. N1.11). **Sondennahrung** (► Tab.N1.12). **Med.** über Ernährungssonde **applizieren.** Patienten mit liegender Sonde pflegen. **Parenterale Ernährung** (► Tab.N1.14).
A/B: Enterale und parenterale Ernährung auch zu Hause mögl., Patienten, Angehörige und ambulante Pflegedienste durch Schulungen vorbereiten → zu Hause weiterführen und kontrollieren.

Gesundheitsberatung

- Senioren essen weniger als jüngere Erwachsene; Obst, Gemüse: mögl. frisch und tägl. Rohkost essen; tägl. Eiweißbedarf eines gesunden Erwachsenen: 0,8 g/kg KG
- Keine Aufnahme von zu viel gesättigten Fettsäuren, Cholesterin
- Keine übermäßige Kohlenhydratzufuhr; ausreichende Flüssigkeitsaufnahme: ernährungsbedingte Erkrankungen

3   Ernährungsbedingte Erkrankungen

3.1   Adipositas (Übergewicht, Fettleibigkeit)

P: Ausgeglichene Energiebilanz durch richtige Ernährung, Steigerung des Energieverbrauchs bei **körperlicher Aktivität** → sportliche Betätigung, im Alltag mehr Zufußgehen, Treppensteigen, Radfahren. Fettnormalisierte, kohlenhydrat- und ballaststoffreiche Nahrung (gemäß DGE) mit Vollkornprodukten, Nudeln, Reis, Kartoffeln, Gemüse und Obst; **reduzieren**: Zucker, Alkohol, Fett.
PM: Ursachen **eruieren**: Risikofaktoren, Persönlichkeitsmerkmale, Wissen über gesunde Ernährung, Stellenwert des Essens, Essgewohnheiten, Selbst-

wahrnehmung, Aktivitäten und Bewegung des Patienten; Verhalten, Einstellungen der Bezugspersonen.

Programme zur **Gewichtsabnahme** mit Betroffenem erstellen: z. B. Lebensstiländerung, Kalorienbedarf, Flüssigkeitszufuhr, wöchentl. Gewichtsreduktion; ggf. Diät, Ernährungsberatung festlegen; körperliche Aktivität planen, die Betroffener aufnehmen will und kann; motivieren, Anreize schaffen, z. B. Gesundheitszustand ↑, Anerkennung ↑, Selbstwertgefühl ↑).

A/B: **Probleme:** übermäßiges Schwitzen, Hautmazeration, Bewegungsfähigkeit ↓. Möglichkeiten aufzeigen, mit Stress, Anspannung umzugehen, ohne zu essen. Angehörige einbeziehen, ggf. motivieren, beim Abnehmen mitzumachen. **Umorganisation** der **Ernährung** unterstützen: Einkauf erschwinglicher Lebensmittel bei guter Qualität, abwechslungsreiche Rezepte. Beratung über Verhalten bei außergewöhnlichen Ereignissen. Infos: www.adipositas-verband-deutschland.de

3.2 Anorexia nervosa (Magersucht)

P: Kinder, Jugendliche zu gelassenem Umgang mit dem eigenen Körperbild anhalten → wirkt Körperbildstörung überwertiger Idee, zu dick zu sein, und der Angst, dick zu werden, entgegen.

PM: Ursachen **eruieren**: körperliche Faktoren (Kau-/Schluckvermögen, Geschmackssinn, Zahnstatus, Magen-Darm-Trakt, Verdauungsorgane intakt); psychologische Faktoren (kulturelle Wünsche und Einflüsse auf das Essverhalten).

Ernährungsdefizit **einschätzen**: Körpergewicht, BMI ermitteln; tägl. Ernährung bilanzieren; Grundumsatz berechnen, Essverhalten beobachten, kontrollieren.

Therapie unterstützen: individuellen Ernährungsplan mit Betroffenem erstellen, Defizite ausgleichen (z. B. erhöhte Proteinzufuhr, hochkalorische Kost, Sondenernährung); appetitreduzierende Faktoren vermeiden (z. B. unangenehme Gerüche, Anblicke); Psychotherapie unterstützen. Einheitlich konsequente Haltung gegenüber Betroffenen, da Krankheitseinsicht, Motivation zur Therapie anfangs oft fehlen. Bei Verweigerungshaltungen Gespräche im Team und mit Betroffenem.

A/B: Ziele: Dauerhaft ausgewogene Ernährung, Normalgewicht, gesteigertes Selbstwertgefühl, Wohlbefinden. Zur Psychotherapie, Konfliktbewältigung motivieren, über Umstellung des Ernährungsverhalten im Alltag informieren, zur Sondenernährung zu Hause anleiten. Infos: www.magersucht.de, www.magersucht-online.de

3.3 Bulimia nervosa (Ess-Brech-Sucht)

PM: Ähnl. wie bei Anorexia nervosa (▸ Kap. N1.3.2). Bes. berücksichtigen: depressive Zustandsbilder, nicht selten Suizidgedanken.

3.4 Fettstoffwechselstörungen (Hyperlipoproteinämie, -cholesterinämie)

P: Ernährungsbewusstes Verhalten (fettarm), körperliche Betätigung. Reicht Diät nicht aus und bei ↑ Risiko für KHK: Sekundärprävention mit Lipidsenkern.

A/B: Ernährungsverhaltensumstellung oft langwierig → Angehörige einbeziehen, evtl. Diätberatung: fett- und cholesterinarm. **Bevorzugen:** Buttermilch, Kefir, Milch, Joghurt ≤1,5% Fett, Käse ≤30% i. Tr., Magerquark, pflanzliche Öle, Fette mit mehrfach ungesättigten Fettsäuren, ballaststoffreiche Nahrungsmittel. **Meiden:** cholesterinreiche Lebensmittel, z. B. Eigelb, Butter, Innereien, fettes Fleisch, Wurst, Sahne. **Verzichten:** Zucker, Weißmehlprodukte; Alkoholkarenz bei Hypertriglyzeridämie.

3.5 Gicht

P: Ernährungsbewusst verhalten; üppiges Mahl mit Alkohol kann Gichtanfall auslösen!

SM: Akuter Gichtanfall → kühlende Alkoholumschläge, betroffenes Gelenk ruhigstellen, Analgetika, Kortikoide und Antiphlogistika.

PM: Schmerzreaktionen beobachten, **Schmerzlinderung**/-kontrolle; **purinarme** (Gemüse, magerer Fisch, Geflügel, Rind, Nudeln, Reis, Getreideprodukte) oder **purinfreie** Kost (Milch/-produkte, Käse, Eier, Kartoffel/-produkte, Obst, alkoholfreie Getränke); hohe Flüssigkeitszufuhr → tägl. Urinmenge mind. 2 l. Reicht Diät nicht aus: auf Anordnung zusätzlich **Med.:** Urikosurika (↑ Harnsäureausscheidung) und Urikostatika (↓ Harnsäurebildung).

A/B: Lebenslange Therapie. Unterkühlung, extreme körperliche Anstrengung vermeiden; auf Alkohol verzichten; Diät einhalten. Zur Linderung chron. Schmerzen, bei Gelenkdeformation zur Schmerzbehandlung anleiten, Erhalt der Beweglichkeit: z. B. Physio- und Ergotherapie.

3.6   Mangelernährung (Malnutrition)

PM: Substitution fehlender Grundnährstoffe.

4   Ösophaguserkrankungen

4.1   Ösophagitis

SM: Bei starkem Sodbrennen: Antazida (neutralisieren Magensäure, wirken schnell, aber nicht lange).

PM: Störungsausmaß ermitteln: Entzündungszeichen in der Mundhöhle, Schluckvermögen bei verschiedenen Kostformen, Schmerz beim Schlucken. Ausgewogene **Ernährung**: Nahrungsaufnahme, Ernährungszustand; Nahrungsmittelwünsche, leicht schluckbare Kost; bei Mangelernährung: parenterale Ernährung oder Sondenernährung über PEG.

Wohlbefinden fördern, **Schmerzen** lindern: bei akuten Beschwerden (Sodbrennen) aufrechte Position (ggf. Bett in schiefe Ebene bringen). Regelmäßige Med.-Einnahme (z. B. Prokinetika, Histamin-2-Rezeptorantagonisten) kontrollieren. Ggf. peri-op.-M. und Mundpflege, z. B. bei Vagotomie, Antirefluxplastik.

A/B: Bei Refluxösophagitis: ↑ Druck im Bauchraum vermeiden (z. B. nicht bücken, sondern in die Hocke gehen); bei Übergewicht: KG-Reduktion → entlastet Magen vor unnötigem Druck; nach dem Essen nicht gleich hinlegen → Säureproduktion im Magen nach Mahlzeiten bes. ↑; mit erhöhtem Oberkörper schlafen; saure Speisen meiden → reizen die Speiseröhrenschleimhaut zusätzlich; Antazida nach den Mahlzeiten einnehmen; ggf. Rauchen einstellen → Muskulatur der Speiseröhre erschlafft durch Nikotin → begünstigt Reflux.

4.2   Ösophagusvarizen

P: Alkoholabusus frühzeitig behandeln. Bei Ösophagusvarizen: nicht ruckartig bücken, nicht schwer heben (↑ Druck im Bauchraum), keine harten Speisen (z. B. Brotrinde) → Verletzungsgefahr!

SM: Kreislaufstabilisierung, Gerinnungsfaktoren, Flüssigkeit, Blut substituieren; M. zur Blutstillung (endoskopische Sklerosierung oder Verklebung der Blutungsquelle); intensivmed. Versorgung wg. **Lebensgefahr**.

PM: Patienten aufsetzen → verhindert Aspiration von Blut; beim Ausspucken des Blutes unterstützen. Blutverlust abschätzen; Ausmaß, Folgen der

Blutung ermitteln; in lebensgefährlicher Situation unterstützen, begleiten. Nach SM β-Rezeptorenblocker-Einnahme kontrollieren. Nach endoskopischem Eingriff Vitalzeichen überwachen; auf erneuten Teerstuhl, Bluterbrechen beobachten; ggf. peri-op.-M. bei portokavalem Shunt.

4.3 Ösophagustumoren

P: Risikofaktoren vermeiden: Narbenstrikturen nach Verätzungen der Speiseröhre, Alkoholabusus (v. a. Schnaps), übermäßiger Tabakgenuss.
PM: Peri-op.-M. bei Ösophagusresektion bzw. Ösophagektomie; ggf. palliative Pflege. Ausmaß der Ösophagusfunktionsstörung ermitteln; ausgewogene Ernährung → sonst Mangelernährung mögl.; Wohlbefinden fördern; Schmerzen lindern.
A/B: Frühzeitiges Gespräch über dauerhafte Schmerztherapie, häusliche Pflege mit Patienten, Angehörigen (parenterale Ernährung, Sondenernährung auch zu Hause mögl.). Bei **Magenhochzug**: tägl. mehrere kleine Mahlzeiten, da Magen als Speisereservoir fehlt. Gegessen werden kann, was vertragen wird.

5 Magenerkrankungen

5.1 Gastritis (akute und chronische)

P: Kaffee, Nikotin, Alkohol vermeiden. Best. Med. nicht über längeren Zeitraum einnehmen. Bei Schwerkranken, z. B. nach Schädel-Hirn-Trauma, Verbrennungen: med. **Ulkusprophylaxe**.
PM: Bei akuter Gastritis: Nahrungskarenz oder Tee, Zwieback. Bei chron. Gastritis: Nahrungskarenz; keine Diät notwendig; med. Therapie unterstützen: Bei Helicobacter-pylori-Infektion: Eradikationstherapie, säurehemmende und antibiotische Behandlung → Triplettherapie: Omeprazol (Protonenpumpenblocker) + 2 Antibiotika. Bei Typ-A-Gastritis: regelmäßig Vitamin-B_{12}-Präparate.

5.2 Ulkuserkrankung (Ulcus ventriculi und duodeni)

P: Ulzerogene Med. weglassen, Stressabbau, nicht rauchen.
SM: Bei **Blutung**: Notfallendoskopie zur Blutstillung, med. Säurehemmung, Kreislaufüberwachung, Infusions-, Transfusionstherapie, Notfall-Op., wenn Blutung nicht steht. Bei **Perforation**: sofortige Not-Op. (je schneller, desto

besser), Schockbekämpfung, Antibiotika. Bei **Penetration**: Schmerz-, Kreislaufüberwachung, Nahrungskarenz, Infusionstherapie, Op.

PM: Ernährungszustand feststellen (evtl. Mangelernährung); Diätplan festlegen: Wunschkost in mehreren kleinen Mahlzeiten; zu dauerhaft ausgewogener Ernährung und Rezidivprophylaxe anleiten. Zur richtigen **Med.-Einnahme** anleiten: Antazida 1–2 h nach dem Essen; Zytoprotektiva 1 h vor dem Essen, nicht gleichzeitig mit Histamin-2-Rezeptorantagonisten (→ Wirkungsbeeinträchtigung).

Prä-op.: Kostabbau, Darmentleerung am Vortag der Op.; Rasur, Reinigung nach Klinikstandard; En-bloc-Aufstehen zur post-op. Frühmobilisation, atemtherapeutische M. zur post-op. Pneumoembolieprophylaxe (post-op. schmerzbedingte Schonatmung) einüben.

Post-op.: Positionierung: erhöhter Oberkörper, angewinkelte Knie (Knierolle) → entspannt Bauchdecke; Frühmobilisation → stabilisiert Kreislauf, zur Prophylaxe von Sekundärerkrankungen; Kostaufbau: bei stabilen Anastomosen; Überwachung: Kreislauf, Körpertemp., Atmung, Bewusstsein, Schmerzen, Infusionen, Bilanz, ZVK, ZVD, Verbände, Drainagen, Magensonde; Magen-Darm-Peristaltik anregen.

Syndrome nach Magen(teil)resektionen erklären: Verdauungs-, Resorptionsstörungen; Syndrom der zuführenden Schlinge nach Billroth II (erneute Op. notwendig). Dumpingsyndrom, unterscheiden: Frühdumping, Spätdumping.

A/B: Bei Disposition zum Ulkus bzw. Ulkuskrankheit **vermeiden**: schleimhautaggressive Med., Nikotin, Stress, Alkohol, säurereiche Getränke (Fruchtsaft, Wein). Milch → oft lindernd. Ernährung nach Magen(teil)resektion: Essen, was vertragen wird, mehrere kleinere Mahlzeiten/d, langsam essen, gut kauen, wenig zu den Mahlzeiten trinken → verhindert Überfüllung des Magens und zu raschen Transport des Mageninhalts ins Duodenum (besser: zw. den Mahlzeiten trinken).

5.3   Magenkarzinom

P: Über Risikofaktoren informieren: Magenvorerkrankung, z. B. Ulkuskrankheit, Magenteilresektion.

PM: Ernährungszustand überprüfen, evtl. parenterale Ernährung; peri-op.-M. bei Magen-Op.; Patient im Umgang mit maligner Erkrankung unterstützen (Wohlbefinden fördern, Schmerzbekämpfung), Ausmaß von Furcht/ tatsächlicher wahrgenommener Bedrohung ermitteln, Umgang damit unterstützen.

A/B: Bei später Diagnosestellung ist oft keine kurative Therapie mehr mögl. → frühzeitiges Gespräch mit Patienten und Angehörigen über häusliche Pflege, parenterale Ernährung, Schmerztherapie.

6 Gallenerkrankungen

6.1 Cholelithiasis

P: Über **Risikofaktoren** informieren: betrifft v. a. Frauen ab 40. Lj.; Risikokonstellation: **5 F**: »female«, »fat«, »fertile«, »fourty«, »fair« (weiblich, übergewichtig, fruchtbar, 40 J., blond).

SM: Bei **Koliken**: Nahrungskarenz, feuchte Wärme, Bettruhe, Analgetika, Spasmolytika. Bei Perforation der entzündeten Gallenblase: sofortige Not-Op., Schockbekämpfung, Antibiotika.

PM: Konservative Therapie unterstützen: orale Gabe von Gallensäure → löst Steine auf; Ultraschall (Stoßwellenlithotripsie) → zertrümmert Steine.
Bei Adipositas: Gewicht, ursächliche Faktoren ermitteln. **Bei Gallenkolik:** Wohlbefinden fördern, Schmerzbekämpfung (▶ Kap. S3), evtl. orale Nahrungskarenz und parenterale Ernährung. **Bei Fieber:** Körpertemp. überwachen, senken (▶ Kap. K5). **Bei Cholezystektomie:** peri-op.-M., steril mit intra-op. eingelegten Drainagen arbeiten → vermeidet Cholangitis: T-Drainage: fördert <100 ml/d → ziehen; Zieldrainage: i. d. R. ca. 2 d nach der T-Drainage ziehen; Kostaufbau nach kliniküblichem Standard (bei laparoskopischer Cholezystektomie schneller als bei konventioneller).

6.2 Cholezystitis (akut und chronisch)

PM: Ähnl. wie bei Gallensteinen (▶ Cholelithiasis Kap. N1.6.1).

6.3 Akute Cholangitis

PM: Vitalzeichen nach ERCP (beseitigt Abflussstörung durch Choledocholithiasis, Strikturen); Antibiotikatherapie überwachen; ggf. peri-op.-M. bei op. Tumorentfernung; sonst ähnl. ▶ Cholelithiasis (Kap. N1.6.1).

6.4 Gallengang- und Gallenblasenkarzinom

PM: Schlecht Prognose → Palliativpflege; ähnl. wie bei anderen Karzinom- und Gallenerkrankungen.

7 Pankreaserkrankungen

7.1 Akute Pankreatitis (ödematös und hämorrhagisch-nekrotisierend)

P: Bei Beschwerden durch Gallensteine: Entfernung der Gallenblase; Verzicht auf über- bzw. regelmäßigen Alkoholkonsum.

SM: Sofort **kontinuierliche Überwachung**, absolute Nahrungskarenz zur Ruhigstellung des Pankreas.

PM: Peri-op.-M.; meist intensivstationäre Versorgung; überwachen: Schmerzen (kontraindiziert: Morphine → Spasmus erzeugende Wirkung!), AZ, Kreislauf, Atmung, Körpertemp., BZ, Darmgeräusche, Bilanz; bei Fieber: M. zur Senkung. Im Akutstadium absolute Nahrungskarenz, danach **stufenweiser Nahrungsaufbau**: erst Tee, dann Tee mit Kohlenhydraten (Zwieback/Haferflocken), dann eiweißhaltige Lebensmittel mit sehr niedrigem Fettgehalt (Magerquark, fettarmes Fleisch), zuletzt Fette in kleinen Mengen (Butter, fettarme Wurst) → vermeidet Rückfall.

A/B: Ziel: Erneute Krankheitsschübe vermeiden. Nach Nahrungsaufbau ist beim Essen erlaubt, was vertragen wird, aber: mögl. fettarm, Alkoholkarenz, mehrere kleinere Mahlzeiten/d.

7.2 Chronische Pankreatitis

PM: Ähnl. wie bei akuter Pankreatitis; Ursachen ermitteln: Alkoholmissbrauch, fortschreitende Erkrankung oder akute Verschlimmerung? Compliance feststellen. Patienten unterstützen, gewünschtes Gesundheitsverhalten (Alkoholkarenz) zu erreichen; Nahrungsaufnahme (bedarfsdeckend?), Ernährungszustand kontrollieren; fettarme Ernährung, 6–8 kleine Mahlzeiten/d; bei Diabetes mellitus ggf. Diabeteskost, auf Anordnung Insulintherapie; Wohlbefinden fördern, Schmerzbekämpfung.

A/B: Ziel: Erneute Krankheitsschübe vermeiden. Zu Alkoholismus, Diabetes mellitus beraten. Zur Zusammenarbeit mit Spezialisten zum **Alkoholentzug** motivieren, Infos: www.alkohol-hilfe.de, www.alkoholratgeber.de, Bundesverband für stationäre Suchtkrankenhilfe e. V.: Wilhelmshöher Allee 273, 34131 Kassel, Telefon: 05 61 / 77 93 51, www.suchthilfe.de

7.3   Pankreaskarzinom

PM: Schweres Krankheitsbild meist intensivmedizinische Behandlung; periop.-M.; bei Pankreasteilresektion: BZ kontrollieren; bei Pankreatektomie: BZ kontrollieren, Insulin verabreichen; Diabetesdiät, fettarme Kost, Koch- und Streichfett durch MCT-Fette ersetzen, Substitution fettlöslicher Vitamine und Vitamin B_{12}, mehrere kleinere Mahlzeiten/d, Kostaufbau: wie bei akuter Pankreatitis. Psychosozial betreuen: Leben mit tödlicher Krankheit, Abschied nehmen, letzten Willen festlegen.

A/B: Frühzeitig mit Patienten und Angehörigen dauerhafte **Schmerztherapie** (Opioide, evtl. Schmerzambulanz), häusliche Pflege abklären. Anleiten zur regelmäßigen Med.-Einnahme, selbstständigen BZ-Kontrolle, Insulingabe, Diabetesdiät.

P1 Posttraumatisches Syndrom, Gefahr/posttraumatisches Syndrom

Grundständige PD

Posttraumatisches Syndrom, Gefahr/Posttraumatisches Syndrom: Gefahr von unangemessenem Verhalten oder unangemessenes Verhalten aufgrund eines traumatischen, außergewöhnlichen, häufig unerwarteten Lebensereignisses*

Risikofaktoren/posttraumatisches Syndrom, hohes Risiko: Naturkatastrophen* (z. B. Überschwemmung, Lawinen), Unfälle* (z. B. Flugzeugabsturz), Geiselnahme*, Amoklauf*, Kriege*, Epidemien*, Missbrauch*, Überfall*, Folter*, schwere Krankheit*, belastende Berufe (Polizei, Feuerwehr, Rettungsdienst, Pflegeberufe, Ärzte), Trennung von Bezugspersonen (z. B. Elternverlust, Scheidung), unzureichende soziale Unterstützung, verminderte Ich-Stärke

Kennzeichen

Verbale Hinweise: Spricht übermäßig häufig oder gar nicht über das traumatische Erlebnis*; äußert Schuldgefühle, Wut, Angst, Verzweiflung*; klagt über Schlafstörungen*, Albträume, wiederholte Träume

Veränderungen im Verhalten: Beschämt, vermeidet Blickkontakt*; weint häufig oder unterdrückt das Weinen*; traurig*, depressiv, unkonzentriert*, gleichgültig*, leicht reizbar, jähzornig, trauert*; bewegt sich steif*; uriniert ins Bett* (Bettnässen); will unauffällig sein* (z. B. kleidet sich dunkel bzw. schlicht; trägt keinen Schmuck; reduziert Mimik und Gestik); isst und/oder schläft vermehrt oder vermindert

Veränderungen des Körpers: Gebeugte Körperhaltung*, hängender Kopf* oder angespannter Muskeltonus; trauriger, ausdrucksloser Blick*, verweinte, gerötete Augen*, dunkle Augenringe*; ggf. Gewichtszunahme oder -abnahme*; ggf. Magenschleimhautreizung

NANDA-PD, Taxonomie

Posttraumatisches Syndrom NANDA 00141
Posttraumatisches Syndrom, Gefahr NANDA 00145

1 Kriterien der Beobachtung

Traumata: intensive Gewalteinwirkung → psychische Verletzungen (nicht leicht erfassbar, häufig unterschätzt), z. B. Naturkatastrophe, Unfall, Verbrechen, Vergewaltigung, Emigration, Trennungserlebnis, Verlust durch Todesfall, gewaltsamer Tod anderer.

Selbstschutz/Abwehrmechanismen: unwillkürlicher Versuch sich zu schützen (z. B. weglaufen); bei psychischer Gewalt → herunterspielen, verdrängen, Rückzug. Bewältigung bei psychischen Verletzungen: mit anderen über Ereignis reden; gedanklich verarbeiten. Schutzfunktion: Ereignis anfangs verdrängen, spätere Auseinandersetzung. Vollständiger sozialer Rückzug, Fernhalten jeglicher zwischenmenschlicher Kontakte; Aggressionen/ Gewalttätigkeit. Während des Traumas aufgetretene Empfindungen setzen sich ggf. fort und potenzieren → verändertes Verhalten, gestörte soziale Bindungen oder körperliche, beobachtbare Einschränkungen.

Psychisches Erleben: hilflos, verzweifelt, Angst, Furcht, z. T. Panik → erleben von Schutzlosigkeit, Desintegration → schlimmstenfalls **posttraumatische Belastungsstörung** (PTBS) mit immer wiederkehrenden qualvollen Erinnerungen, die nicht abgewehrt werden können. **Posttraumatischer Reaktionszyklus:** Übererregung, Intrusion, später Konstriktion, kann immer stabiler werden, ggf. Symptome lebenslang. Vermeidungsverhalten wird oft durch Phasen intensiver Konfrontation mit dem Trauma unterbrochen. Wechselspiel gegensätzlicher psychischer Zustände (= eindeutigste Zeichen).

Körperliche Zeichen: Verletzungen (Schürfwunden, Würgemale). Aus Angst, der traumatisierenden Situation nochmals zu begegnen → Adrenalinausschüttung → Hypertonie, Tachykardie, ↑ Atmung, Schweißausbrüche, verengte Gefäße, kalte Gliedmaßen, ↓ Darmdurchblutung mit Umverteilung des Bluts in die Muskulatur → Kraftreserven ↓.

Beobachtungstechniken

PA: Vorsichtig, einfühlsam zum Vorfall befragen, Grenzen beachten, gewünschte Pausen akzeptieren, Wünsche eruieren, berücksichtigen, z. B. geistlichen Beistand, Bezugspersonen hinzuziehen.

- Wie geht es Ihnen jetzt? Haben Sie Schmerzen?
- Möchten Sie sich waschen?
- Möchten Sie mit jemandem (darüber) sprechen? Sollen wir jemanden anrufen?
- Möchten Sie eine best. Person sehen oder nicht sehen?

PB: Kurz nach Trauma: beruhigen, beobachten, **ständig überwachen**, Verletzungen untersuchen, Vitalwerte prüfen, über alle M. informieren; Gefühlsregungen beachten. Weinattacken, Autoaggressivität, Verzweiflung, sozialer Rückzug und/oder seelische Erstarrtheit kurz nach Trauma sind i. d. R. »normal«, können jedoch auffällig oder pathogen sein → ❶ **Achtung:** evtl. unvorhersehbare Effekthandlungen, z. B. Suizidversuch.

Nachbeobachten in folgenden Wo., Mo.; Gespräche über mögl. Verhaltensänderungen mit Bezugspersonen. Gefühlslage ermitteln: Einzelbeobachtungen mit ausführlichen Gesprächen.

PZ: Betroffener
- spricht über seine Ängste,
- kann Alltäglichkeiten wieder allein begegnen,
- teilt seine Erlebnisse den Bezugspersonen mit.
- Bezugspersonen bringen Verständnis und Geduld für den Betroffenen auf.

2   Pflegetherapeutisches Konzept

PM: Frühzeitige Krisen- bzw. Traumaintervention fördern, Rückkehr zur Normalität mögl. unter Einbeziehung von Bezugspersonen. Unterstützend agieren, evtl. Kontakte zu Trauma- und Psychotherapeuten vermitteln. Bei Suizidgefährdung → Sicherheits-M., z. B. Med.-Einnahme unter strenger Kontrolle, Fenster sichern.

Zuhören, ausreden lassen: ermutigen, frei über Gefühle, Gedanken zu sprechen; auf vertrauensvolle Atmosphäre achten; Gespräche ohne Mitpatienten; genügend Raum, Zeit geben; nicht unterbrechen → Geborgenheit vermitteln, Akzeptanz → ermöglicht Annäherung an Traumaverarbeitung. ❶ **Wichtig:** Zuhören kann belasten (z. B. Tötungs- oder Rachephantasien). Auch Helfer dürfen Hilfe verlangen!

Nahe sein, berühren: Beruhigungstechnik → vermittelt Sicherheit, Gefühl, nicht allein zu sein. ❶ **Vorsichtig:** Berührungen nicht für jeden hilfreich, können Erlebtes (z. B. Missbrauch) verstärken oder Erinnerungen daran heraufbeschwören. Abwägen: leichte, mittlere, intensive Berührungen. Berührungen oft nicht vermeidbar (Untersuchung, Körperpflege) → vereinbaren, wer Handlungen ausführen soll. Generell: Berührungen ankündigen, auch bei Bewusstlosen Handlungen erklären.

Lebensereignis evaluieren: Bewältigung nur durch Betroffenen selbst mögl. → ihn ermutigen, unterstützen, sich der Situation zu stellen, ggf. Lebenssituation ändern (z. B. bei Gewalt in der Ehe). Individuelle Psychohygiene (frei machen von belastenden Gedanken), Sport, psychologische Hilfe (z. B. Gruppen-, Einzel-, Familientherapie), Entspannungstechniken, Kreativtherapien. Betroffene über längere Zeit begleiten → beobachten, weiteren Verlauf einschätzen.

Kinderaufsicht organisieren: bei fehlenden persönlichen Kontakten → Sozialen Dienst bzw. Jugendamt. ❶ **Achtung:** Bei starker Beziehung zw. Erwachsenen und Kindern und/oder wenn das Trauma von beiden erlebt wurde → Fortbestand familiärer Rituale gewährleisten.

A/B: Mitgefühl vermitteln, einfühlsam beraten, umgehend Hilfsstrategien integrieren, z. B. Beratungsgespräche und/oder Kontakte zu Selbsthilfegruppen. Betroffene, Angehörige vorbereiten ggf. auf Konflikte, (Beziehungs-)Krisen → nur offener Umgang mit Ereignis führt zur Bewältigung. Je eher die Auseinandersetzung erfolgt, desto leichter ist die Bewältigung; raten, das Geschehene immer wieder zu verbalisieren. Angehörige: anfangs Aufarbeitung mit unabhängiger Person.

3   Krankheitsbilder und Lebenssituationen

3.1   Folter

P: Peiniger entlarven, **anzeigen**; erhöhte Aufmerksamkeit gegenüber Mitmenschen. Hinsehen(-hören) statt wegsehen(-hören)! Gesprächskreise und Selbstverteidigungskurse.

SM: Lebenssicherung, ggf. Schmerzlinderung, Beruhigen, Zuhören, Trösten, Angst mindern.

PM: Zuhören →, Ängste, Befürchtungen aussprechen → Gefühl, dass jemand Zeit hat, trotz Erniedrigung wertgeschätzt. Trost, Verständnis → vermittelt Sicherheit, Gefühl des Angenommenseins. Fragen → signalisieren (An-)Teilnahme, ermutigen zum Nachdenken, Verbalisieren der Gedanken. Katharsis → affektives Abreagieren von Konflikten zur Läuterung des Gemütszustands durch Sprache oder Handlungen. ❶ **Achtung:** Keiner darf zu Schaden kommen, weder Betroffene, Pflegende oder andere! Therapeutisches Team erfasst Informationen regelmäßig und detailliert, tauscht sich aus.

A/B: Körperliche und psychische Folter bedeutet immer tiefes, dauerhaftes Trauma. Foltermethoden werden meist kombiniert → persönlichkeitsschwächende und -zerstörende Folgen. Voraussetzung der Situationsaufarbeitung völlige Offenheit und Durchhaltevermögen.

❶ **Wichtig:** Soziale Interaktion (z. B. Besuche) → verhindern Isolation. Zu Freizeitaktivitäten motivieren → Ablenkung, Abreagieren, neue Riten eingehen. Richtige Gesprächstechnik wählen (keine Suggestivfragen! → schränken Entscheidungen ein, fördern Zwangslage; nicht neugierig nachfragen). Bezugspersonen motivieren, Betroffenen zu psychologischen Therapien zu begleiten. Selbsthilfegruppe empfehlen.

3.2   Katastrophen

P: Messinstrumente → verbessern Vorhersage, mildern Katastrophenauswirkung. Strukturiertes Katastrophenprogramm, vorsichtiger Umgang mit der Natur und deren Ressourcen, Friedensbemühungen und Ausschalten von Waffengewalt.

SM: Katastrophenschutz, effiziente Organisation in Krisensituationen, Zusammenarbeit aller Hilfe spendenden Berufsgruppen: Ineinandergreifen von ABC-Schutz, technischer Hilfeleistung, Sanitätswesen, Brandschutz, Betreuung (Psycho-, Krisentherapeuten, Seelsorger). **Schnell zw. Verletzten unterscheiden** (schwer, weniger schwer), Reanimations-M. sofort beginnen, Betroffene aus Gefahrenzone bringen, diese sichern; ggf. beruhigende Med. Überleben durch Hilfsgüter sichern.

PM: Opfer interdisziplinär und unter Integrierung ihres sozialen Kontextes betreuen, auf emotionaler Ebene Kontakt aufnehmen; Gespräche situationsabhängig führen. Anwesenheit, stumme Zuwendung oft hilfreicher als Worte. Angehörige einbinden → stärkste soziale, emotionale Stütze.

❶ **Wichtig:** vermitteln, dass Betroffener Glück im Unglück hatte, weil er überlebt hat. Situation als Ressource nutzen. Unterstützen, Mut machen, Selbstvertrauen geben, Zuversicht ausstrahlen. Grundsätzlich ermutigen, Emotionen zu zeigen und Gefühlen freien Lauf zu lassen.

A/B: Katastrophenopfer und ihr soziales Umfeld benötigen Zeit, Raum, Verständnis, Geduld und Erfindungsreichtum, das Ereignis zu reflektieren und zu verarbeiten.

R1 Rollenverhalten unwirksam

Grundständige PD

Rollenverhalten unwirksam: Verhaltensmuster und persönliche Ausdrucksformen, die nicht den Normen, Erwartungen und dem Kontext der Umgebung entsprechen

Kennzeichen

Verbale Hinweise: Patient beschreibt sein Gefühl, Kraft, Ausdauer, Fähigkeiten usw. nicht mehr in ausreichendem Maße zur Rollenausübung zu spüren*; äußert Rollenkonflikte oder mangelnde Kenntnisse über eine zugewiesene Rolle (z. B. als Patient*); beschreibt Veränderungen in der Selbstwahrnehmung in Bezug auf Rollenverhalten*, Veränderung in seinem Rollenverständnis oder seiner Wahrnehmung der Rollenverantwortung; unangemessene Gelegenheiten, eine Rolle auszuüben, verleugnet evtl. eine Rolle (z. B. die des Hilfeabhängigen)*

Veränderungen im Verhalten: Zieht sich zurück, meidet Kontakte mit anderen, aufbrausend und anschuldigend im Gespräch (bei Rollenkonflikt oder Verleugnen einer Rolle)*, versucht, eine Rolle vorzuspielen*

Veränderungen des Körpers: Oft kaum wahrnehmbar*, bei Augenkontakt auf teilnahmslosen, ärgerlichen, verzweifelten oder unmutigen Ausdruck im Blick achten*, Verletzungen nach häuslicher Gewalt*, Veränderung des Körperbildes (z. B. Gewichtsveränderung)

NANDA-PD, Taxonomie

Rollenverhalten unwirksam NANDA 00055
Rollenüberlastung pflegender Angehöriger/Laien NANDA 00061
Gefahr einer Rollenüberlastung pflegender Angehöriger/Laien
NANDA 00062

1   Kriterien der Beobachtung

Rollenfremdbild (Erwartungen anderer); Rollenselbstbild (eigenes Verständnis einer Rolle); nicht erfüllte Rollenerwartungen; Rollensequenz (zueinander in zeitlicher Beziehung stehende unterschiedliche Rollen); Rollenkonfiguration; persönliche und berufliche Sozialisation; Rollenbeeinflussung durch Institutionen, Organisationen Normen, Werte, Sanktionen.

Interrollenkonflikt: Mehrere Rollen konkurrieren miteinander bzw. sind unvereinbar.

Intrarollenkonflikt: 2 oder mehrere Erwartungen an eine Rolle sind unvereinbar.

Kennzeichen: Unzufriedenheit, Frustration oder Trauer, Äußerungen über mangelnde Unterstützung der Umwelt bei der eigenen Rollenerfüllung oder über erlittene Diskriminierung, Pessimismus, Angst, Machtlosigkeit, Bewältigungsverhalten (Niedergeschlagenheit, Ärger, Wut, Sarkasmus, Ironie), Überlastungszeichen, Unzufriedenheit mit der Rolle selbst, Unfähigkeit, gewohnte Verpflichtungen wahrzunehmen, Verleugnen einer Rolle, fehlende Wahrnehmung einer veränderten Rolle.

Beobachtungstechniken

PA: Gezielt nach Rollen, Beziehungen fragen:

- Verändert die Krankenhausbehandlung die Art, wie Sie für Ihre Familie da sein können?
- Sehen Sie durch die Krankheit und ihre Folgen Beeinträchtigungen für Ihre Arbeit, Familienbeziehungen, Partnerschaft, Freundschaften und Freizeitgestaltung auf sich zu kommen?
- Inwieweit sehen Sie Probleme oder Veränderungen auf sich zukommen?

PB: Ermitteln: Zurechtkommen mit der(n) Rolle(n) als Patient (z. T. abhängig, hilflos) oder anderen Rollen (beruflich, familiär, als pflegende Person)? Rolle des Patient in anderen sozialer Bezügen, Ressourcen, Ursache des fehlangepassten Rollenverhaltens, Risikofaktoren (z. B. Doppelrollen)?

Unwirksames Rollenverhalten eruieren: Ursachen ermitteln: familiäre Konflikte, unzureichende Unterstützung bei der Rollenerfüllung, Stress, außerfamiliäre Konflikte (z. B. berufliche, religiöse), fehlende Ressourcen. Einfluss von Med., Suchtmitteln, Drogen; psychische oder physische Erkrankung, kognitive Defizite, Schmerzen, Müdigkeit, verändertes Selbstbild/Selbstwertgefühl.

Rollenüberlastung pflegender Angehöriger identifizieren: beeinflussende Faktoren: Ausmaß des Pflegebedarfs; Art, Dauer der Krankheit; Verhalten und Probleme (z. B. Sucht, Koabhängigkeit) des Pflegebedürftigen; eigener eingeschränkter Gesundheitszustand, Art der Familienbeziehungen, Erwartungen an pflegende Angehörigen.

PZ: Der Patient

- kann Wahrnehmungen, Gedanken, Gefühle über Rollenkonflikt oder -verhalten ausdrücken,
- erkennt seine neue Rolle, nimmt sie an; bekommt erforderliche Kenntnisse vermittelt,
- ist motiviert und zeigt Interesse, sein Rollenverhalten anzupassen.

2   Pflegetherapeutisches Konzept

P: Gegenseitige **Rollenerwartungen klären** → fördert Anpassung an Rollenverhalten; Regeln der Pflegeeinrichtung, Erwartungen an Patienten erläutern; Überforderungen vermeiden; positive Rückmeldungen geben, Information und Wissensvermittlung; differenzierte Anleitungs- und Beratungskonzepte zum Angstabbau, für aktive Auseinandersetzung mit der Situation; Risikofaktoren einschätzen, Handlungsfähigkeit erhalten.

Identitätsfindung unterstützen, z.B. bei Jugendlichen.

A/B: Individuell Beraten: Patienten und von (der Gefahr) der Rollenüberlastung betroffene Angehörige. Mittlerrolle zw. Patient und Angehörigen einnehmen, für gegenseitiges Verständnis werben. Besuch von Seminaren, Schulungen, Selbsthilfegruppen empfehlen; M. für Entspannung, Abschalten, Wohlbefinden, besprechen.

3   Krankheitsbilder und Lebenssituationen

3.1   Angehörige zu Hause pflegen – Kann ich das?

P: Umfassende Information über Krankheitsbild, -geschehen und Behandlungsmöglichkeiten, oder bei Kranken-/Pflegekassen Pflegekurse empfehlen.

Alternativ: Unterweisung in häuslicher Umgebung durch individuelles Beratungsgespräch. Gespräche bei Beratungsstellen → Risiko einer Überlastung einschätzen → Handlungsfähigkeit des pflegenden Angehörigen erhalten. Gesprächskreise für pflegende Angehörige.

SM: Aufmerksam zuhören, über Ängste, Ärger und Sorgen offen sprechen. Evtl. **Angebote** aus **Pflegeversicherung** (z. B. Kurzzeitpflege, 4 Wo. pro Kalenderjahr) in Anspruch nehmen → entlastet pflegende Angehörige → erhält Handlungsfähigkeit.

PM: Verständnis für Situation des Pflegebedürftigen, dessen Krankheit fördern; PM erlernen → reduziert Berührungsängste, Unsicherheit. Theorie bei PM, Gefahren erklären, weshalb und warum etwas getan wird und worauf zu achten ist; danach gemeinsame praktische Anwendung am Patienten.

A/B: (Pflegende) Angehörige über Selbsthilfegruppen, Pflegestützpunkte informieren, evtl. beim 1. Besuch begleiten. **Überleitungspflege:** Schnittstelle zw. Patienten, Angehörigen, Ärzten, Pflegeteam und externen Weiterversorgern.

S1　Schlafstörung

Grundständige PD

Grundständige PD: Schlafstörung: Unterbrochener bzw. beeinträchtigter Schlaf (Menge oder Qualität) mit der Folge von Unbehagen und/oder eingeschränkten Lebensaktivitäten*

Kennzeichen

Verbale Hinweise: Einschlafstörungen, Schlafunterbrechungen, Unausgeruhtheit, Müdigkeit, Angst vor dem Zubettgehen*
Veränderungen im Verhalten: Reizbarkeit, Desorientierung, Artikulations- und Wortfindungsstörungen*, Lustlosigkeit, Unruhe, Teilnahmslosigkeit*, depressive Verstimmung*, verminderte Leistungsfähigkeit*, frühes oder spätes Erwachen, tagsüber matt und schläfrig*, Schlafmusterumkehr* (tags schlafen, nachts wach sein)
Veränderungen des Körpers: Leichter Nystagmus (»Augenzittern«), herabhängende Augenlider*, leichter Tremor der Hände, ausdrucksloses Gesicht*, dunkle Augenringe*, häufiges Gähnen*, hängende Schultern*, schleppender Gang*, Gewichtsverlust*

NANDA-PD, Taxonomie

Schlafentzug NANDA 00069
Schlafstörung NANDA 00095

1　Kriterien der Beobachtung

Körperfunktionen während des Schlafs: ↓ Atmung, RR, Herzfrequenz, Körpertemp., Gehirndurchblutung, Stoffwechsel, Drüsensekretion, Cortisolproduktion (Stresshormon); ↓ Tonus der glatten Muskulatur und der Skelettmuskulatur; ↑ Residualtonus einiger Muskelgruppen; ↑ Anspannung best. Muskelgruppen

Schlafbeeinflussende Faktoren: allg.: neue Umgebung, Wärme, Kälte, Lärm, zu harte/weiche Matratze, ungewohnte/s Essen/szeiten, starker Stress, Albträume, Med.; **krankenhausspezif.:** ungewohnter Tagesablauf, Lage, Art und Ausstattung des Krankenhauses, Situation des Patienten (, Bewegungseinschränkung, , Lärm, Licht bzw. mangelnde Dunkelheit, Gerüche, eingeschränkte Selbstbestimmung), Zimmergröße/-ausstattung, Bett, Bettdecke, Kopfkissen, Arbeitsorganisation auf der Station, Personalsituation

Echte und unechte Schlafstörungen: Schlafqualität wird meist subjektiv empfunden und beurteilt Beschwerden immer ernst nehmen!

Einschlafstörungen: häufiges langes Wachliegen (>30 min) vor dem Einschlafen. **Durchschlafstörungen:** Aufwachen mitten in der Nacht, gar nicht oder erst gegen Morgen wieder einschlafen. **Schlafumkehr:** nachts wenig Schlaf, dafür vermehrt tagsüber. **Gesteigertes Schlafbedürfnis:** in der Rekonvaleszenz, nach körperlicher und geistiger Anstrengung, psychisch oder krankheitsbedingt.

Ermüdungserscheinungen: (v. a. tagsüber) unzufrieden, quengelig (häufig bei Kindern), körperliche/geistige Leistungsfähigkeit ↓, häufiges Gähnen wg. ↑ CO_2-Konzentration im Blut (bei aufkommender Müdigkeit flachere Atmung → CO_2-Gehalt im Blut ↑), Tränensekretion ↓ (trockene Hornhaut → Augenreiben).

Verhaltensstörungen während des Schlafs (Parasomnien): Schlafwandeln Nachtangst); Jaktation Zähneknirschen nächtliches Einnässen

Beobachtungstechniken

PA: Erfragen: **Schlafgewohnheiten**, Verhalten vor (»Einschlafrituale«), während, nach dem Schlaf, Einstellung zu Schlaf-Med. → beeinflussen Pflegeplanung, Wahl des Zimmers/der Mitpatienten.

- Wie sieht Ihre gewohnte Umgebung beim Schlafen aus?
- Wann gehen Sie normalerweise zu Bett, wann stehen Sie auf?
- Haben Sie »Einschlafrituale«?
- Welche Faktoren beeinflussen Ihr Schlafverhalten?
- Wie beschreiben Sie Ihre Schlafqualität und Ihr Schlafbedürfnis?
- Welche Einstellung haben Sie zu Schlafmitteln?
- Träumen Sie, und können Sie sich an Ihre Träume nach dem Erwachen erinnern?

Kontinuierliche Befragung → zusätzliche Informationen zur Anpassung der Pflegeplanung:

- Wann sind Sie eingeschlafen?
- Haben Sie vor dem Einschlafen länger als 30 min wachgelegen?
- War der Schlaf ruhig, unruhig, tief oder oberflächlich?
- Sind Sie öfter aufgewacht? Wenn ja, wissen Sie, warum?
- Wie haben die Schlafmittel gewirkt?
- Wie lange haben Sie geschlafen?
- Fühlen Sie sich nach dem Erwachen ausgeruht, erholt oder müde, abgespannt?

PB: Konkret befragen zum Schlaf(-verhalten), im Schlaf und nach Erwachen beobachten. **Schlafen beobachten:** Kriterien: Atmung, Puls, Haut, Körpertemp./-geruch, Ausscheidungen, Bewusstseinslage, Schmerz, Verhalten, Aussehen. Im Nachtdienst regelmäßiger Kontrollgang; Kinder: je kleiner, desto enger Beobachtungszeitraum. **Normabweichungen:** angestrengte, stockende Atmung → Schmerzen/Zustandsverschlechterung → ggf. Vitalwerte messen, häufiger kontrollieren.

Schlaf unterbrechen: oberstes Gebot: Patienten in der Nacht möglichst schlafen lassen; Ausnahmen: z. B. Bewusstseinskontrolle bei Schädel-Hirn-Trauma oder Positionswechsel bei Dekubitusgefahr. PM v. a. nachts zeitlich bündeln (!).

PZ: Der Patient
- übt seine Einschlafrituale aus,
- schläft in der Nacht ungestört,
- meldet sich, wenn er nicht schlafen kann,
- ist am Morgen ausgeruht und leistungsfähig.

2 Pflegetherapeutisches Konzept

P: Sicherheit geben: sich vorstellen, persönlicher Kontakt, regelmäßige Rundgänge → signalisieren, dass Patienten b. B. jemanden rufen können. **Schlafen lernen bei Kindern:** ungünstige Einschlafgewohnheiten vermeiden; Schlafenszeit signalisieren: gedämpftes Licht, ruhige Aktivität, leises Sprechen, Schlafanzug anziehen, Einschlafritual; nachts Füttern mögl. ohne Licht, nicht Spielen oder Sprechen; ≥3–5 Mo. nicht mehr nachts füttern. ❶ **Achtung:** Zahnen, Schmerzen, Krankheit, Urlaub, Umzug können Durchschlafen stören → Kinder benötigen Zuwendung.

PM: Äußere **Störquellen beseitigen. Entspannende M.** u. a. Gespräche/
Zuhören. Einschlafrituale. **Paradox wirkende M.** z. B. Kaffee anbieten.
Schmerzen vermeiden/lindern. Wachsein tagsüber fördern. **Kinästhetische M.:** positionieren, bewegen → löst Verspannungen. Progressive Muskelentspannung. **Verordnungspflichtige Schlaf-Med. verabreichen,** nur
auf Anordnung!

3   Krankheitsbilder und Lebenssituationen

3.1   Schnarchen

P: Maßvoller abendlicher Alkoholkonsum, keine Beruhigungsmittel, bei
Übergewicht abnehmen, nicht auf dem Rücken schlafen, nachts Bissschie-
nen oder Naseneingangserweiterer tragen.
PM: Ermitteln, wie stark das Schnarchen den Schlaf von **Mitpatienten beeinträchtigt** → evtl. Ohrstöpsel; Kissen zur Unterstützung des Rückens in
Seitenposition des Patienten → verhindert Rückenlage; in Extremsituati-
onen → Einzelzimmer.
A/B: Nasentropfen bei verstopfter Nase → vermeidet Mundatmung; bei sehr
lautem Schnarchen des Lebenspartners → Gehörschutz tragen oder ge-
trennte Schlafzimmer; evtl. Op.: Gaumensegel straffen → kann beim Atmen
nicht mehr hin und her flattern → Geräusche ↓.

3.2   Schlafapnoesyndrom (SAS)

P: Alkohol meiden (Reaktionsvermögen insgesamt ↓); Schlafen in Seiten-
oder Oberkörperhochpositionierung; bei Übergewicht: Gewichtsreduktion
(Diät, Sport). 🔴 **Achtung:** Keine Schlaf- bzw. Beruhigungsmittel!
PM: Bei Reduktionskost: Patient tägl. vor dem Frühstück wiegen; bei Es-
march-Schiene oder Nase-Mund- bzw. Nasenmaske mit Beatmungsgerät:
Sitz und Funktion mehrmals nachts kontrollieren); beim Atmen über Na-
senmaske muss der Mund geschlossen sein. 🔴 **Wichtig:** Nur durchsichtige
Masken verwenden → leichtere Beobachtung.
A/B: SAS → Aufmerksamkeit ↓, Konzentrationsfähigkeit ↓ → Persönlich-
keitsveränderungen; Potenzstörungen, Libidoverlust, ggf. Hypertonie,
Herzrhythmusstörungen, -insuffizienz (→ Lebenserwartung ↓). Bei obs-
truktiver SAS evtl. zur Op. Raten.

3.3   Chronisches Erschöpfungssyndrom (CFS)

P: ❶ Wichtig: Erhöhte Unfallgefahr; auch Suizidgefahr mögl.!

PM: Stationärer Aufenthalt bei ausgeprägten Konflikte im sozialen Bereich, meist ambulante Psychotherapie; Beobachtung, Überwachung, Kommunikation und Beratung. Med.-Einnahme überwachen.

Leistungsfähigkeit trainieren, tägl. ansteigende Belastungen, Kreislauf anregen; Übungen: z. B. körperliche Bewegung, kurze Spaziergänge, geistige Tätigkeiten, wie Zeitungsartikel lesen und den Inhalt erzählen lassen → stärken Herz-Kreislauf- und Immunsystem → besseres Selbstwertgefühl.

A/B: Trotz Müdigkeit und Schwächegefühl tägl. physische Tätigkeit beibehalten → Bettlägerigkeit verstärkt Symptome; Aktivität, Belastung langsam steigern → kräftigt Organismus; vor dem Training: Belastungs-EKG.

Vollwertige **Ernährung** (→ verhindert zu viele freie O_2- und N-Radikale; Spurenelemente (Mg, Se, Zn) → verbessern Enzymfunktion → positiver Einfluss auf Gesundung. Abends reichhaltige Mahlzeiten, Alkohol, Koffein meiden → erschweren erholsamen Schlaf.

Bei mangelhafter Arbeitsleistung im Beruf: offene Gespräche mit Vorgesetzten und/oder Kollegen. ❶ Achtung: Mittagschlaf max. 15–20 min → sonst ↑ Müdigkeit.

S2 Schluckstörungen (Dysphagie)

Grundständige PD

Mangelnde oder fehlende Fähigkeit, flüssige oder feste Nahrung mit dem Mund aufzunehmen und in den Magen zu transportieren*

Kennzeichen

Verbale Hinweise: Äußert, dass Nahrung trotz Schluckens im Mund verbleibt*, Angst vor Husten und Erstickungsanfällen*, Schmerzen im Mund oder beim Schlucken*; Kinder weinen, schreien*

Veränderungen im Verhalten: Spuckt Nahrung aus, erbricht, verweigert Nahrungsaufnahme, hustet, von Hustenanfällen geschüttelt, erschöpft*, müde*, schnappt nach Luft, unaufmerksam*, stößt auf, kaut lang anhaltend oder zu wenig*, bewusstseinsverändert*; bei Kindern zu schwaches Saugen

Veränderungen des Körpers: Zyanose*, trockene Mundhöhle*, entzündete Mundschleimhaut*, Gewichtsabnahme*; bei Kindern Lippen-, Gaumen-, Kieferspalte*, verminderter Speichelfluss*

NANDA-PD, Taxonomie

Schluckstörung NANDA 00103
Saug- und Schluckstörungen des Säuglings NANDA 00107

1   Kriterien der Beobachtung

Merkmale: subjektive: Verweigert Essen, schläfrig während des Essens; **unklare:** KG-Abnahme, Mangelernährung, Exsikkose, Dehydratation, zentralnervöse Störungen, Bewusstseinseintrübungen, schwierige Sprachentwicklung, rezidivierende Bronchopneumonien, im Alter stilles Verschlucken (kein Hustenreflex, »silent aspiration«); Vitamin-B_{12}-Mangel → funikuläre Myelose; **äußere:** Sondenkost zu reichlich, zu großer Bolus; zu schnelle Frequenz beim Essenanreichen.

Objektive: im Mundbereich (langes, angestrengtes Kauen; unfähig zu kauen; hin- und herschieben von Speisen im Mund; Verbleib von Nahrung im Mund oder in Wangentaschen; Zungenbelag aus Speiseresten); beim Schluckakt (Schlucken mit offenem Mund, langsames, geräuschvolles, angestrengtes Schlucken; Verschlucken); Fehlhaltung von Kopf, Oberkörper während der Nahrungsaufnahme, reden mit vollem Mund, kurzatmig; Austritt von Nahrung aus der Nase; Husten, Würgen. Bei Fazialisparese: Speichelfluss aus herabhängendem Mundwinkel, Kauschwierigkeiten.

❶ **Achtung:** objektive Merkmale umgehend abklären; nichterkannte Dysphagie → evtl. Lebensgefahr!

Beobachtungstechniken

PA: Art und Häufigkeit der Schluckstörung verifizieren.

— Haben Sie Probleme beim Essen oder Trinken?
— Haben Sie Schwierigkeiten beim Schlucken bzw. Schluckstörungen?

PB: **Beobachten:** Grunderkrankung, Wachheitsgrad, Sprachvermögen, Ernährungsstatus, Nahrungsverweigerung, ggf. vorliegende pulmonale Komplikationen. Bei Nahrungsaufnahme: Art der Schluckstörungen, Häufigkeit (Tages-/Uhrzeit), Begleitumstände, Auslöser.
Schlucktest: Erstversuch mit Wasser; für Breischluck Götterspeise; nicht zu großen Bolus (!), keine sauren oder fettigen Substanzen → Aspirationsgefahr. **Schluckfunktion palpieren.**
PZ: Der Betroffene
— schluckt sicher feste Nahrung und Flüssigkeiten,
— hält angemessene Ernährung und Flüssigkeitszufuhr aufrecht,
— erlernt sichere Schlucktechniken und geeignete Essmethoden,
— erkennt geeignete Maßnahmen, um das Schlucken zu fördern und Aspiration zu verhindern.
— Betroffener und Angehörige verstehen die Ursachen der Schluckstörungen.
— Angehöriger kann Notfall-M. bei Aspiration bzw. Würgreiz anwenden.

2   Pflegetherapeutisches Konzept

PM: Zusammenarbeit von Pflegende, HNO-Ärzten, Neurologen, Radiologen, Logopäden, Schluck-, Ergo-, Physiotherapeuten und Diätassistenten; Patienten und Angehörigen aktiv einbeziehen. Richtige Bolusgröße, richtige

Nahrungsmittel festlegen; wahrnehmungsfähigen Mund erreichen; nach jedem Schlucktraining gründliche Mundhygiene; Mundpflege.
Körperhaltung und -position verbessern. Kautraining, salzige Speisen bevorzugen, Kauen von unterschiedlichen Konsistenzen, Kausäckchen bei Aspirationsgefahr → regt Kauen an, taktile Stimulation. **Schlucken üben. Trinken trainieren,** mit kleinen Mengen beginnen, langsam steigern.
Gesicht stimulieren, Mundöffnung stimulieren, neurophysiologisch orientierte Therapieverfahren: Therapie des faziooralen Trakts (F.O.T.T), orofaziale Regulationstherapie, Behandlung nach Bobath, propriozeptive neuromuskuläre Fazilitation.
A/B: Betroffenen, Bezugspersonen verdeutlichen, dass sie der Behandlung von Schluckstörungen nicht ausgesetzt sind → gemeinsame Bewältigung der Situation; konkrete Hilfe für Angehörige von Pflegenden im KH, Mitarbeitern der Überleitungspflege, ambulanten Pflegdiensten, z. B. bei Mundpflege, Med./Essen-Eingabe; best. Lebensmittel **meiden** (klebrige, trockene Nahrung, harte oder faserige Nahrungsmittel, rohes Gemüse, zu große Stücke).

3   Lebenssituation: Teamwork – Atmen und Schlucken

3.1   Tracheostoma

P: Verborkungen, Infektionen vorbeugen → Zimmerluftfeuchtigkeit ca. 50%; mehrmals tägl. Inhalieren → Sekretmobilisation ↑; im Winter Aufenthalt in kalter Luft ↓. Verschließen des Tracheostomas ausschließen: Tracheostoma nicht zudecken, bei Beatmung Beatmungsschlauch sicher fixieren.
SM: Akut verstopfte Kanüle sofort entfernen.
PM: **Post-op.** Überwachung nach Tracheostomaanlage; Betroffene, Angehörige zur spez. Tracheostompflege anleiten. Vitalzeichen beobachten: Atemfrequenz, -geräusche, Hautfarbe. Atemnot bessern durch Positionsveränderungen, Atemtraining oder atemstimulierende Einreibungen, evtl. Inhalationstherapie.
Kommunikation fördern: Sprechkanüle, bei geplanter Laryngektomie präop. Zusammenarbeit mit Logopäden, elektronische Kommunikationsgeräte, Stimmprothesen, Schreibtafeln, Ösophagusersatzsprache.
Tracheostompflege: Trachealkanüle wechseln, reinigen, beim 1. Kanülenwechsel Notfallset bereithalten; Sprechkanülen 1-2×/d wechseln und säubern; anfangs steril, später zu Hause keimarm vorgehen.
A/B: Mut zum Leben machen; Selbsthilfegruppen nennen; ermuntern, Dinge zu tun, die für Betroffene wichtig und schön sind; ggf. zur Patientenver-

fügung raten und/oder Nachlass regeln. **Selbstversorgung:** bei Entlassung nach Hause mit Trachealkanüle im KH zum Kanülenwechsel (mit Spiegel) anleiten → autonomes Leben.

Körperpflege: keine Seife, Watte im Halsbereich → Gefahr: Hustenreiz, Flusenaspiration. Beim Rasieren vermeiden, dass Haare ins Tracheostoma gelangen; beim Duschen vor Wasseraspiration mit Duschschutz oder durch Benutzen der Handdusche schützen.

Ernähren: beatmete und spontan atmende Betroffene beim Essen und Trinken unterstützen; berücksichtigen: Ausschaltung von Mund und Nase für die Atmung → reduzierte Geschmackswahrnehmung.

Ösophagusersatzsprache: 3 Arten, sie zu erlernen: Ansaug-, Injektions-, Schluckmethode.

4   Erkrankungen von Mundhöhle und Rachen

4.1   Spaltbildungen (Lippen-Kiefer-Gaumen-Spalte)

P: Wahrnehmungsdefizite bei Kindern durch Stimulationstherapie behandeln.

PM: Normale verbale und auditive Kommunikationsfähigkeit und Kaufunktion bis zur Einschulung anstreben → i. d. R. frühzeitige Op. ≤ 15 Mo.; prä- und post-op. Pflege-M. Bei Gaumendefekt: zum Umgang mit **Gaumenplatte** anleiten (tags und nachts tragen, nur zur Reinigung herausnehmen); familienorientierte Pflege → Komplikationen erkennen, notwendige Interventionen einleiten.

A/B: Integration von Familien-/Gesundheitspfleger ins therapeutische Team; Annahme des eigenen Körpers und Integration des Kindes fördern; informieren über problematische Kommunikation, Nahrungsaufnahme, Therapiemöglichkeiten, Familienberatung, Selbsthilfegruppe; zur orofazialen Stimulationstechnik anleiten; Nahrung mit spez. Flaschensaugern, Ernährungsberatung.

4.2   Mandelentzündung (Tonsillitis)

P: Bei rezidivierenden Anginen vor kalter Atemluft durch Schal o. Ä. schützen; ausreichende Vitaminzufuhr → Abwehrkräfte ↑. Komplikationen: Glomerulonephritis, rheumatisches Fieber, Endo-, Myo-, Perikarditis, Otitis media, Tonsilliarabszess.

PM: **Angina tonsilliaris:** Bettruhe, fiebersenkende PM bei hohem Fieber und Schüttelfrost, weiche, nicht heiße Nahrung; kalte Halswickel (mit Kamille, Salbei oder Zitrone). **Streptokokkenangina:** Antibiotikaeinnahme überwachen.

Tonsillektomie: nach Intubationsnarkose ca. 4–6 h post-op. Mobilisieren. Am Op.-Tag und 1. d post-op. Nachblutungsgefahr → regelmäßig, engmaschige Mundinspektion; bei Positionierung ruckartige Bewegungen vermeiden → **Gefahr:** Nachblutungen; halbsitzende Position → Schmerzlinderung, Atemerleichterung; Kinder → Seitenlage.

Ernährung: kalter Tee ca. 6 h post-op., Aufbau mit flüssiger, breiiger Kost **meiden:** säurehaltige Lebensmittel, stark gewürzte Speisen → können Schmerzen auslösen. Mundpflege am 1. d post-op. nur mit Wasser.

Schmerztherapie: evtl. Eiskrawatte; angeordnete Analgetika, in den ersten Tagen am besten Supp.

A/B: Tonsillektomie nur, wenn keine andere Therapie Erfolg hat; 14 d post-op. Anstrengungen (RR ↑) meiden → minimiert Nachblutungsgefahr; 3–4 d (offene, empfindliche Wunde im Mund) nicht gurgeln, kein Mundwasser. ❶ **Wichtig:** Antibiotika über verordneten Zeitraum nehmen → Komplikationen ↓.

4.3   Tumoren des Oro- und Hypopharynx

P: Lang andauernden Nikotin- und Alkoholabusus vermeiden.

PM: Post-op. Radiatio, evtl. kombiniert mit Zytostatikabehandlung. Bei komplikationsloser Wundheilung: **Schlucktraining** ab 10. d post-op.; Dauer ≥6 Mo., später evtl. chir. schluckverbessernde M. Tumorkranke mit allen Ängsten und Hoffnungen wahrnehmen, als Mitglied ins therapeutische Team integrieren → fördert Therapieerfolg und selbstbestimmtes Leben. Zeit nehmen, nach Ängsten und Unsicherheiten fragen; gewünschte Informationen geben (z. B. Therapiemöglichkeiten, Hilfsmittel, Selbsthilfegruppen) → steigert Gefühl, Lebenssituation kontrollieren zu können.

A/B: ► Kap. S2.3.1

5   Erkrankungen des Larynx

5.1   Stimmlippenlähmung

PM: Ein- und Ausatmen gegen Widerstand → verbessert Atem- und Stimmfunktion; Stakkatoübungen, bes. mit Explosivlauten → verbessert Stimme.
A/B: Angehörige, Freunde informieren: Patient in Akutphase vor Überbelastung der Stimme schützen.

5.2   Laryngitis

P: Bei Kindern → evtl. Hinweis auf **Pseudokrupp** (► Kap. A6.3.5).
PM: Med-.Einnahme überwachen; Inhalation unterstützen. **Zitronenwickel** anlegen, Patienten anleiten; je nach Symptomatik: bei Laryngitis mit Brennen, Schluckschmerzen → heißer Wickel; bei Laryngitis mit starker Schwellung → kalter Wickel.
A/B: Stimme schonen, nicht Rauchen; Raumluftfeuchtigkeit ↑, nicht zu niedrige Raumtemp.

5.3   Larynxtumoren

PM: Nach totaler Laryngektomie sind Luft- und Speisewege getrennt, da Atmung durch Tracheostoma → keine Aspirationsgefahr; evtl. jedoch beeinträchtigte Boluspassage, z. B. durch fehlende Larynxelevation oder Verengung des Pharynx. Kräftigungs- und Bewegungsübungen der Zunge → stärkt noch erhaltene Zungenfunktionen; kompensatorische M. → Pumpbewegungen der Zunge trainieren (befördert Nahrung durch Rachen und oberen Ösophagus); nachfolgende Radio- und/oder Chemotherapie unterstützen; ► Kap. S2.3.1.

6   Erkrankungen der Trachea

6.1   Fremdköper in der Trachea

Aspirationsgefahr/Aspiration ► Kap. A5.

6.2   Tracheitis

Ursachen: I. d. R. virale Infektion; evtl. auch durch chemische Reize (Inhalation von Rauch, Säure) bedingt oder im Rahmen einer allg. Viruserkrankung, z. B. Masern.

6.3   Trachealstenose und Tracheomalazie

P: Moderate Cuff-Drücke (Manometer im grünen Bereich), mögl. zeitweise entblocken; Cuff-Lage durch verschiedene Kanülenlängen variieren.
Gleichzeitige Anwendung von Tubus bzw. Trachealkanüle und nasogastraler Ernährungssonde: Magensonde aus weichem Material mit mögl. geringer Dicke ($\triangleq$ niedriger Charr-Zahl).
PM: Narbenbildung nach Extubation kann mehrere Wo. benötigen → nach Langzeitintubation **Gefahr:** Trachealstenose; Beobachtung und M. bei Atemstörung ▶ Kap. A6.

7   Hirnnervenschädigungen

7.1   Fazialisparese

PM: Gesicht, Mund wiederbeleben → Wiederherstellung der Integrität; stimulierende Mundpflege nach dem **Aktivitaskonzept** → wirkt Beißreflex entgegen. Bei Nahrungsaufnahme unterstützen: koordiniertes Schlucken, Hustenreiz prüfen; Schlucktraining.
Auge bei fehlendem Lidschluss pflegen: Augentropfen, Brille mit Seitenschutz oder zur Nacht Bepanthen-Augensalbe und Uhrglasverband. Raumluft befeuchten, mäßige Zimmertemp., nicht Rauchen, keine augenreizende Kosmetika.
A/B: Angehörige aufklären → können so fehlende Mimik einordnen (nicht fehlinterpretieren). In Pflegesituationen, z. B. Essenanreichen, einbinden; bei Schluckstörungen über Komplikationen informieren, korrekt anleiten, anfangs nicht allein lassen. Hoffnung geben → Chance der Besserung durch intensives, regelmäßiges Üben. Besuche, Kontakte zu Angehörigen fördern → Motivation.

7.2 Trigeminusneuralgie

P: **Schmerzauslöser vermeiden:** Berührung der medialen Ober- oder Unterlippe (Trigger-Zonen), Kältereize, Sprechen, Niesen, Rasieren, Zähne putzen, Kauen, Gähnen.

PM: Schmerzen reduzieren, Umgebung angenehm gestalten, Eigenheiten respektieren, Med.-Einnahme (Zeiten) überwachen.

Bei Unterstützung der Körperpflege: Gesicht sehr vorsichtig berühren, Mundpflege mögl. nach Analgetikagabe. Bei Nahrungsverweigerung, Abmagerung → Schmerzmittelgabe rechtzeitig vor Essen; in akuten Phasen evtl. passierte oder flüssige Nahrung. Orale Ernährung unmöglich → Magensonde legen.

A/B: Betroffene sind angespannt, da s- bis min-lange Schmerzattacken oft kaum zu bewältigen sind; starke Analgetika → z. T. Müdigkeit, Konzentrations-, Reaktionsschwäche → beeinflussen Leben negativ. Bei Angehörigen für Verständnis sorgen. Bei idiopathischer Trigeminusneuralgie → ggf. Antikonvulsiva, z. B. Carbamazepin.

⊖ **Achtung:** Manchmal besteht Suizidgefahr (▶ Kap. L1).

S3 Schmerzen akut/chronisch

Grundständige PD

Schmerzen akut/chronisch: Verbale oder nonverbale Äußerungen über
körperliches, quälendes Missbehagen*
Akute Schmerzen: Plötzlicher oder allmählicher Schmerzbeginn mit einem
absehbaren Ende und einer Dauer von weniger als 6 Monaten*
Chronische Schmerzen: Anhaltende Schmerzen mit einem unabsehbaren
Ende und einer Dauer von mehr als 6 Monaten*

Kennzeichen

Verbale Hinweise: Äußert undifferenzierte Schmerzen oder differenziert
mit Angaben über Ursache, Art, Ort und Zeitpunkt der Schmerzen; akute
oder chronische Schmerzen*; jammert*, weint, schreit*, stöhnt
Veränderungen im Verhalten: Beißt die Zähne zusammen*, ggf. aggressiv
bei Berührung, teilnahmslos*, zieht sich von sozialen Kontakten zurück,
schläft schlecht, ist sehr auf sich fixiert
Veränderungen des Körpers: Schonhaltung des betroffenen Körperteils,
schmerzverzerrter maskenhafter Gesichtsausdruck, Stirnrunzeln*, glanz-
lose Augen*, erweiterte Pupillen, Gewichtsabnahme; bei akuten Schmerzen:
aufgerissene Augen*, Schwitzen (kalter Schweiß), Tachy- oder Bradykardie,
Hyper- oder Hypotonus, schnelle, flache oder langsame Atmung

NANDA-PD, Taxonomie

Schmerzen akut NANDA 00132
Schmerzen chronisch NANDA 00133

1   Kriterien der Beobachtung

Schmerzarten: Physiologischer Schmerz: z. B. bei Überanstrengung (Mus-
kelkater) **Akuter Schmerz:** plötzlicher Beginn, häufig kurze Dauer, gut lo-

kalisierbar, Ursache gut zu diagnostizieren **Somatischer Schmerz:** scharf, gut zu lokalisieren, dumpf oder oberflächlich (bei Verletzung der Haut, Knochen, Weichteile). **Viszeraler Schmerz:** dumpf, krampfartig, schwer zu lokalisieren. **Übertragener Schmerz:** entfernt von der eigentlichen Verletzung (z. B. bei Herzinfarkt → Schmerz im li. Arm). **Neurogener Schmerz:** elektrisierend oder brennend; evtl. Sensibilitätsstörung **Chron. Schmerz:** nicht immer einer genauen Ursache zuzuordnen (→ kausale Therapie unmöglich), Ziel: Schmerzlinderung. **Zentraler Schmerz:** durch Prozess im Gehirn ausgelöst (z. B. Tumor, Entzündung, Trauma, Gefäßverletzung). **Psychogener Schmerz:** ohne physiologische Ursachen, für Betroffenen real → evtl. Muskelanspannung → Schmerz ↑ (z. B. bei interpersonellen Konflikten).

Schmerzzeichen/-äußerungen: physiologische Zeichen oder Änderungen im Verhalten sind keine Parameter für Schmerzausmaß, individueller Bericht ausschlaggebend! Physiologische Reaktionen v. a. bei akutem Schmerz: Vitalzeichen ↑, Schweißausbruch erweiterte Pupillen, Blässe, Schutzreflexe, Bewusstlosigkeit bei sehr starken Schmerzen; bei länger andauerndem Schmerz normalisieren sich die Zeichen → physiol. Körperschutzreaktion, aber Schmerz ist für den Menschen nicht weniger intensiv oder stark.

Beobachtungstechniken

PA: Schmerzanamnese: unvoreingenommen, exakt, umfassend, detailliert. Zuverlässigster Indikator für Präsenz, Intensität von Schmerz → Aussage des Patienten. Informationen sammeln: Lokalisation, Intensität, Qualität, Zeitpunkt des Auftretens, Rhythmus, nonverbaler Ausdruck, M. zur Schmerzlinderung und deren Erfolg, körperliche Reaktionen, Verhaltensänderungen.

- Haben Sie Schmerzen? Wenn ja, wo und seit wann?
- Beschreiben Sie die Schmerzen (stark, auszuhalten, unerträglich, drückend, stechend, dumpf)?
- Sind die Schmerzen mit Angst verbunden?
- Haben Sie bereits etwas gegen die Schmerzen getan, z. B. Medikamente eingenommen, gekühlt, Wärme zugeführt usw.?

PB: Schmerzäußerungen stets ernst nehmen, sofort Arzt verständigen → Schmerzbekämpfung schnell einleiten.
Schmerz lokalisieren. Intensität mittels Schmerzskalen. Schmerzqualität. Schmerzdauer/-verlauf erfassen → Hinweis auf Ursachen. **Schmerztage-**

buch: führt Patient i. d. R. selbst; Zeitpunkt des Schmerzes, Schmerzausmaß, Aktivität zur Zeit des Schmerzes bzw. vor dem Schmerzeintritt, schmerzlindernde und/oder -beeinflussende M. und deren Wirkung; kritisch: »Schmerzgedächnis«. Nonverbale Schmerzzeichen/-äußerungen erkennen.

PZ: Akuter Schmerz: (größtmögliche) Schmerzfreiheit, Beseitigung der Ursache. **Chron. Schmerz:** möglichst normale Lebensführung (Selbstversorgung erhalten). Patient

– gibt seine Schmerzen konkret an,
– klagt nicht mehr über Schmerzen bzw. verbalisiert eine Schmerzlinderung,
– wendet Entspannungstechniken zur Schmerzlinderung bei chron. Schmerzen an.

2   Pflegetherapeutisches Konzept

P: Akuter, unerklärlich anhaltender, wiederkehrender Schmerz → Warnzeichen → stets ernst nehmen. Priorität: Schmerzen vermeiden! Mit Menschen, die Schmerzen haben, vorsichtig umgehen (z. B. post-op. schmerzreduziertes Aufstehen einüben; Analgetika frühzeitig, geplant geben). Schmerzen häufig schon bei Jugendlichen durch Haltungsfehler oder Übergewicht → Sport, regelmäßig Gymnastik, rückenschonende Arbeitsweise.

PM: Nationaler Expertenstandard »Schmerzmanagement in der Pflege«. **Schmerzlindernde M.,** Information, Zuwendung, Trösten, Beruhigen oder Berühren, Schmerzspitzen vermeiden, Wohlbefinden ↑, bequeme Positionierung, Muskelverspannungen ↓, Massage, Einreibung, Entspannungstechniken, Imagination, Ablenkung, Transkutane Elektroneurostimulation (TENS), »Therapeutic touch« – heilende Berührung, Biofeedback. **Analgetika verabreichen,** z. B. Patientenkontrollierte Analgesie (PCA).

A/B: Unerklärbare, anhaltende oder wiederkehrende Schmerzen → Abklärung durch Arzt; Schulungen von Patienten, Angehörigen durch Pflegende. Über längerfristige Einnahme von (auch freiverkäuflichen) Analgetika mit Hausarzt sprechen → NW!

Umgang mit **tragbarer PCA:** für Reisen vom Arzt Bescheinigung ausstellen lassen; Pumpe zum Duschen, Baden kurz ausschalten und abnehmen; Mikrowellengeräte, Personenkontrolle am Flughafen haben meist keinen Einfluss; bei Untersuchungen wie Rö., CT, MRT, Ultraschall: Pumpe abnehmen.

3 Lebenssituation

3.1 Rückenschmerzen

P: Rücken durch angemessene Kleidung warmhalten. Bei vorwiegend sitzender Tätigkeit nicht im Sitzen ausruhen, lieber kurz spazieren gehen. Stress, familiäre oder berufliche, seelische Belastungen und permanente innere Anspannung vermeiden.

PM: Betroffene über Wärmeanwendungen beraten; Analgetika verabreichen; bei Lumbago: Stufenbett.

A/B: Unterscheiden: akute und chron. Rückenschmerzen. **Schmerzlindernde M.:** Bewegung, Entspannung; im Krankheitsfall mögl. max. 2 d Bettruhe → schnelle Mobilisation. Leichte sportliche Betätigung trainiert Muskulatur → stärkt Rücken. Kälte- oder Wärmebehandlung, z. B. warmes/heißes Bad, Saunagang, Kurzwellenbehandlung, feuchtheiße Wickel, Fango, Körnerkissen,

❶ Achtung: Durchblutungsfördernde Rheumasalben oder (ABC-) Wärmepflaster → Allergierisiko. Massagen → entspannen, lockern Muskulatur.

Chirotherapie (Osteopathie; manuelle Therapie, Einrenken): nur durch Chiropraktiker oder Arzt mit Zusatzbezeichnung »Chirotherapeut« → Schmerzlinderung, Muskelentspannung, Mobilisierung reversibler funktioneller Störungen der Halte- und Bewegungsorgane durch spezielle Handgriffe.

Schulungsprogramme (Rückenschule). **Physiotherapie:** Bewegungsübungen, -übungen, Streckbehandlungen, entspannende Positionen, rückenschonende Bewegungsabläufe. Transkutane elektrische Nervenstimulation (TENS): minimale elektrische Ströme lösen evtl. Muskelverspannungen, verbessern Beweglichkeit, z. B. chron. Rückenschmerzen.

Korsettbehandlung (Lendengurte, Orthesen): meist bei Knochenmetastasen zur Stabilisierung; seltener bei LWS-Syndromen, da Bewegungen eingeschränkt → Muskulaturabbau.

Med. nach Arztanordnung, oft hilfreich: schmerzlindernde Salben. Bei akuten Schmerzen: evtl. Infiltration bzw. Quaddeltherapie mit Lokalanästhetikum.

4   Erkrankungen der peripheren Nerven

4.1   Polyneuropathie

P: Diabetiker: straffe BZ-Einstellung; Alkoholkranke: absolute Alkoholkarenz; Mangel-/Fehlernährung (Vitamin-B$_{12}$-, Folsäure-, Thiaminmangel)
vermeiden.

PM: Patienten zur Selbstdisziplin motivieren: Auslöser vermeiden, Leben
umstellen bzw. verordnete Therapie einhalten (v. a. Diabetiker,
▶ Kap. A4.3.5; Alkoholkranke ▶ Kap. S6.3.1). Über Med.-Einnahme informieren. Bei Restless-legs-Syndrom: L-Dopa.

A/B: In geringem Umfang helfen einige Interventionen, Missempfindungen
zu minimieren.

5   Schmerzsyndrome

5.1   Migräne

P: Externe und interne **Trigger vermeiden**, z. B. best. Nahrungsmittel, Genussmittel, psychische Faktoren (Dauerstress), körperliche Anstrengung
(Reisen, Änderung des Schlaf-Wach-Rhythmus) oder physische Effekte
(Flackerlicht). Bei Migräneattacken >48 h oder >3×/Mo., nicht ausreichender Akutbehandlung oder nicht tolerierbaren Auswirkungen → ggf.
Migräneprophylaktika (1. Wahl: β-Blocker, Pizotifen); mögl. prophylaktische Wirkung von Vitamin B$_2$ (Riboflavin) oder Pestwurzextrakt (Peta-
sites hybridus). Prophylaxe für 6–9 Mo. (Erfolg erst nach 2–3 Mo. kontinuierlicher Einnahme); danach Med. ausschleichen, Spontanverlauf in nächsten 2–3 Mo. verfolgen.

PM: Bekannte Trigger vermeiden oder identifizieren, evtl. Schmerztagebuch
(▶ Kap. S3.1); informieren über verhaltenstherapeutische Konzepte zur
Stressbewältigung, Entspannungstechnik, z. B. Progressive Muskelrelaxation nach Jacobson, Akupunktur oder Biofeedback → können Migräneanfäl-
le mindern bzw. vorbeugen.

Bei **Migräneattacken**: ruhiger, abgedunkelter Raum, Frischluft, kühlende
Tücher auf Stirn oder in Nacken. Med. auf Anordnung: meist Antiemeti-
kum kombiniert mit Analgetikum; bei Übelkeit → Supp., Übelkeit + starke
Schmerzen → s.c.- oder i.m.-Injektionen.

A/B: Geregelter Tagesablauf, alternative Methoden, z. B. Hypnose, Akupunktur.

6   Autoimmunerkrankungen

PM: Trost, Zuspruch bei unheilbarer Krankheit; Schmerzen entgegenwirken: Anfangsphase oft körperliche Schonung; z. T. Isolations-M. In jedem Fall einwandfreie Hygiene! Bei Befall von Gelenken oder Knochen: Bewegungsübungen → Kontrakturen vermeiden. Akute Phase → evtl. Eispackungen, Kältekammer; in Remission → Wärme. Med. nach Anordnung, Grundprinzip: Unterdrückung der körpereigenen Abwehr durch Immunsuppresion; häufig (auch kombiniert) angewendet: Glukokortikoide, Aspirinderivate, mäßig aggressive Immunsuppressiva, Zytostatika, Ciclosporin. **A/B:** Med. reduzieren Immunabwehr → Infekte vermeiden (▶ Kap. 12).

S4 Selbstversorgungsdefizit

Grundständige PD

Selbstversorgungsdefizit: Vorübergehend, bleibend oder fortschreitend beeinträchtigte Fähigkeit, sich teilweise oder vollständig zu versorgen*

Kennzeichen

Verbale Hinweise: Auf Schmerzen, Angst, Depressionen; äußert Schwierigkeiten, Mühe, Anstrengung, sich selbst zu versorgen, »ich schaffe das nicht (mehr)«, »ich kann das nicht«, oder signalisiert, keine Hilfe zu wollen, »ich komme schon zurecht«*

Veränderungen im Verhalten: Unzufrieden mit sich und anderen*, quengelig*, ungehalten*, unsicher*, zieht sich von anderen zurück*, isoliert sich*, tut nur das Nötigste*, spielt die reale Situation herunter*, desorientiert*

Veränderungen des Körpers: Gewichtsabnahme*, unsauber, ungepflegt* (auch Kleidung, Haushalt), unangenehmer Körpergeruch*, verminderte Muskelkraft und Beweglichkeit* (z. B. Tremor)

NANDA-PD, Taxonomie

Selbstversorgungsdefizit Essen NANDA 00102
Selbstversorgungsdefizit Baden/Körperpflege NANDA 00108
Selbstversorgungsdefizit Sich kleiden/Äußere Erscheinung NANDA 00109
Selbstversorgungsdefizit Toilettenbenutzung NANDA 00110

1   Kriterien der Beobachtung

Ursachen: akut nach Unfall oder plötzlicher Erkrankung; geplant nach Op.; bei körperlicher oder geistiger Behinderung, Einschränkung; bei psychischen oder chron. Erkrankung; bei sozialem Abstieg. **Objektive Zustandsveränderungen:** u.a. Kachexie, Adipositas; verdorbene Nahrungsmittel; schmutzige Kochutensilien. Trockne, schuppige Haut , Schmutzkrusten. Mundgeruch, Karies, fehlende Zähne. Ungepflegte Haare, Ungeziefer. Abgebrochene, unsaubere Nägel.

Klassifikation von Selbstversorgungsfähigkeiten bzw. -defiziten, Stufen:
- vollständige Unabhängigkeit
- unabhängig von Personen, braucht Hilfsmittel oder -gerät
- versorgt sich selbst eingeschränkt, braucht von 1 Person Hilfe, Überwachung oder Anleitung
- kann sich z. T. selbst versorgen, braucht von 1 Person Hilfe, Hilfsmittel/-gerät
- abhängig, macht nicht aktiv mit, soll sich nicht selbst versorgen

Beobachtungstechniken

PB: Äußeres Erscheinungsbild beim 1. Eindruck. Ressourcen, Gewohnheiten, nicht klar ersichtliche Faktoren erfragen, körperliche Untersuchung bzw. Inspektion. Fort- bzw. Rückschritte beschreiben.

PA: Ressourcen ermitteln:

- Benutzen Sie Hilfsmittel oder -geräte (Brille, Hörgerät, Gehstock, Rollator)?
- Haben Sie jemanden, der Ihnen regelmäßig hilft (z. B. Einkaufen)?
- Pflegt Sie jemand zu Hause? Wenn ja, wer?
- Erhalten Sie Essen auf Rädern?
- Beschäftigen Sie jemanden (Haushaltshilfe, Gesundheits-/Krankenpfleger)?

Ermitteln: Bewusstseinslage; Ernährungszustand, z. B. Erscheinungsbild; Körpermaße, KG in Relation zur Körpergröße (BMI); Gewohnheiten bei Körperhygiene und -pflege evtl. mit Fragebogen. Schleimhäute, Hauttyp, -veränderungen, Verletzungen inspizieren, ggf. Istzustand und Veränderungsprozesse dokumentieren.

PZ: Patient
- hat Kenntnisse über gesundheitsfördernde M. zur Unterstützung der Selbstversorgung,
- wendet Techniken an, um die Anforderungen der persönlichen Körperhygiene zu erfüllen,
- kann sich am 3. post-op. Tag selbstständig im Bett waschen.

2   Pflegetherapeutisches Konzept

P: **Sicherheits-M.:** verantwortungsvolles Verhalten im Straßenverkehr, bei Dunkelheit helle Kleidung, Reflektoren. Unfallverhütungsvorschriften berücksichtigen. Professionelle Unterstützung (z. B. Pflege, Ergo-, Physiotherapie) → sukzessiv fortschreitendes Selbstversorgungsdefizits bei Betagten ausgleichen, verzögern.

PM: PM: **Aktivieren, Ressourcen einbeziehen, Selbstständigkeit fördern. Körperhygiene und -pflege.** Ganzkörperwäsche unterstützen (▶ Tab. S4.5) (▶ Tab. S4.10) (▶ Tab. S4.12). Intimtoilette (▶ Tab. S4.6). Basalstimulierend waschen. Duschen. Voll- und Teilbäder. Haarpflege (▶ Tab S4.9). Bartpflege und Rasur. Mund-, Zahnhygiene Augen-, Nasen,-Ohrenpflege. **Nagelpflege. Anziehen trainieren/unterstützen.**

A/B: Angehörige informieren: Fähigkeiten Betroffener zuerst fördern, dann unterstützen und erst, wenn nicht anders mögl., übernehmen. Anregungen zur Hilfe zur Selbsthilfe, bei Anleitung und Förderung kleinschrittig vorgehen. Notwendig: Geduld und Wille zur Veränderung.

Gesundheitsberatung

— Bei Kälte mehrere Kleidungsstücke übereinander anziehen (Zwiebelschalenprinzip) → dazwischen liegende Luftschichten lassen Wärme nicht nach außen, wirken als Isolation.

3   Lebenssituation

3.1   Arm und obdachlos

P: **Armutsrisiken:** Erwerbs-, Familiensituation, Bildungsstatus, Geringqualifizierte, Arbeitslose, Spätaussiedler, Zuwanderer, Alleinerziehende, Paare mit ≥3 Kindern. Notwendig: soziale Solidarität und Umdenken!
Bei Arbeitslosigkeit frühzeitig zum Sozialamt → verhindert z. B. Wohnungsverlust. Sozialhilfe ermöglicht Empfängern menschenwürdiges Leben, Mittel zur Selbsthilfe. Obdachlose zum Besuch von Suppenküchen, Unterkünften ermutigen → vermeidet Erfrierungen.
Erhalten Obdachlose eine Wohnung: anfangs Unterstützung bei hauswirtschaftlichen Tätigkeiten, Finanzen, damit sie die Wohnung halten können (→ ambulante Pflegedienste oder Sozialarbeiter).

PM: **Mit Respekt**, Würde **behandeln**; Diskriminierung verhindern → vermeidet Aggressionen. Sachlich, best. auftreten, Grenzen aufzuzeigen.

Bei **aggressivem Verhalten** oder Gewalttätigkeit v. a. unter Alkoholeinfluss → Schutz der eigenen Unversehrtheit vorrangig, d. h. Rückzug, Hilfe holen (Kollegen, Polizei).

❶ **Wichtig:** Freundlichkeit, Anerkennung, Verständnis implizieren meist ein entspr. Verhalten anderen gegenüber.

A/B: Menschen in sozialen Schwierigkeiten frühzeitig Mut machen, sich anderen gegenüber zu öffnen, evtl. Kontakte z. B. zur Schuldnerberatung vermitteln, bei Behördengängen usw. begleiten → Rechtsanspruch auf Sozialhilfe.

Wohnungslose → über GKV oder Sozialhilfe Anspruch auf med. Leistungen (niedrigschwelliger Ansatz, sollte nicht von »Kommstruktur« geprägt sein, d. h. Ärzte und Pflegende gehen dorthin, wo sich Obdachlose aufhalten = mobile Praxis). Obdachlose unterstützen, sich einzuordnen und Regeln einzuhalten. Ghettoisierung vermeiden.

S5   Selbstschutz unwirksam

Grundständige PD

Selbstschutz unwirksam: Verminderte Fähigkeit, sich vor Krankheit oder Verletzung zu schützen

Kennzeichen

Verbale Hinweise: Äußert Schmerzen*, Krankheitsgefühl*; »Ich halte auch nichts mehr aus«; »Dauernd habe ich was«; »Ich ziehe alles Schlechte an«
Veränderungen im Verhalten: Reduziertes Anpassungsvermögen in Stresssituationen*, ungeduldig*, unzufrieden*, verwirrt*, desorientiert*, bewegt sich vorsichtig*, unsicher in der Umgebung*, verhält sich unpassend*, z. B. zieht sich bei Kälte nicht warm genug an, erkrankt häufig
Veränderungen des Körpers: Gewichtsabnahme*, ausgezehrter Körper*, z. B. durch schwere Erkrankung, hohes Alter; Entzugszeichen; Krampfanfälle*; Zeichen körperlicher Verletzungen, z. B. Hämatome, Schonhaltung von Körperteilen*, Druckgeschwüre

NANDA-PD, Taxonomie

Selbstschutz, unwirksam NANDA 00043

1   Kriterien der Beobachtung

Ursachen: Lebenseinschnitte, Krankheiten (z. B. Epilepsie; Blut- oder Blutsystemerkrankungen, psychische Veränderungen), verändertes Bedürfnis nach Sicherheit; best. Med., z. B. Chemotherapie (Infektionsrisiko ↑, ► Kap. I2.1), Sedativa, Antidepressiva (→ Reaktionsvermögen ↓) → Appetitlosigkeit, Erschöpfung, Schlaflosigkeit, Schwäche → Reaktionsvermögen ↓; zusätzlich Infektanfälligkeit ↑. Schlechter Ernährungszustand (Schwäche → Reaktionsvermögen ↓). Verwirrte Patienten, z. B. durch Demenz, post-op. Durchgangssyndrom, Suchterkrankung, Entzugssyndrom, akute Vergiftung (▶ Kap. V2.3), Entgiftung. Alkoholentzug. Opiatentzug. Benzodiazepinentzug.

Beobachtungstechniken

PA: Potenzielle Gefährdungen rechtzeitig erkennen. Bei V. a. unwirksamen Selbstschutz → beim Erst- oder Aufnahmegespräch gezielt fragen:

- Leiden Sie an Vergesslichkeit?
- Nehmen Sie Med., die Sie müde machen?
- Haben Sie körperliche Einschränkungen?
- Trinken Sie Alkohol?
- Zittern Sie bei Aufregung?
- Sehen Sie deutlich und klar?
- Haben Sie eine chron. Erkrankung?

PB: Angehörige befragen, Betroffene in ihrer Gesamtheit beobachten; bei V. a. Suchterkrankung auf **Entzugssymptome** achten → ggf. behutsam nachfragen; bei unwirksamem Selbstschutz → ggf. 24-h-Überwachung.
❶ **Vorsicht:** Bei erkennbarer Entzugssymptomatik: Vitalwerte messen, Arzt verständigen, Kollegen informieren, ggf. Patienten zu zweit aufnehmen (Eigenschutz); bei vermindertem oder unwirksamem Selbstschutz → sichtbarer Hinweis auf dem Deckblatt des Dokumentationssystems! **Konsumverhalten**, Stärke der Abhängigkeit erfragen.
❶ **Wichtig:** Patient ermutigen, ehrlich zu antworten. Bei Alkohol-, Tabletten- oder Drogenmissbrauch → konkreter nachfragen.

- Trinken Sie tägl. Alkohol oder nur in best. Lebensphasen?
- Wann haben Sie das erste Mal Alkohol getrunken?
- Trinken Sie schon vor dem Frühstück Alkohol, im Laufe des Tages oder nur abends?
- Trinken Sie so lange, bis Sie sich wohl fühlen, oder bis zur Bewusstlosigkeit?
- Haben Sie schon einmal eine Entgiftung gemacht oder darüber nachgedacht?
- Gab es bei der Entgiftung Probleme, hatten Sie z. B. einen Krampfanfall oder ein Delir?
- Haben Sie eine Arbeitsstelle, Wohnung? Haben Sie eins/beides durch Alkoholkonsum verloren?
- Sind Sie verheiratet oder leben Sie in einer Lebensgemeinschaft (ggf. warum sind Sie geschieden)?

PZ: Pflegebedürftiger
- erlernt Methoden, um mit dem veränderten Selbstschutz zu leben,
- erkennt für sich lebensbedrohliche Situationen und lernt, darauf zu reagieren,
- entwickelt neue Zukunftsperspektiven.

2   Pflegetherapeutisches Konzept

P: Leistungsdruck, Stress (Dysstress) vermeiden → beeinflussen Selbstschutz negativ, z. B. Stress → Hektik, Unachtsamkeit → Unfall. Gesunde Lebensführung, richtige Ernährung, regelmäßige körperliche Aktivität, Einschätzung der eigenen Leistungsfähigkeit, richtige Zeiteinteilung, Ruhe, Schlaf, positives Denken.

Stress im KH minimieren: betrifft Einschränkungen bzgl. Mobilisation, Nahrungsaufnahme, Körperpflege oder Ausscheidung; Atemnot oft Auslöser für Ängste → ebenfalls Stressor. Mögl. M.: Ruhen, Schlafen (frisch gelüfteter Raum, Ruhe; pflegerische, ärztliche M. nachts/während Mittagsruhe reduzieren); Sinn finden, sich beschäftigen oder Kommunikation; offen, ehrlich mit Patienten sprechen; klärende, beruhigende Gespräche → Krankheitsverarbeitung, Aufklärung → Zufriedenheit des Patienten ↑ → Stressentstehung ↓.

PM: Selbstschutz-M., Med.-Einnahme kontrollieren. ❗ **Achtung:** Für Med., die falsch hergerichtet wurden, haften Pflegende, die sie austeilen! Geschlossen unterbringen, fixieren, Bettgitter, zur Veränderung der Lebensführung motivieren. **Entzug unterstützen.**

A/B: Bei fixierten Patienten z. B. nach post-op. **Durchgangssyndrom:** Angehörige vorher aufklären, ggf. mit betreuendem Arzt. Gemeinsam ins Zimmer gehen, evtl. noch dabei bleiben, um Fragen zu beantworten; Angehörige informieren (zeigen), wie sie b. B. Pflegende alarmieren können.

❗ **Wichtig:** Ängste im Umgang mit dem Patienten abbauen, indem Angehörige z. B. miterleben, wie Pflegende mit dem Verwirrten umgehen oder sprechen (Vorbildfunktion!). Gefährdungen, die bei der Pflege zu Hause auftreten können, transparent machen, z. B. Sturzgefahr (Sturzprophylaxe).

3 Zerebrale Krampfanfälle

3.1 Zerebrale Gelegenheitskrämpfe (Okkasionskrämpfe)

SM: Sicherheit gewährleisten → von nahen Treppen entfernen; Stühle, scharfkantige Gegenstände wegräumen. Kontrolle: Atem-, Kreislauffunktion, Pulsoximetrie, BZ. **Mundkeil → Gefahr**: Verletzungen oder Erbrechen → nur bedingt empfohlen (z.B. bei anhaltenden Anfällen) da Zungenbiss meist sehr früh erfolgt. Hyperventilationstetanie: beruhigen, CO_2-Beutelrückatmung bis Atemfrequenz ↓.

PM: Unterscheiden: Hyperventilationstetanie und generalisierter, tonischklonischer Krampfanfall: tonische Phase (kontinuierliche, gleichmäßige Muskelkontraktion); klonische Phase (unkoordinierte, ruckartige Muskelkontraktion) → **Gefahr**: Zungenbiss.

Zerebraler Krampfanfall: ► SM; Arzt/Pflegekollegen alarmieren; Verlauf beobachten, Uhrzeit (Anfallsbeginn, -ende) dokumentieren; ggf. O_2-Gabe (4–6 l/min), stabile Seitenlage, Mund inspizieren, Bettgitter anbringen. Keine orale Flüssigkeits- oder Med.-Gabe!

3.2 Epilepsie

P: Risiko erneuter Krampfanfälle minimieren: **anfallsauslösende Faktoren meiden**, z. B. Schlafentzug, flackernde Lichtreize, Alkohol (in größeren Mengen); Anfallskalender führen (auslösende Faktoren); Merkblatt mit Erste-Hilfe-M. bei sich tragen (für Erst- bzw. Laienhelfer). **Ungünstig**: Berufe mit Schichtarbeit → Selbstgefährdung ↑; Sport nicht bis zur körperlichen Erschöpfung; einige Sportarten z. B. Schwimmen, nur unter bes. Vorsichts-M. (Selbst-, Fremdgefährdung).

Familienplanung: betroffene Frauen sollten in neurologischer Behandlung sein; nie eigenmächtig und abrupt Med. absetzten; vor Einnahme anderer Med. stets Rücksprache mit behandelndem Arzt.

SM: ► Kap. S5.3.1. Evtl. **Krampfanfall unterbrechen** (hört jedoch meist auf, bevor Med. gegeben werden können). Anfalldauer >10–15 min bei Erwachsenen oder > 5 min bei Kindern: Diazepam oder Rivotril i. v.

PM: ► Kap. S5.2. Bei genuiner Epilepsie mit >2 Anfällen/J.: häufig Antiepileptika für mind. 2 J., oft lebenslang → über Einnahme, NW informieren.

A/B: Bei bestehender Epilepsie: **Autofahren** verboten. Nach einmaligem Anfall und 1 J. kein weiterer Anfall: Betroffener darf evtl. nach Prüfung wieder fahren.

S6 Selbstwertgefühl gestört

Grundständige PD

Selbstwertgefühl gestört*: Kurzfristige (situative) oder anhaltende (chron.) Unzufriedenheit mit sich selbst und/oder mit den eigenen Fähigkeiten*

Risikofaktoren/Selbstwertgefühl situativ gering, Gefahr: Entwicklungsbedingte Veränderungen, Körperbildstörung, funktionelle Beeinträchtigung, Verlust, Veränderungen der sozialen Rolle; bekannte/r/s Vernachlässigung, Missbrauch oder Im-Stich-Lassen; unrealistische Erwartungen an sich selbst; Verhalten, das sich nicht mit Wertvorstellungen deckt; Mangel an Lob, Anerkennung, Belohnung; Misserfolge, Zurückweisungen; vermindertes Gefühl, die Kontrolle über die Umgebung/Umwelt zu haben; körperliche Krankheit

Kennzeichen

Verbale Hinweise: Äußert Unzufriedenheit mit dem äußeren Erscheinungsbild, beruflicher, privater Situation*; »Ich traue mich nicht«, »Nichts gelingt mir«, »Ich schäme mich*«; keine Äußerungen dazu*, spricht leise, flüstert*, selbstverneinende Äußerungen (z. B. »Ich würde gerne abnehmen, aber es geht ja nicht)*

Veränderungen im Verhalten: Kann kein Lob annehmen, überempfindlich in Bezug auf Kritik oder Nichtbeachtung, zögert, Neues auszuprobieren, will nicht im Mittelpunkt stehen*, gibt sich an allem die Schuld, übernimmt ungern Verantwortung*, fehlender Blickkontakt, hat keine eigene Meinung, ist unentschlossen, sucht übermäßig nach Bestätigung, leidet unter Misserfolgen

Veränderungen des Körpers: Eingezogener Kopf, hängende Schultern, gebückte Körperhaltung (macht sich klein, um nicht aufzufallen)*, verfrühte Alterserscheinungen*, Verlust eines Körperteils*; Entstellungen*, z. B. durch Narben; Adipositas*, Kachexie*

NANDA-PD, Taxonomie

Selbstwertgefühl chronisch gering NANDA 00119
Selbstwertgefühl situationsbedingt gering NANDA 00120
Selbstwertgefühl situativ gering, Gefahr NANDA 00153

1   Kriterien der Beobachtung

Selbstwertgefühl: chron. gering, situativ tief oder übersteigert. **Mögliche Ursachen:** sozial: Arbeitslosigkeit, Pensionierung, Umzug in Alten- oder Pflegeheime, Verlust der Eigenständigkeit ; psychisch und somatisch: Suchtkrankheiten, chron. Krankheiten mit Leistungsfähigkeit ↓, Essstörungen, während der kindlichen Entwicklung Versagen der Bedürfnisbefriedigung; Verwöhnen/Überschütten/Überbehütung.

Beobachtungen: Betroffener traut sich nicht, etwas zu fragen, äußert seine Bedürfnisse nicht, nimmt sich und seine Bedürfnisse sehr zurück, äußert keine Wünsche → psychosomatische bzw. pathologische Erscheinungen z. B. phobische Verhaltensweisen, Zweifel an der eigenen Existenzberechtigung, Verlustängste, Bewertungsangst, Depression.

Beobachtungstechniken

PA: Ruhige Gesprächssituation herstellen, Aufmerksamkeit, Achtung entgegenbringen, wertschätzende Haltung. **Kommunikationsverhalten:** freundlicher Umgangston, Blickkontakt, anlächeln, aufmerksam zuhören, durch Nicken und ggf. leichtes Vorbeugen Interesse und Anerkennung zeigen. Auf Haltung, Mimik, Verhalten, körperliche Auffälligkeiten achten.

- Was machen Sie beruflich?
- Sind Sie allein für den Haushalt zuständig?
- Wie alt sind Ihre Kinder? Wohnen sie noch zu Hause?
- Leben Sie allein?
- Leben Sie schon lange in dem Pflegeheim?
- Sind Sie schon lange arbeitslos?
- Wie lange ist die Op. her? Seit wann haben Sie einen Anus praeter?

PB: Weiterführende Fragen und positiv bestätigende Kommentare → schrittweise umfassende Informationen, die Hinweise auf SWG geben und Betroffene zugleich bestärken können.

PZ: Patient
- nimmt Blickkontakt auf und schaut Gesprächspartner an,
- fragt den Stationsarzt bei Unklarheiten selbst,
- schaut sich bei der Körperpflege im Spiegel an,
- entwickeln eigene Strategien im Umgang mit Einschränkungen,
- mobilisiert Ressourcen,
- beschreibt Strategien, mit denen er zu Hause die Diät weiterführen wird,
- macht Aussagen darüber, was ihm beim nächsten Mal helfen wird, die Cafeteria zu betreten und nicht daran zu denken, dass sein Gesicht entstellt ist.

2   Pflegetherapeutisches Konzept

P: Geborgenheit, Zutrauen. Kinder sollten lernen, ihre Stimme laut, deutlich zu gebrauchen. Aktivitäten fördern, z. B. malen, basteln, Sport treiben, musizieren, handwerken → Erfolgserlebnisse. Misserfolge nicht dramatisieren. Lob, Anerkennung Wertschätzung; spüren lassen, dass man etwas Besonderes ist.
PM: **Wertschätzen, Komplimente machen. Positives ins Blickfeld rücken,** Voraussetzung: aktiv Zuhören, Empathie. **Äußere Erscheinung optimieren**, vorher klären: Probleme, Ressourcen, Möglichkeiten.
A/B: Informieren über Selbsthilfegruppen, Organisationen für spez. Krankheiten, Selbstbehauptungs- oder Kommunikationstrainings.

3   Lebenssituation

3.1   Arm, Alkohol, Außenseiter

P: Probleme nicht mit Alkohol («Seelentröster») »therapieren« → Suchtgefahr. Eigenes Trinkverhalten einschätzen und immer mal wieder bewusst auf Alkohol verzichten. Professioneller Ansatz der Pflegenden im Umgang mit Alkoholkranken.
PM: Gepflegtes Äußeres fördern → wichtig für Selbst-, Fremdwahrnehmung. (Authentisch) wertschätzen unabhängig von Krankheit, Herkunft, sozialer Schicht → weitere Hilfs- oder Beratungsangebote machen; Bereitschaft, Interesse an M. wecken.

A/B: Beratungsangebote zur Suchthilfe, Anonyme Alkoholiker, Schuldnerberatung, Kontakte zum Sozialdienst des KH, psychologische Betreuung, Psychotherapie. Hinweise auf Alkoholentzug → nur verhalten geben, kurz erwähnen → nicht stigmatisieren. Akzeptieren, wenn Patient noch nicht so weit ist, Hilfe anzunehmen.

❶ **Wichtig:** Weder Überreden noch Aufzwingen von Dingen, die »gut für einen sind«, führen zum Erfolg.

S7 Sexualstörung

Grundständige PD

Sexualstörung: Körperliche und/oder geistige Einschränkung oder Unvermögen, sexuelle Befriedigung zu erlangen

Befindlichkeit/Beschwerden

Verbale Hinweise: Äußert konkrete sexuelle Probleme, »Ich habe keine Lust auf/beim Sex«*, »Die Erektion hält nicht lange genug an«*, unkonkrete Äußerungen »Es klappt nicht mehr«*, »Bei mir läuft nichts«*
Veränderungen im Verhalten: Unsicher*, unzufrieden*, aggressiv*, traurig*, lässt sich gehen*, resigniert*, hält den Partner auf körperlichen Abstand*, vermeidet Berührungen*, verhält sich kopfgesteuert, nicht emotional*, weint*
Veränderungen des Körpers: Zu trockene Vagina*; keine oder unvollständige Erektion*; Schmerzen beim Verkehr*, Muskelverkrampfungen bei Berührung oder Verkehr*

NANDA-PD, Taxonomie

Sexualstörung NANDA 00059

1   Kriterien der Beobachtung

Amenorrhö, Veränderungen der Sexualorgane, Genitalwarzen, Hirsutismus, Priapismus, Vulvaveränderungen, Vulvaverletzungen. **Ursachen krankheitsbedingt:** neurologische Krankheiten Folge von Erkrankungen, hormonelle Störung, Ausfall der Beckenbodenmuskulatur, chron. Unterbauchschmerzen, Prostatavergrößerung, Z. n. Op. im Urogenital-, Abdominalbereich, Med.-NW. **Psychisch:** unverarbeitete innere Konflikte; Störung der Persönlichkeitsstruktur, traumatische Erlebnisse in der Kindheit (z. B. Missbrauch; ► Kap. V1), Orientierungskonflikte oder erzieherisch induzierte Sexual-, Beziehungsängste, Triebkonflikte, Angststörung, Depression.

Sozial: Partnerkonflikte, fehlende Zuneigung oder sexuelle Attraktivität des Partners, Nichtberücksichtigung oder Unkenntnis der gegenseitigen Vorlieben beim Sex, stark abweichende sexuelle Interessen zw. Partnern, Unkenntnis über die bevorzugte Techniken.

Störungen der sexuellen Appetenz: sexuelle Aversion/Sexualphobie, erheblich gestörte zwischenmenschliche Beziehungen, **mangelnde sexuelle Befriedigung.**

Störungen der sexuellen Erregung: beim Mann erektile Dysfunktion (früher »Impotenz«; ▶ Kap. S7.4.1), Ejakulationsstörungen (▶ Kap. S7.4.2); bei der Frau häufig kombiniert mit Störung des sexuellen Verlangens oder Orgasmusstörung, Störungen der Lubrikation durch physische Krankheiten, v. a. Lokalinfektionen, hormonelle Umstellung psychische Konflikte oder partnerbezogene Faktoren, Angst vor Geschlechtsverkehr, vaginale Schmerzen.

Beobachtungstechniken

PA: Patient befragen; Voraussetzung: vertrauensvolle Basis zw. Gesprächspartnern.

- Was bedeutet Sexualität für Sie?
- Haben Sie einen Partner/eine Partnerin?
- Was bedeutet Partnerschaft für Sie?
- Haben Sie Probleme in der Partnerschaft?
- Sind Sexualfunktionen bei Ihnen gestört?
- Haben Sie Erkrankungen, die Sexualfunktionsstörungen auslösen?
- Welche Beschwerden haben Sie?
- Welche sexuellen Neigungen und Vorlieben haben Sie?

PB: **Sexuelle Dimension erfassen** (Was bedeutet Sexualität für Sie?); Psychische Verfassung einschätzen, Sexualorgane inspizieren, z.B. bei PM oder bei konkreten Beschwerden, z.B. Juckreiz.

PZ: Der Patient

- und sein Partner wissen über die sexuelle Störung Bescheid,
- erlebt sexuelle Befriedigung,
- spricht mit seinem Partner über sexuelle Probleme.

2 Pflegetherapeutisches Konzept

P: Sexuelle Störungen thematisieren, Bewältigungsmöglichkeiten aufzeigen, Äußerungen, Beobachtungen oder negative Erfahrungen mit Patienten dokumentieren.

PM: Differenzierte Aufklärungsgespräche. **Über Menstruation aufklären** (► Kap. K5.2, S8.3.2). **Möglichkeiten des Lustgewinns,** z. B. stimulierende M., Hilfsmittel, alternative Sexualpraktiken aufzeigen. **Über Samenspende informieren.**

A/B: Menstruationskalender führen. Risiko aufsteigender Infektionen bes. hoch während fruchtbarer d und Menstruation. Keine übertriebene Intimhygiene, stark beengende Kleidung. **Beckenbodentraining** → beugt Inkontinenzproblemen vor, beeinflusst aufgetretene Sexualstörungen positiv.

3 Lebenssituationen

3.1 Klimakterisches Syndrom

P: Durch frühzeitige **Hormonsubstitution** begrenzt mögl., allerdings erhöhtes **Brustkrebsrisiko** bei Einnahme >5 J. (► Kap. S8.6.1)!

PM: Informieren über alternative Therapien, z. B. Akupunktur, Entspannungsverfahren, Beckenbodengymnastik, lokale östrogenhaltige Med. und Hormonersatztherapie. Gespräche mit Mitbetroffenen initiieren. Warme Fußbäder → lindern Kopfschmerzen, entspannen.

A/B: 3 Hauptstörfaktoren für unerfüllte Libido bei klimakterischen Beschwerden: Vaginalatrophie, postkoitales Urintröpfeln und Kohabitationsbeschwerden durch ↓ Lubrikation, Schleimhautatrophie. Gegen-M. erläutern.

3.2 Kinderwunsch

P: Ca. 36 h nach Eisprung → optimal für Geschlechtsverkehr → Befruchtung am wahrscheinlichsten.

PM: Einfühlsamer Umgang; informieren über Therapien (Überstimulationssyndrom, Insemination, In-vitro-Fertilisation IVF), Gefahren, Alternativen (► A/B). Nach Follikelpunktion evtl. leichte Schmerzen, Blutungen, selten: bakterielle Infektion → auf Nachblutungen, Entzündungszeichen achten.

A/B: Ggf. Kontakt zu spez. Beratungszentren, ggf. zu Psychotherapeuten vermitteln. Austausch mit Gleichgesinnten → neue Denkanstöße. Unterstützend: Entspannungstraining. Betroffene motivieren, über Adoption nachdenken. Häufig hilfreich, sich über ein Leben ohne eigene Kinder Gedanken zu machen → Erfolgsdruck ↓ → eröffnet neue Lebensperspektiven.

4 Sexualfunktionsstörungen des Mannes

4.1 Erektile Dysfunktion (Erektionsstörungen)

PM: Evtl. bei Auswahl externer Hilfsmittel (z. B. Vakuumerektionshilfesystem, hydraulische Penisprothese) und Therapien beraten. Begleitende psychotherapeutische Beratung vorschlagen (möglichst mit Partner), Kontaktvermittlung zu Andrologen, Sexualtherapeuten, Selbsthilfegruppen.
A/B: Beeinträchtigen Erektion: Psychopharmaka, Antihypertensiva, Diuretika, Med., die Neuroblocker enthalten (z. B. Antiepileptika, Antidepressiva), β-Rezeptorenblocker, Opiate/Opioide.

4.2 Ejakulationsstörungen

PM: Über Hilfsmöglichkeiten **informieren**. Bei vorzeitigem Orgasmus: Phosphodiesterasehemmer (Sidenafil, Vardenafil, Tadalafil), Serotoninreuptakehemmer, **Stimulationstechniken:** Stop-and-start-Technik (Penis über Masturbations- oder Stimulationstechnik stimulieren, bis Gefühl auftritt, dass Ejakulation gleich unaufhaltsam eintritt, Stimulation unterbrechen, bis Erregung nachlässt, erneut beginnen, mehrfach wiederholen, bis Ejakulation ausgelöst wird) → Betroffener gewinnt langsam Kontrolle über Orgasmusauslösung. Squeeze-Technik (kurz vor Unvermeidlichkeitspunkt der Ejakulation Penis herausziehen; Glans mit 2 Fingern quetschen → Schmerzreiz unterbricht Erregungsablauf), Empfindlichkeitsherabsetzung der Glans durch betäubende Cremes, ggf. Beschneidung der Vorhaut (hilft manchmal). Bei gehemmtem oder ausbleibendem Orgasmus: sexualmedizinische Partnertherapie.
❶ Wichtig: Gegenseitiges Verständnis für Ursache wecken. Änderungen von Masturbationsverhalten, Vorspiel, Sexualtechniken oft hilfreich.

5   Sterilität und Sterilisation

5.1   Sterilität der Frau

P: Keine Vorbeugung mögl. Ausgewogen ernähren (Alkohol, Kaffee, andere Genussmitteln maßvoll), regelmäßig bewegen, bei Übergewicht KG ↓, Nikotinverzicht, Stress ↓, Freiräume schaffen.
PM: Unterscheiden: primäre, sekundäre, idiopathische Sterilität; je nach Ursache informieren über Hormonbehandlung, Op., moderne Reproduktionstechniken.

5.2   Sterilisation der Frau

PM: **Unterscheiden: freiwillige Sterilisation** bei med., genetischen oder sozialen Gründe; Ausnahme: bei >3 Kindern; auf eigenen Wunsch: Frauen >30 J. mit Kindern, Frauen ≥35 J. ohne Kinder. **Zwangssterilisation** unzulässig (Art. 1, 2 GG) → beabsichtigte schwere Körperverletzung. Nicht sterilisiert werden dürfen: Minderjährige, nicht einwilligungsfähige Personen (§ 1631 c BGB, § 1905 BGB). Über **Op.-Arten informieren**; i. d. R. laparoskopisch (Verschluss der Eileiter durch: Clips, verschweißen durch Thermokoagulation, chir. Durchschneiden und separates Vernähen der Eileiter).

5.3   Sterilität beim Mann

A/B: Zeugungsunfähigkeit ≠ erektile Dysfunktion (Impotenz). Ein Mann, der ejakuliert, muss nicht automatisch zeugungsfähig sein, während ein Mann mit erektiler Dysfunktion durchaus zeugungsfähig sein kann (▶ Kap. S7.5.5). Ursache: Wenig gesunde, gut bewegliche Samenzellen.

5.4   Sterilisation beim Mann

A/B: Über Op.-Arten informieren: i. d. R. ambulant in Lokalanästhesie beim Urologen. Vom Samenleiter wird ein Stück entfernt oder der Samenleiter unterbunden. Keine sofortige Zeugungsunfähigkeit! Nachuntersuchungen beim Arzt (!) → Samenzellen im Ejakulat?

5.5   Fertilitätsstörungen

A/B: Heilungen mögl. bei hormonell bedingten Störungen, Entzündungen durch Med., Varikozelen und Verschlüssen der Samenwege durch Op.

MESA (»microsurgical epididymal sperm aspiration«): bei Verschluss der ableitenden Samenwege (→ Samenfäden fehlen im Ejakulat) Entnahme von Spermien in Lokalanästhesie direkt aus Nebenhoden mit feiner Kanüle, gewonnene Menge gering → meist ICSI, um Befruchtung der Eizellen zu gewährleisten.

TESE (»testicular sperm extraction«): keine Spermien im Nebenhoden → Entnahme von Hodengewebe → Aufbereitung → Isolierung von Spermien (sind meist unreif) → durch ICSI oft Befruchtung.

ICSI (intrazytoplasmatische Spermieninjektion): Spermien fehlen völlig im Ejakulat (Azoospermie), Entnahme von Spermien aus Hoden oder Nebenhoden (Zahl zu gering für Insemination oder IVF), Voraussetzung für ICSI: hormonelle Stimulation wie bei IVF, Eizelle wird unter Mikroskop fixiert, 1 Spermium mit sehr feiner Pipette direkt in die Eizelle injiziert, Rücktransfer befruchteter Eizellen in den Uterus.

❶ **Wichtig:** Vor Chemotherapie bei jungen Männern → Spermien einfrieren, auch wenn Kinderwunsch zu der Zeit meist im Hintergrund steht.

S8 Sexualverhalten unwirksam

Grundständige PD

Sexualverhalten unwirksam: Sorge um die eigene Sexualität, verbunden mit einem Wissens- oder Fähigkeitsdefizit

Befindlichkeit/Beschwerden

Verbale Hinweise: Äußert Angst, nach dem Eingriff/der Krankheit »nicht mehr zu können«*, »nichts mehr zu spüren«*, keine Lust zu empfinden*, oder macht keine Äußerungen dazu*

Veränderungen im Verhalten: Unsicher*, lässt den Partner nicht an sich heran*, überempfindlich in Bezug auf sexuelle Bemerkungen*, spricht nicht über das Thema*

Veränderungen des Körpers: Zeichen einer Geschlechtskrankheit*; »zu kleiner, zu großer« Penis*; Genitalverstümmelung*

NANDA-PD, Taxonomie

Sexualverhalten unwirksam NANDA 00065

1   Kriterien der Beobachtung

Partnerverhalten: z. B. bes. intensive Zuneigung der Partner, laute aggressive Äußerungen, ungeeignete oder fehlende Rollenmodelle, fehlende Bezugspersonen → Konflikte bzgl. sexueller Orientierung oder variierender Neigungen, mögl. Schuldgefühle thematisieren. Bei **PA** Häufigkeit von Partnerwechseln berücksichtigen. Bei **Partnerkonflikten** → sinnvoll: Psycho- bzw. Paartherapie.

Sexuelles Rollenverhalten: offene und versteckte sexuelle Anspielungen von Patientenseite, Bemerkungen zu Partnerverhältnis → Gespräch über persönliche Bedeutung von Sexualität → vermeidet Konflikte; sozialer Rückzug oder überdeutliche Präsentation der Geschlechtlichkeit.

Beobachtungstechniken

PA: Situationsangepasst eruieren: sexuelle Probleme, verändertes sexuelles Erleben, Befriedigung. Fragen z. B. an weibl. Patienten:

- Benutzen Sie Verhütungsmittel? Wenn ja, welche, und haben Sie Probleme damit?
- Wann hatten Sie die letzte Menstruation? Haben Sie Menstruationsbeschwerden?
- Sind Sie schwanger?
- Hatten Sie Fehlgeburten?
- Haben Sie Schwierigkeiten, Einschränkungen, Veränderungen bzgl. Ihrer sexuellen Aktivitäten?
- Wechseln Sie häufiger Ihren Partner?

PB: Behutsam vorgehen, Grenzen jederzeit wahren (Menschenwürde, Intimsphäre!) und deutlich eigene setzen. Wichtige Ressource: Fähigkeit, über eigene Sexualität sprechen zu können.

PZ: Patient/Patientin
- erlangt zufriedenstellenden, auf die Funktionsfähigkeit abgestimmten Grad an sexueller Aktivität,
- wendet präventive M. (Kondom) zum Schutz vor Genitalerkrankungen an,
- berichtet nach Beratung über ↑ sexuelle Zufriedenheit, intensiver erlebten Geschlechtsverkehr.

2 Pflegetherapeutisches Konzept

P: Sexuelle Aufklärung, Schamgefühl, Grenzen beachten.

PM: Individuell beraten. Med. im Genitalbereich applizieren, z. B. bei Frauen Vaginalcreme, -zäpfchen/-tabletten; bei Männern: Peniscreme, Schwellkörperautoinjektionstherapie. **Genitalien abspülen:** Vaginalspülung oder Penisbad. **Männliche Genitalien versorgen:** Hodenbank anfertigen, richtig platzieren; Hoden kühlen; Suspensorium anlegen.

A/B: Sexualität und Geschlechtsverkehr mit Anus praeter (▶ S12.2), nach Herzinfarkt (▶ H3.3.1) oder Genital-Op.; bei gestörte sexueller Funktionsfähigkeit oder Unzufriedenheit über Aussehen (z. B. Penis zu klein) → Akzeptanz und Verständnis (durch Partner/in) unterstützen → Gespräche mit Psycho- und Sexualtherapeuten. Kommunikation als »Heilmittel« für normale Sexualität.

3   Lebenssituation Sexualität

3.1   Pubertät und ihre Probleme

A/B: Impulsivität, emotionale Instabilität; Wachstumsschübe → Körper wirkt oft unproportional, ungelenk. ↑Hauttalgproduktion → »Mitesser« (▶ H2.11). Pubertierende brauchen »Reibungsfläche« zur Entwicklung eigener Persönlichkeit. Eltern: reagieren gelassen auf Protest, fungieren als Streitpartner, lassen los, sind trotzdem da und unterstützen → Balanceakt, eigene Ängste überwinden.

3.2   Menstruationsbeschwerden

A/B: Beginnen meist 7–10 d vor Menstruation, verschwinden wenige h nach Einsetzen der Blutung, z. B. Rücken-, Kopfschmerzen, Verdauungsbeschwerden, Gewichtsschwankungen durch Flüssigkeitseinlagerung, Krämpfe im Unterbauch; psychisch (v. a. erhöhte Empfindsamkeit). Ausgeprägte Beschwerden → prämenstruelles Syndrom (PMS).
Gesunde Lebensführung, Sport. Bauchkrämpfe: entspannte positive Grundhaltung, Magnesium, Wärmflasche auf Bauch, Yoga, Massage; sexuelle Aktivität, die zum Orgasmus führt; warmen Bauchwickel mit ätherischen Ölen, v. a. Basilikum, Minze, Rosmarin (▶ Tab. S8.2). Geblähter Bauch: Kümmel-Fenchel-Extrakte bzw. –Tee. Starke Schmerzen: (▶ S3) Analgetika. ❶ Achtung: lange, regelmäßige Einnahme von Azetylsalizylsäure (ASS, Aspirin) vermeiden → blutverdünnend → Blutverlust↑.

3.3   Verhütungsmöglichkeiten/Familienplanung

P: Informieren über Empfängnisbereitschaft: 3 d vor Ovulation am größten; Verhütung. Ungeeignete: Coitus interruptus (Pearl-Index 25), Kalender- oder Knaus-Ogino-Methode (Pearl-Index 20–30).
PM: Verhütungsmöglichkeiten aufzeigen (Wahl beeinflusst durch: Alter beider Partner, Art ihrer Beziehung, Einstellung zum eigenen Körper, Gesundheitszustand, Zuverlässigkeit der Methode). **Natürliche Verhütungsmethoden:** Basaltemperaturmethode, Billings-/Zervixschleimmethode, symptothermale Methode, Kombination: Ovulationstest und Basaltemperaturmethode. **Chemische Mittel:** Zäpfchen, Schaum, Creme, Tbl., Schwämmchen. **Mechanische Verhütungsmethoden:** Kondom, Femidom, Diaphragma,

Portiokappe, Lea contraceptivum, Intrauterinpessar. **Hormonale Verhütungsmethoden:** Antibabypille, Hormonpflaster, Hormonimplantat,
Dreimonatsspritze. **Chirurgische Verhütungsmethoden:** Sterilisation, Ni-
dationshemmer, »Pille danach«, »Spirale danach«.

3.4 Klimakterium

A/B: Beschwerden: u. a. Hitzewallungen, Schlafstörungen, Herzklopfen,
Schwindel, Kopfschmerzen, Reizbarkeit ↑, Müdigkeit. Lebenssituation wan-
delt sich: Kinder werden erwachsen, evtl. Gefühl der Sinnlosigkeit → depressive Verstimmung (»Empty-nest-Syndrom«) oder Erleichterung beim
Auszug der Kinder → größerer Freiraum. Zeit des Wandels: Verlust der Ju-
gend → Trauer. Infragestellen, Suche nach tragfähigen Alternativen → Verunsicherung; »Midlife-Crisis« (▸ A4.3). Werden Sicherheit und Stabilität
zurückgewonnen → beginnt Stadium größerer Reife.

3.5 Homosexualität

A/B: Erotische, sexuelle Ausrichtung auf gleiches Geschlecht (Frauen: les-
bisch, Männern: schwul). Bisexualität: sich sowohl zu Frauen als auch zu
Männern hingezogen fühlen. **Coming out** führt nicht selten zu Konflikten
mit der Umwelt, z. B. Diskriminierungserlebnisse, gewalttätige Übergriffe,
Anfeindungen. Wegen dieser Konsequenzen vermeiden viele Homosexuelle
ein Coming out.

4 Erkrankungen der Hoden und Nebenhoden

P: Hoden regelmäßig selbst abtasten, pflegerische Beobachtung, Vorsorge
beim Facharzt. **Veränderungen:** z. B. berührungsempfindlich, ein Hoden
schmerzlos vergrößert, Blut im Ejakulat, Schweregefühl oder ziehender
Schmerz im Hoden, Flüssigkeitsansammlung im Skrotum, Ausfluss aus Penis, tastbarer Knoten. **Tipp:** Warmes Bad, Dusche → erleichtert Abtasten.

4.1   Hodenfehlbildungen

A/B: Angeboren, meist keine Therapie mögl. Bei Neugeborenen: Untersuchung des Hodens auf Normalanlage. Monorchidie (nur 1 Hoden angelegt), Anorchidie (beide Hoden fehlen → Zeugungsunfähigkeit), Synorchidie (beide Hoden zu einer Substanz verschmolzen).

4.2   Maldescensus testis (Hodenhochstand)

PM: Hodenhochstand bei angezogenen Beinen des Säuglings **ertasten**: Hoden mit Zeigefingerkante der einen Hand sanft von der Leiste her gegen das Skrotum streichen und dort mit der anderen Hand ertasten; **prä-op. M.**, Eltern informieren, aufklären; allg. **post-op. M.**, Wunde beobachten (Blutung, Infektion?), Skrotum mit Hodenbank auf Oberschenkelniveau bringen; evtl. 1–2 d kühlen, evtl. Bettbogen, Frühmobilisation mit Suspensorium oder enger Unterhose.

A/B: Hoden wandern i. d. R. im 7. Schwangerschafts-Mo. ins Skrotum. Unvollständig herab gewanderte Hoden: ein- oder doppelseitig. Bei mind. 75% verschwindet Hodenhochstand im 1. Lj. von selbst, danach eigenständige Herabwanderung unmöglich → Op. (meist ambulant); Schonung für 10 d. ❶ **Wichtig:** Therapie nicht unmittelbar nach 1. Lj. → Unfruchtbarkeit. Als Erwachsener Risiko ↑ für maligne Hodentumoren, Hodentorsion, Leistenbruch.

4.3   Orchitis (Hodenentzündung)

PM: 3–4 d **Bettruhe**, Schmerzsituation einschätzen; Hodenbank, feuchtkalte Umschläge oder intermittierende Auflage von **Kühlelementen** → beruhigen Schmerzen, Entzündungsprozess; ggf. Suspensorium, Med.-Einnahme (hoch dosiert Antibiotika; Antiphlogistika) überwachen.

A/B: Auslöser: meist bakterielle Allg.-Erkrankungen (Typhus, Tuberkulose, Lues); selten Trauma. Häufigste Form: Mumpsorchitis, bei Erwachsenen häufigste Kompl. der Parotitis (in 30% beidseitig).

4.4 Epididymitis (Nebenhodenentzündung)

PM: Antibiotikatherapie überwachen (z. T bis zu 6 Wo.), 3–4 d **Bettruhe** → Nebenhoden ruhigstellen; intermittierende feucht-kalte Umschläge oder **Kühlelemente**, Hodenbank → Schmerzen ↓, Lymphabfluss ↑. Bei Mobilisation Suspensorium oder enge Unterhose.

4.5 Hodentorsion

SM: Drehung des Hodens um seine Längsachse → schnürt Hodendurchblutung ab → **Gefahr**: Nekrose. Op. innerhalb der ersten 6 h → in 90% keine Gefahr für bleibende Hodenschäden (Orchidopexie, ggf. auch nicht verdrehten Hoden fixieren, um Torsion vorzubeugen).
PM: (▶ S8.4.2).

4.6 Bösartige Hodentumoren

P: Regelmäßiges Selbstabtasten. Bei geringem V. a. Größenzunahme eines Hodens: Arzt konsultieren. ❶ **Achtung:** Tumorverdächtig ist jede schmerzlose harte Schwellung des Hodens!
PM: Hodenkrebs wird kaum gesellschaftlich diskutiert bzw. problematisiert → Andeutungen des Patienten wahrnehmen; post-op. nach Semikastration Gespräche anbieten; Partner(in) möglichst einbeziehen; ggf. PM bei Strahlen- und/oder Chemotherapie (▶ A3.3).
A/B: In den ersten 2 J. nach Behandlung alle 3 Mo. **Nachsorgeuntersuchungen** beim Arzt; nach 5–6 J. alle 6 Mo. Seminome: 5-Jahres-Überlebensrate 90%.

5 Erkrankungen des Penis

5.1 Phimose und Paraphimose

P: Bei Kindern lässt sich Vorhaut nicht von Anfang an zurückschieben; dazu anleiten; auf sehr enge Vorhaut achten: Arzt konsultieren (evtl. Hormon- oder Steroidsalbe → keine Erfolg: unter lokaler Betäubung, manuell oder mit Ballondilatator dehnen). Ältere und Patienten mit Sensibilitätsstörungen → ❶ **Gefahr:** Paraphimose (nehmen Schmerz gar nicht /stark verzögert wahr). ❶ **Achtung:** Stets Vorhaut über die Eichel ziehen; z. B. nach Intimtoilette, Legen eines Blasendauerkatheters!

SM: Paraphimose unverzüglich reponieren.

PM: Heilungsdauer nach Zirkumzision (Beschneidung) ca. 2 Wo.–2 Mo. **post-op.:** Wunde beobachten (Nachblutungsgefahr), Penis erhöht positionieren (Gefahr: Schwellung), Druckentlastung im Op.-Bereich, z. B. durch Bettbogen; auf Anordnung Penisbäder, z. B. mit Kamille.

A/B: Nach Zirkumzision kommt Glans ständig mit Unterwäsche in Kontakt → unangenehm für ca. 6 Mo. → verliert Teil ihrer Empfindlichkeit (Haut wird dicker). Bei Frenulumentfernung → weitere empfindliche Stelle. Bei wenig Hautreserve → Penishaut bei Erektion stramm → Spannungsgefühl.

5.2   Balanitis

P: Mangelhafte oder übertriebene Genitalhygiene, Geschlechtsverkehr → **Mikroverletzungen** begünstigen Entzündung der Glans und Vorhaut (Balanoposthitis): regelmäßige, korrekte Genitalhygiene mit zurückgezogener Vorhaut, Säuberung der Furche zw. Glans und Vorhaut.

PM: Lokale Behandlung mit Antibiotika oder Antimykotikum; ggf. systemische Gabe. Bis zur Abheilung **keine Seife**; nur mit lauwarmem Wasser reinigen, ggf. Kamille-Penisbad.

A/B: Anfangs keinen, später geschützten Geschlechtsverkehr bis zur vollständigen Abheilung → vermeidet Keimübertragung auf Partner(in).

5.3   Peniskarzinom

P: Begünstigend: ungenügende Genitalhygiene, häufige Balanitis, Phimose. Beschnittene Männer sehr selten betroffen.

PM: **Prä-op.** Genitalbereich rasieren, Fragen beantworten; **post-op.** Wundsituation beobachten, Befindlichkeit eruieren. Ggf. Patient, evtl. mit Partner(in), über Penisprothesen, Möglichkeiten zur sexuellen Befriedigung beraten.

A/B: Kleines Karzinom im Vorhautbereich: meist Zirkumzision. Ausbreitung: Penisteilamputation (oft nur Penisspitze, normales Urinieren, befriedigender Geschlechtsverkehr mögl.) oder Penisamputation (Penektomie), Einpflanzung neu gebildeter Harnröhre am Damm, Bestrahlung der umgebenden Lymphknoten. Op. beeinträchtigt Körperbild, Selbstwertgefühl, Sexualleben → z.T. Verzicht auf Sex. Betroffener kann lernen, zum Orgasmus zu kommen, indem er oder Partner(in) empfindliche Stellen stimulieren; z. B. Skrotum und umgebende Haut, Narbenbereich, Prostata über dem After.

6   Erkrankungen der Brust

6.1   Mammakarzinom

P: Selbstuntersuchung beider Brüste 1×/Mo. nach Menarche. Mammographie-Vorsorge zw. 50. und 69 Lj. alle 2 J.

Risikofaktoren: zystisch veränderte Brustdrüsenkörper mit schweren Zellveränderungen, Krebserkrankung von Uterus, Ovarien, Darm; Hormonersatztherapie >5 J., Diabetes mellitus, Übergewicht, 1. Regelblutung <12. Lj., Menopause >52. Lj.; Kinderlosigkeit, 1. Schwangerschaft >30. Lj., erbliche Veranlagung.

PM: Prä-op. betroffene Thoraxhälfte, Achsel, Oberarm rasieren; über Prothesenversorgung informieren; Partner auf Wunsch in psychosoziale Begleitung einbeziehen. **Post-op.** Selbstversorgung unterstützen; Frühmobilisation; ggf. PM. bei Chemo- oder Bestrahlungstherapie; Körperbildstörung/-schädigung einschätzen (▸ K4); Sensibilitätsstörung des Arms beobachten; regelmäßige DMS-Kontrolle → Störungen dem Arzt melden. ❶ **Achtung:** Keine manuelle RR-Messung am Arm der Amputationsseite!

Wundversorgung: 1. VW Psyche berücksichtigen, über Heilungsverlauf, Narbenveränderungen, -pflege informieren; Schmerzsituation erfassen. VW anfangs tägl. und b. B., bis Wunde trocken ist. Redon-Drainagen entfernen: nach Mamma-PE am 2. d post-op.; bei Ablatio mammae ≤6. d post-op. (durch Arzt oder Pflegende); Druckverband auf Austrittstellen; Fäden am 10.–16. d ziehen.

Lymphödem vorbeugen: Gefahr bei axillarer Lymphknotenausräumung; Arm der betroffenen Seite liegt in Abduktionsstellung leicht erhöht auf Kissen oder Schiene; post-op. Bewegungsübungen.

Über **Epithesen** informieren, Termin mit Sanitätsfachgeschäft vereinbaren; evtl. zum Übergang Einlegeprothese aus Schaumstoff. **Trauerreaktionen beachten**.

A/B: Op. Tumorentfernung mögl. brusterhaltend, u. U. Mastektomie (Mammaamputation, Ablatio mammae) und wiederherstellende Op. Gute Heilungschance im Anfangsstadium. Regelmäßige Nachkontrollen → noch J. später Rezidive oder Fernmetastasen mögl. **Brustrekonstruktion:** Büstenhalterprothesen; implantierbare Prothesen, mit autologem Gewebe → weitere Narben.

R: Nach Therapie AHB. Haushaltshilfe, Kuren empfehlen; spez. Büstenhalter, Badeanzüge i. d. R. 1×/J. Schwerbehindertenausweis beim Versorgungsamt beantragen. Ggf. Umschulung.

7   Erkrankungen der Tuben und Ovarien

7.1   Adnexitis (Salpingitis; Oophoritis)

P: Begünstigend: IUP, vorausgegangene Op. im Genitalbereich, Fehlgeburt, Wochenbett; Östrogenmangel, Diabetes mellitus; Abwehrschwäche. Sorgfältige Intimpflege, Kondome → **Gefahr** aufsteigender Infektionen ↓.
PM: Strenge **Bettruhe**, Anstrengung vermeiden, kalte Umschläge oder Eisbeutel auf Bauch, leichte Kost, viel Flüssigkeit, sorgfältigen Intimhygiene, Fieber senken, auf Peritonitiszeichen (▶ I2), bei Antibiotikatherapie auf Pilzinfektionen achten.
A/B: **Gefahr:** Eileiterschwangerschaften, Abszessbildung, Sterilität.

7.2   Ovarialtumoren

P: Festgestellte Zysten, Geschwülste an Ovarien bei Überschreiten einer best. Größe entfernen.
PM: Z. T. prä- bzw. post-op. Chemotherapie; prä-op. vor Laparotomie z. T. orthograde Darmspülung (▶ S12); post-op. onkologische PM (▶ A3.3); ggf. Stomapflege (▶ S12).
A/B: AHB; Nachuntersuchungen im 1. und 2. post-op. J. alle 3 Mo.; ≥3. J. alle 6 Mo.; ≥5 J. 1×/J.

8   Erkrankungen des Uterus

P: 1×/J. gynäkologische Untersuchung mit Zervixabstrich.

8.1   Uteruspolypen

PM: **Prä-op** für **Abrasio, Kürettage:** Schamhaare an Labia majora schneiden, MTS. **Post-op:** Urinausscheidung beobachten (erschwert bei liegender Tamponade) → Absprache mit Arzt: neue legen oder entfernen.

Kontrollieren: Schmerzen, Nachblutung (am Op.-d etwa gleiche Blutmenge wie bei Menstruation), Vorlagen. Zur selbstständigen Beobachtung, Wechsel anleiten.

8.2   Uterusmyom

P: Myome kontinuierlich bei regelmäßigen Vorsorgeuntersuchungen überprüfen.

PM: Vaginale oder abdominale Hysterektomie (HE) → unterschiedliche physische, psychische Auswirkungen (vaginale HE: Frauen schneller mobil/selbstständig). **Prä-op.** Rasur vom Bauchnabel abwärts bis zum Anus, Reinigungseinlauf. **Post-op.** Wundversorgung vaginale HE: vaginale Blutungen, Wundgebiet beobachten, Tamponade nach 24 h entfernen; Genitale abspülen. Bei Vaginalplastiken: Beckenbodengymnastik. Abdominale HE: Wundgebiet beobachten, Redon-Drainagen kontrollieren, Zieldrainage je nach Exsudatmenge entfernen; evtl. Eis auflegen; Fäden oder Klammern nach Anordnung entfernen. Äußere Erscheinung pflegen; Bewegung beobachten und mobilisieren; bei vaginaler HE weiches Kissen; Nahrung aufbauen. **Urinausscheidung** beobachten: transurethralen Katheter entfernen bei abdominaler HE: nach 1 d, bei vaginaler HE: nach 2 d, bei Scheidenplastiken: nach 5. d post-op. **Stuhlausscheidung** beobachten: evtl. am 2. d post-op. Laxanzien oral nach Anordnung; am 3. d post-op. Abführen.

A/B: Kein Hinderungsgrund für Schwangerschaft. Gestagentherapie bildet evtl. Myome zurück. Sehr stark ausgeprägte Myome → evtl. Fruchtbarkeit ↓, Schwangerschaftshormone → Wachstum ↑. Nach Klimakterium bilden sich i. d. R. keine neuen Myome mehr; hören auf zu wachsen, bilden sich langsam zurück.

Nach HE: arbeitsunfähig ca. 4–6 Wo.; keine Lasten > 3 kg tragen, nicht schwimmen, keinen Geschlechtsverkehr. Ängste über sexuelles Befinden ansprechen. Mögl. post-op. Veränderungen: Gebärfähigkeit endet unwiderruflich (psychische Auswirkungen), Verlust des uterinen Orgasmusempfindens, z. T. spürbare Verkürzung, trockene Scheide, aber auch Blasenschwäche, Harninkontinenz. Bzgl. Beckenbodengymnastik informieren, anleiten.

8.3   Descensus uteri (Gebärmuttersenkung)

P: Begünstigend: schwacher bindegewebiger Halteapparat, körperliche Anstrengung (schweres Heben, v. a. in ersten 6 Wo. nach Geburt), Übergewicht, rasche Geburtenfolge, schwierige Entbindung. Nach Geburt oder spätem Abort für ca. 6–8 Wo. Beckenboden trainieren.
PM: ▶ Kap. S8.8.2.
A/B: KG ↓→ entlastet Beckenboden: Ernährungsumstellung besprechen, Wiegezeiten vereinbaren. Patientinnen mit Pessar informieren: bei falschem Sitz → Beschwerden, z. B. Schmerzen, Harnstau, Druckulzera mit Blutung und Infektion. **Gesundheitsberatung:** Beckenbodentraining über Mo. → vermeidet oft Op.

8.4   Endometriose

PM: **Prä-op** nach Laparotomie oder Laparoskopie: vom unteren Rippenbogen abwärts einschließl. Mons pubis rasieren; Einmalklistier mit Darmrohr verabreichen; leichte Kost am Vorabend. **Post-op:** auf vaginale Blutungen achten; Wundgebiet beobachten; Pflaster am 1. d post-op. entfernen; Kostaufbau; auf Blähungen achten; ausstrahlende Schmerzen sind normal.
A/B: Bei leichteren Beschwerden: Hormonpräparat mit hohem Gestagenanteil. Ausgeprägte Endometriose → Verklebungen, Schädigungen von Tuben, Ovarien → **Unfruchtbarkeit.** Evtl. mikrochirurgische Wiederherstellung, z. T. künstliche Befruchtung unumgänglich (▶ S7.5.1).

8.5   Zervixkarzinom

P: Mögl. ursächlich: humane Papillomviren (HPV) → regelmäßige Zellabstriche (bei HIV-positiven Frauen 4–10× häufiger abnorme Zellveränderungen als bei HIV-negativen Frauen) → für HIV-infizierte Frauen bes. wichtig. HPV-Impfung für Mädchen (12–17 J.) empfehlen.
Risikofaktor: evtl. Rauchen.
PM: Nach Konisation allg. **post-op. M.**; Tamponade nach 24 h entfernen, je nach Exsudatmenge erneuern (Anordnung); nach Tamponade Vorlagen durch Patientin selbst wechseln. Bei **Wertheim-Meigs-Op.:** prä-op. am Vorabend Reinigungseinlauf oder orthograde Darmspülung (▶ S12); bei geplanter Stomaanlage: Patientin informieren, beraten (ggf. durch Stomatherapeuten). Post-op. evtl. Intensivüberwachung, Beine erhöht positionieren;

später Bewegungsübungen → sonst **Gefahr:** Lymphödem der Beine
(▶ M3.6.2).
R: Nach Wertheim-Meigs-Op.: AHB; Nachuntersuchung: alle 6 Mo; nach
6 J. 1×/J. Kontakt zum Sozialdienst vermitteln → u. a. Schwerbehindertenausweis, Teilberentung, ggf. Erwerbsunfähigkeit.

8.6   Endometriumkarzinom (Korpuskarzinom)

P: **Risikofaktoren:** Übergewicht, Hypertonie, Diabetes mellitus, Unfruchtbarkeit (genereller Beweis für Zusammenhang fehlt). Regelmäßige Vorsorgeuntersuchung, insb. während der Menopause.
PM/R: ▶ Zervixkarzinom (▶ S8.8.5).

9   Erkrankungen von Vulva und Vagina

9.1   Vulvitis und Kolpitis

P: Ausgewogen, faserreich ernähren; Süßigkeiten, Kohlenhydrate vermeiden. Diabetikerinnen achten auf gut eingestellten BZ.
Slip aus Naturfaser tägl. wechseln; tägl. Intimpflege mit klarem Wasser; auf
antiseptische Badezusätze, Vaginalspülungen, Intimsprays, parfümierte Seifen verzichten. Saures Scheidenmilieu fördern: ggf. 1×l/Mo. Joghurttampon
(▶ S8.11.2) oder Döderlein-Bakterien-Kaps. Nach Stuhlgang immer von
vorn nach hinten (in Richtung Anus) säubern. Bei trockener Schleimhaut
beim Geschlechtsverkehr Gleitmittel benutzen. Bei wiederholter Vaginitis
evtl. Partner mitbehandeln; ❶ **Achtung:** Vaginale Entzündung → Risiko ↑
für Geschlechtskrankheit oder HIV-Infektion!
PM: Infektion mit Bakterien: antibiotikahaltige Salben, Cremes, Scheiden-
zäpfchen: Pilzinfektion: Antimykotika. Bei älteren Frauen mit dünner, anfälliger Haut: evtl. nach Abheilung Salbe mit Östrogenen → bessert Haut-
struktur. **Symptome lindern:** Abspülen der Genitale z. B. mit Kamillekon-
zentrat. **Raten:** bis zur Abheilung Verzicht auf Geschlechtsverkehr bzw.
Kondome benutzen! → vermeidet Übertragung. ❶ **Achtung:** Vulvitis kann
sich ausweiten → **Gefahr** Systeminfektion → zügige Therapie! Saures
Scheidenmilieu unterstützen, wiederherstellen (▶ S8.11.2).

10   Geschlechtskrankheiten

P: Über Krankheiten aufklären. »Safer Sex« → beim Geschlechtsverkehr Kondome benutzen, v. a. bei wechselnden Partnern; für Frauen Frauenkondome oder Latextuch, das die Vagina abdeckt.

10.1   Gonorrhoe (Tripper)

P: Vor Geschlechtsverkehr mit neuem Partner Thema ansprechen. Bei Unsicherheit: Kondome! Infizierte Schwangere können Erreger während der Geburt an ihr Kind weitergeben. Bleibt Infektion beim Kind unentdeckt → **Gefahr:** Erblindung. Da Infektion häufig nicht ausgeschlossen werden kann, erhalten Neugeborene betroffener Frauen Augentropfen.
PM: Auf Komplikationen beobachten, Patienten aufklären, nach Antibiotikatherapie saures Scheidenmilieu unterstützen (▶ S8.11.2).
A/B: Übertragung von Gonokokken i.d.R. durch intime Körperkontakte; anonyme Meldepflicht. Nicht therapierte Gonorrhoe → Unfruchtbarkeit bei Männern und Frauen.

10.2   Syphilis (Lues)

P: Bei Schwangeren ggf. Bluttest im Rahmen der Voruntersuchungen. Kondome benutzen!
PM: Antibiotikatherapie überwachen (i.d.R. Penicillin, bei nachweisbarer Allergie oder Resistenz andere, z. B. Tetrazykline, Cephalosporine); zu Therapiebeginn häufige Körpertemp.-Kontrollen; Schocksymptomatik beobachten; über Infektionswege aufklären; zur regelmäßigen Händehygiene anleiten; Patienten isolieren; bei allen PM Handschuhe tragen; Kanülen ohne Stichgefährdung entsorgen; Gespräche, Hilfe anbieten (z. B. Eheberatungsstelle).
A/B: Übertragung i.d.R. durch Intimkontakt, aber auch durch Blutweg. Anonym meldepflichtig. Bei frühzeitiger, ausreichender Behandlung vollständige Ausheilung; Spätschäden meist irreparabel. Frische Infektion kann bei Geburt auf Kind übertragen werden.

11   HIV- und Pilzinfektionen

11.1   Aids (»acquired immuno-deficiency syndrome«)

(► I2.5.9).

11.2   Pilzinfektionen (Mykosen)

P: Hin- und Herwischen vom Anus zum Genitale vermeiden → beugt Schmierinfektionen vor.

Risikofaktoren für pathologische Vermehrung der Pilze: unsachgemäße Genitalhygiene, allg. Abwehrschwäche, Diabetes mellitus, Hormonstörungen, -umstellungen (Schwangerschaft, Klimakterium), Antibiotikatherapie. Infektionsübertragung durch sexuelle Kontakte und peripartal.

PM: Meist verursacht durch Candida albicans; **Joghurttampons** unterstützen bzw. regenerieren saures Scheidenmilieu; Tampon kurz in Joghurt mit rechtsdrehenden Milchsäurebakterien tränken, mit sauberen Händen in Vagina einführen, ca. 2 h belassen, mehrfach tägl. über 3–4 d wiederholen; keine Besserung → Arzt aufsuchen.

Über sorgfältige hygienische Intimpflege aufklären, ggf. anleiten; Baumwollslips tragen, während der Infektion mindestens 1×/d wechseln, bei 90° waschen; Luft an die Intimregion lassen, feuchtes Hautmilieu vermeiden.

S9 Sinneswahrnehmungen beeinträchtigt

Grundständige PD

Sinneswahrnehmungen verändert: Verminderte oder fehlende Fähigkeit, sensorische Reize zu empfangen und zu interpretieren oder auf diese zu reagieren

Kennzeichen

Verbale Hinweise: Äußert eingeschränkte, sich verschlechternde Sinnesorganfunktionen: »Meine Augen lassen auch nach«*, »Das Essen schmeckt immer gleich«*, »Ich höre nicht mehr so gut«*; fragt häufig bei Gesprächen nach: »Habe nicht verstanden«*; äußert, gewisse Körperteile nicht zu spüren, Angstgefühl*

Veränderungen im Verhalten: Unsicher bei körperlicher Bewegung*, lautes Fernsehen, Radiohören*, Benutzen von Lese- und/oder Hörhilfe, desorientiert in Verbindung mit dem Erkennen von Personen, Zeit und Ort

Veränderungen des Körpers: Altersbedingtes Nachlassen der Sinneswahrnehmung*, Fehlstellung der Augäpfel bedingt durch Blindheit*; Alterserscheinung der Augen*: »Greisenbogen«, d. h. grauweiße schmale, ringförmige Trübung der Hornhaut*; matte, trübe, stumpfe Augen*; getrübter, z. T. blauroter Linsenkern durch Altersstar*

NANDA-PD, Taxonomie

Wahrnehmungsstörung NANDA 00122

Spezifizieren: auditiv, gustatorisch, kinästhetisch, olfaktorisch, haptisch, optisch

1   Kriterien der Beobachtung

Veränderte Wahrnehmung, Fehlsichtigkeiten (Ametropie): Weit-, Altersweit- und Kurzsichtigkeit; physiologisch abweichende Blickrichtung; kindlich erworbene Sehschwäche, Schielen, Aphakie, Stabsichtigkeit, Nachtblindheit, Farbfehlsichtigkeit. **Sehstörungen:** brechendes Auge, Gesichtsfeldausfälle und Sehen von Schatten, verzerrtes Sehen, Doppelsehen, Störungen des Farbensehens, Nachtblindheit, Verlust eines Auges, plötzlich erblindetes Auge.

Augenveränderungen: Augenfärbungen, -schmerzen, -kopfschmerzen, Druckschmerz bei Gerstenkorn, Entzündung, akutes Glaukom, Augenlidschwellung, Brillenhämatom, Augenblutungen durch Verletzung, eitriger Ausfluss, Hautveränderungen durch Tumoren oder Zoster ophthalmicus, klaffende Lidspalte bei Fazialislähmung, herabhängendes Oberlid (Ptosis), Nystagmus, Pupillenveränderungen, Miosis.

Akustisch: Schallempfindungsstörung, Innenohr- Schallleitungs-, Schallempfindungsschwerhörigkeit, Hörsturz, Hörtrauma, Gehörlosigkeit, Ohrenschmerzen, Hyposmie/Anosmie, Parosmie, Epistaxis.

Gustatorisch: Hypogeusie, Ageusie, Parageusie. **Haptisch:** gestörte Berührungsempfindlichkeit. **Vestibulär:** (Dreh)Schwindel, Lageschwindel.

Beobachtungstechniken

PA: Patienten, Angehörige befragen. Durch beobachten Rückschlüsse ziehen, Sinnesorgane prüfen.

- Ist Ihre Sehkraft eingeschränkt? Wie lange besteht die Einschränkung schon? Benutzen Sie ein Hilfsmittel? Sind Sie wg. der eingeschränkten Sehkraft in augenärztlicher Behandlung?
- Jucken oder schmerzen Ihre Augen? Sind die Augen lichtempfindlich? Sind sie verklebt, bes. morgens? Tritt Augenzittern auf? Wie oft, in welchen Situationen?
- Ist Ihr Gehör eingeschränkt? Hören Sie eher hohe oder tiefe Töne nicht? Ist das re. oder li. Ohr betroffen? Haben Sie Ohrenschmerzen, ein Ohrgeräusch? Benutzen Sie ein Hörgerät?
- Haben Sie Probleme, Formen zu ertasten?
- Können Sie süß, sauer, salzig, bitter schmecken, oder haben Sie dabei Probleme?
- Können Sie alles riechen, oder riechen Sie nur starke oder best. Gerüche? Seit wann haben Sie Probleme mit Ihrem Geruchssinn? Haben Sie öfter Nasenbluten?
- Haben Sie Schwindelgefühle? Wann tritt es auf (bei Bewegung, best. Bewegungen, nur in Ruhe)?

PB: **Sinnesorgane inspizieren, prüfen. Augen:** trockne Hornhaut, licht-empfindlich, Rötung, gelbe Skleren, Schwellungen, verfärbte Augenlider und der Umgebung, Nystagmus, veränderte Pupillengröße, -reaktion. **Ohren:** äußere Ohrverletzungen, Veränderungen der Haut am Ohr, Rötung und Schwellung eines Ohrs, Fremdkörper im Gehörgang (bes. Kinder). **Nase:** Verletzungen oder deren Folgen, ↑ Sekretbildung (→ Trink-, Schluckschwierigkeiten bei Kinder). **Mund:** Schleimhaut inspizieren. **Gleichgewicht-/Tastsinn:** Gang, Gleichgewicht prüfen; Gegenstände ertasten lassen.

PZ: Der Patient
- tritt trotz veränderter Sinneswahrnehmung sicher in der Gesellschaft auf,
- kennt die Ursache, nimmt Hilfsmittel in Anspruch und geht richtig damit um.

2   Pflegetherapeutisches Konzept

P: Vorsorgeuntersuchungen für Kinder (U 1–U 10). Mit Kindern, Jugend-lichen über Verletzungsgefahren der Sinnesorgane sprechen, z. B. **Gehör:** Schädigung ab 85 dB (Spielzeugpistolen).
Augen vor Verletzungen schützen (Sonnenbrille: bes. am Wasser, im Hoch-gebirge). **Geruchs- , Geschmackssinn:** Aufklären über Drogen, andere Chemikalien zum Schnüffeln und Rauchen. Bei Körperpflege Infektionen der Sinnesorgane vermeiden. Arbeitsschutzbestimmungen einhalten. Auf-fälligkeiten der Sinnesorgane → frühzeitig Arzt konsultieren.
PM: **Sinne stimulieren,** anregen (bes. bei bettlägerigen Patienten), z. B. durch Basale Stimulation. **Kommunikationshilfen anbieten, erklären,** z. B. Brille, Haftschalen, Kontaktlinsen auswählen; Hörhilfen. **Augen, Ohren, Nase behandeln** (▶ Tab. S9.4). **Sicherheits-M.:** z. B. Umfeldveränderung.
A/B: Blinde, Sehbehinderte direkt ansprechen → erleichtert Orientierung, Identifizierung von Personen. Hörgeschädigte: nur auf der Seite zum »guten Ohr« sprechen, Hilfsmittel benutzen, z. B. Gebärdensprache oder Schreib-materialien. Riech-/Geschmacksstörungen: Appetit anregen.
Gesundheitsberatung: Abschwellende Nasentropfen max. für 1 Wo. → sonst Gefahr: Gewöhnungseffekt; Nasenschleimhaut trocknet aus, atro-phiert → Nasenbluten.

3   Lebenssituation

3.1   Blindheit (Amaurose)

P: Vorschriften zur Verhütung von Erblindung, z. B. Beleuchtung und Sicherheits-M. am Arbeitsplatz. **Tipps:** Deutsches Komitee zur Verhütung von Blindheit e. V.

PM: Sicherheits-M. vornehmen; **unbefangen begegnen**; **Räumlichkeiten erklären**, abtasten lassen; beim Betreten, Verlassen des Raums ansprechen; über Art, Platzierung von Essen, Getränken, Med. informieren; M. im Zimmer, am Bett, am Patienten kommentieren; zu Untersuchungen begleiten, den Weg weisen; zum Hinsetzen ggf. Hand des Blinden auf Sitzfläche führen → macht Abstand bewusst.

A/B: Über Blinden-/Pflegegeld, Sozialhilfe, Schwerbehindertenausweis informieren durch Sozialarbeiter.

Mobilitätsschulungen: Orientierung, Mobilität müssen neu erlernt werden → aktive Teilnahme am gesellschaftlichen Leben, im Straßenverkehr: Blindenhund; Umgebung abtasten durch Hände und/oder weißen Langstock; gelbe Armbinde mit 3 schwarzen Punkten tragen. Zeitungen, Zeitschriften auf Hörkassetten; Lesen durch Braille-Blindenschrift; elektronische Lesegeräte → Ein- und Ausgabe gedruckter oder maschinengeschriebener Informationen als Sprache, Braille-Schrift oder Kombination. Computer, die Punktschrift abtastbar machen oder Ergebnisse sprechen können.

3.2   Gehörlosigkeit

P: Untersuchung aller Neugeborenen und im Rahmen der Vorsorgeuntersuchungen für Kinder.

3.3   Geschmacksstörung

P: Intensive Stimulation von Geschmacksknospen und Geruchssinn.

4   Augenerkrankungen

4.1   Gerstenkorn (Hordeolum)

P: Hände waschen vor jeder Augenpflege; Wischrichtung stets von außen nach innen.
PM: Behandeln n. Anordnung. 🛑 **Achtung:** keine feuchten Umschläge, Verbände → **Gefahr:** Bakterien ↑.

4.2   Hagelkorn (Chalazion)

PM: Post-op. überwachen (Sehstörungen, Schmerzen, Fieber); Salbe n. Anordnung.

4.3   Hasenauge (Lagophthalmus)

PM: Uhrglasverband anlegen; Tränenersatztropfen, ggf. Bepanthenaugensalbe zur Befeuchtung.

4.4   Konjunktivitis

P: Allergene vermeiden; Augen schützen (vor Sonne, Staub etc.); vor der Augenpflege Hände waschen (Wischrichtung von außen nach innen).
PM: Infektionsausbreitung verhindern → **strenge** Einhaltung persönlicher **Hygiene-M.** (Händewaschen; kein Händeschütteln, gemeinsame Handtücher), bes. bei Viruskonjunktivitis durch Adenoviren.

4.5   Keratitis/Korneitis

P: Hygiene-M. einhalten bei Umgang mit Kontaktlinsen und Augenpflege.

4.6   Hornhauterosion

P: Umgang mit Kontaktlinsen nur mit kurz geschnittenen Fingernägeln. Bei Schweißarbeiten Schutzbrille, bei Aufenthalten im Hochgebirge Sonnenbrille, ggf. Gletscherbrille, tragen.
PM: Schmerzen prüfen, evtl. Hilfe bei Selbstversorgung; VW n. Anordnung.

4.7   Katarakt (grauer Star)

P: Diabetiker aufklären über ihre Erkrankung, mögl. Folgen. Dauer-Kortisontherapien vermeiden.
PM: Grauer Star: Sicht bei schwachem Licht besser → evtl. Zimmer leicht abdunkeln, Sonnenbrille. Kortisonhaltige Tropfen n. Anordnung; post-op. überwachen (Vitalzeichen, Blutungen, Schmerzen).

4.8   Glaukom (grüner Star)

P: Regelmäßige augenärztliche Vorsorgeuntersuchung (Augeninnendruckmessung, Pupillenspiegelung) bei Risikopatienten mit niedrigem Blutdruck (→ Mangeldurchblutung des Auges), kardiovaskulären Vorerkrankungen, Alter >40 J., Kurzsichtigkeit über –5 dpt, Glaukom bei Blutsverwandten 1. Grades und Glaukomschäden am anderen Auge.
SM: ❶ Achtung: Akuter Glaukomanfall: sofort zum Augenarzt → Schmerzmittelgabe, Injektion von Karboanhydrasehemmern → Erblindung verhindern.
A/B: Informieren über exakte Instillation der Augentropfen (sonst Augendruck ↑) und Notwendigkeit von Kontrolluntersuchungen beim Augenarzt.

4.9   Glaskörpererkrankungen

PM: Evtl. Leseverbot bis zur Abheilung

4.10   Netzhautablösung (Ablatio, Amotio retinae)

P: Diabetiker achten auf exakte Diabeteseinstellung (sonst: diabetische Retinopathie).

SM: Sofortige Untersuchung durch Augenarzt.

PM: Komplizierte Netzhautablösung: evtl. Bettruhe; post-op. überwachen, ggf. bei Selbstversorgung helfen.

A/B: Post-op. in ersten d nicht lesen, während ersten 2–3 Wo. Anstrengung vermeiden.

5   Fehlsichtigkeiten

5.1   Kurzsichtigkeit (Myopie)

PM: Sehhilfen für Betroffene stets gut erreichbar platzieren. Nach Augenlaserung: überwachen (Schmerzen, Verschlechterung der Sehschärfe?), Augensalben, Tropfen n. Anordnung verabreichen, bei kortisonhaltigen Tropfen ↑ Augeninnendruck achten.

5.2   Weitsichtigkeit (Hyperopie, Hypermetropie; auch Übersichtigkeit)

PM: ▶ Kap. S9.2.

5.3   Alterssichtigkeit (Presbyopie)

PM: ▶ Kap. S9.2

5.4   Stabsichtigkeit (Astigmatismus, auch Zerrsichtigkeit)

PM: ▶ Kap. S9.2

5.5   Schielen (Strabismus)

PM: ▶ Kap. S9.2

6   Verletzungen des Auges

6.1   Kontusion und Perforation

P: Sicherheitsgurte im Auto; ggf. Schutzbrillen bei der Arbeit; keine spitzen Gegenständen für Kinder.
SM: Bei allen Augenverletzungen: sofort zum Augenarzt bringen.
PM: ► Kap. S9.2

6.2   Verätzungen

P: Einhalten: Arbeitsvorschriften für Umgang mit Säuren, Laugen; Herstellerangaben zu Putz-/Spülmitteln.
SM: Mit viel Flüssigkeit **spülen** (Wasser oder Pufferlösung, ersatzweise Sprudel, Bier) → Lider durch 2. Person offenhalten. Notarzt rufen (in Augenklinik bringen) → Lokalanästhetikum eintropfen (beseitigt reflektorischen Lidkrampf). Erneut spülen, Schadstoffe aus Bindehautsack mit feuchten Watteträgern entfernen.
PM: Augen spülen, systemische und lokale Med. (ggf. Lokalanästhetika) n. Anordnung; auf Schmerzen, Sehstörungen, Infektionszeichen achten; bei Sehbehinderung Hilfe bei Selbstversorgung.

6.3   Verbrennungen

P: Augen vor Sonne schützen (bes. im Hochgebirge, am Wasser). Kinder spielen nie unbeaufsichtigt mit Feuer. Keinen Spiritus zum Anzünden eines Grills. Sicherheitsabstand zu spritzendem Fett.
SM: Ausgiebig mit kaltem Wasser **spülen**, beide Augen mit sterilem Augenverband abdecken (ohne Druck auf Augapfel), Notarzt benachrichtigen.
PM: ► Kap. S9.6.2.

7   Augentumoren

7.1   Gutartige und bösartige Tumoren

P: Retinoblastom wird dominant vererbt: Betroffene Familien lassen ihre Kinder frühzeitig untersuchen; regelmäßige Kontrollen.

PM: Nach Entfernung eines Auges oder eines Teils davon → Gespräche; **post-op.** Vitalzeichen, Blutung, Schmerzen überwachen, Hilfe bei Selbstversorgung, regelmäßig VW, Augentropfen/-salben nach Anordnung. Umgang mit Glasauge üben → Patienten und Angehörige anleiten.

8   Ohrerkrankungen

8.1   Abstehende Ohrmuscheln (Apostasis otum)

PM: Post-op. Vitalzeichen, Blutung, Schmerzen überwachen; VW n. Anordnung.

8.2   Perichondritis der Ohrmuschel

PM: Ohrmuschel, Gehörgang mit Hautdesinfektionsmittel reinigen; kühlende Umschläge → schmerzlindernd, abschwellend.

8.3   Otitis externa

P: Gehörgang reinigt sich durch Ohrschmalz. Wattestäbchen nur für Ohrmuschel, Gehörgangeingang benutzen. Kleine Kinder beim Spielen beaufsichtigen (stecken sich gerne Perlen etc. ins Ohr).

8.4   Otitis media acuta

P: Patienten halten sich von Zigarettenrauch fern (verzögert anscheinend die Abheilung). Bei Säuglingen Schnullergebrauch minimieren.

PM: Med. nach Anordnung; kontrollieren: Schmerzen, Fieber, Hörfähigkeit.

A/B: Keine Ohrentropfen, keine Watte im äußeren Gehörgang → sonst feuchte Kammer (infektionsbegünstigend).

8.5   Otitis media chronica

PM: ► Kap. S9.8.4. ⚠ **Vorsicht:** Kein Wasser im Gehörgang!
A/B: Patienten, Angehörige darauf hinweisen, Gehörgang auch in Zukunft
trocken zu halten (z. B. Baden mit Wattepfropf, Ohrstöpsel, Badekappe).

8.6   Cholesteatom (Perlgeschwulst)

P: Rechtzeitiges Erkennen, Beseitigen der Belüftungsstörung.
PM: ► Kap. S9.8.4.

8.7   Hörsturz

PM: Med. n. Anordnung; für Ruhe sorgen, zur Entspannung anleiten, ggf.
bei zu viel Stress zu Milieuwechsel (z. B. Stellenwechsel) raten.

8.8   Presbyakusis

PM: M. im Umgang mit Schwerhörigen, ggf. Patienten im Umgang mit Hörgerät anleiten, Teilnahme am gesellschaftlichen Leben unterstützen.

8.9   Fazialislähmung (otogen bedingt)

PM: ► Kap. S9.8.4.

9   Ohrtumoren

9.1   Gutartige und bösartige Tumoren der Ohrmuschel

P: Sonnenschutz beugt Melanomentstehung vor.
PM: Peri-op. PM; ggf. Pflege bei Bestrahlungen; bei der Diagnose »Krebs«
evtl. psychologische Betreuung hinzuziehen.

9.2   Akustikusneurinom (Vestibularisschwannom)

PM: ▶ Kap. S9.2

10   Erkrankungen der Nase

10.1   Nasenfurunkel

PM: Bettruhe; Breikost (Oberlippe ruhigstellen); alkoholhaltige Umschlägen → schnelle Demarkierung, Abstoßung des Pfropfs; Antibiotika n. Anordnung; auf Komplikationen achten (Thrombophlebitis, Meningitis).
A/B: Informieren, dass Manipulationen am Furunkel zur Keimverschleppung bis ins Gehirn führen können. ❶ **Achtung:** Niemals Furunkel ausdrücken → **Gefahr:** Thrombophlebitis oder Meningitis.

10.2   Nasenbein- und Nasenbeinpyramidenfraktur

PM: Oberkörper leicht erhöht positionieren (↓Schwellung); post-op. Blutungen, Schmerzen, Vitalzeichen überwachen.
A/B: Bei Fehlstellung nicht schnäuzen! Tetanusschutz prüfen; ggf. auffrischen lassen!

10.3   Rhinitis

P: Lokale Unterkühlung → Anfälligkeit des Körpers für Erreger ↓. Med. bedingte Rhinitis: Langzeitgebrauch von abschwellenden Nasentropfen vermeiden.
PM: Kamilledampfinhalationen, Rotlicht, erhöhte Flüssigkeitszufuhr, ggf. 1–2 d körperlich schonen.

10.4   Polyposis nasi (Nasenpolypen)

PM: ▶ Kap. S9.10.2

10.5   Epistaxis (Nasenbluten)

P: Häufiges Nasenbluten: auf Manipulationen an Nase verzichten, vorsichtig schnäuzen.
SM: ► Kap. S9.2.
PM: Nasenbluten stillen ► Kap. S9.2; peri-op. PM.

11   Fehlbildungen der Nase

11.1   Spaltbildung und Fisteln

PM: ► Kap. S9.2

11.2   Choanalatresie

SM: Intubation oder Sicherung der Atmung mit Guedel-Tubus; Sondenernährung.
PM: Intubation, Op. eines Säuglings und Aufenthalt auf Intensivstation für Eltern beängstigend → Eltern in PM, Therapie einbeziehen; peri-op. PM; Sondenkost zubereiten, verabreichen.

11.3   Septumdeviation

PM: Peri-op. PM, leicht erhöhte Positionierung des Oberkörpers. Nach Entfernen der Tamponade Nasenschleimhaut über mehrere Wo. mit Nasensalbenöl und Spülung mit NaCl 0,9% bzw. Absaugen von Sekret und Borken pflegen → Betroffene anleiten.

12   Erkrankungen der Nasennebenhöhle und des Nasen-Rachen-Raums

12.1   Sinusitis

PM: Rotlicht; Inhalieren, z. B. mit Kamille, Salbei; Nasentropfen → verhindert Sekret; viel trinken (ca. 2 l/d) → verflüssigt Sekret; Nase mit Nasendusche und Salzlösung spülen → verbessert Sekretabfluss.
A/B: Physiologische Kochsalz-Lösung selbst herstellen: 1 TL Speisesalz auf 1 l Wasser.

12.2 Adenoide (Rachenmandelpolypen)

PM: ▶ Kap. S9.2

13 Nasen- und häufige Gesichtstumoren

13.1 Rhinophym (»Pfundnase«, »Kartoffelnase«)

PM: ▶ Kap. S9.2

13.2 Basalzellenkarzinom (Basaliom)

PM: ▶ Kap. S9.2

13.3 Plattenepithelkarzinom (spinozelluläres Karzinom)

PM: Peri-op. PM, Gesundungsprozess beobachten, PM bei Bestrahlung.
Op. und Bestrahlung des Gesichts → psychische Belastung → Zeit für Gespräche, Trost und Zuspruch einplanen.

13.4 Papillom

PM: ▶ Kap. S9.13.3. Nasenplastik: Patient erlebt und leidet an verändertem
Körperbild → motivieren, trotzdem am gesellschaftlichen Leben teilzunehmen.

S10 Sozialverhalten beeinträchtigt

Grundständige PD

Sozialverhalten beeinträchtigt*: Fehlender, ungenügender, übermäßiger oder unwirksamer sozialer Austausch und/oder soziale Isolation*
Risikofaktoren/Vereinsamungsgefahr: Autismus*, psychische oder chron. Erkrankungen, Fettleibigkeit*, körperliche und geistige Einschränkungen (Behinderungen), Ausscheiden aus dem Arbeitsleben*, Verlustsituationen* (z. B. Tod des Lebenspartners), Wechsel in einen anderen Kulturkreis*, behandlungsbedingte Isolation (z. B. Chemotherapie, infektiöse Erkrankungen), Gefängnisinsassen*, Kommunikationsbarriere (z. B. Sprachlose)

Kennzeichen

Verbale Hinweise: »Ich komme gar nicht mehr raus*«, »Gerne würde ich mal wieder etwas anderes sehen, aber allein schaffe ich ja nichts mehr*«; »Die nehmen mich nicht für voll*«; äußert Gefühle von Ablehnung, Missbehagen*, Ausgeschlossenheit, Einsamkeit bei sozialen Kontakten; beeinträchtigte Sprachfähigkeit, z. B. stottert, lispelt, unterhält sich sehr leise oder auffallend laut; lacht laut, spricht nur von sich*
Veränderungen im Verhalten: Zieht sich zurück, steht abseits*, schüchtern*, kein Augenkontakt, unauffällige Kleidung*, ungeschminkt*, spricht niemanden oder jeden an*, distanzlos*, gestikuliert übermäßig*, muss im Mittelpunkt stehen*; auffällige, modische Kleidung*, stark geschminkt*
Veränderungen des Körpers: Wird bei Ansprache rot im Gesicht*, bekommt »hektische Flecken*«, beeinträchtigende körperliche oder geistige Behinderung*, eingezogener Kopf*, hängende Schultern* (macht sich klein, um nicht aufzufallen) oder hocherhobener Kopf*, aufrechter Gang* (macht sich groß, um aufzufallen)

NANDA-PD, Taxonomie

Soziale Interaktion, beeinträchtigt NANDA 00052
Soziale Isolation NANDA 00053
Vereinsamungsgefahr NANDA 00054

1   Kriterien der Beobachtung

Abweichungen vom »normalen« Sozialverhalten (SV): **begrenztes** SV bedingt durch Krankheiten, Behinderung; Einsamkeit durch Krankheit, Alter (Immobilität); **aggressives** SV (z. B. durch Demenz, psychische Störungen); **distanzloses** SV (ohne Hemmungen in jedes Gespräch einmischen, andere, auch Fremde, berühren); **Isolation** (absondern, abkapseln); **Dissozialität** (Missachtung von Regeln im sozialen Zusammenleben); Persönlichkeitsstörungen.

Beobachtungstechnik

PA: Sich ein erstes Bild machen:

- Wie fühlen Sie sich in der jetzigen Situation?
- Haben Sie Freunde oder Verwandte, die Sie unterstützen? Wenn ja, wie sieht die Hilfe aus?
- Finden Sie leicht Kontakt zu anderen?
- Wie sieht Ihr Tagesablauf aus?
- Fühlen Sie sich einsam?
- Können Sie auch mal nein sagen oder sind Sie immer und andauernd für jeden da?
- Fällt es Ihnen schwer, sich zu beschweren?
- Fühlen Sie sich oft missverstanden?
- Fühlen Sie sich durch andere gestört (z. B. Mitpatienten, Besuch)?

PB: **Beobachten:** Sprache bzw. Sprechweise, Körpersprache, Aussehen, Verhalten. **Komplettierende Gespräche** führen: Biografiearbeit.
PZ: Der Patient
- kennt verschiedene Möglichkeiten, soziale Kontakte zu fördern,
- kann seine Defizite beschreiben, nimmt Hilfe an,
- fasst Vertrauen und spricht offen mit seinen Bezugspersonen,
- erarbeitet gemeinsam mit anderen Personen Lösungsstrategien.

2   Pflegetherapeutisches Konzept

P: **Kindern** geeignetes Verhalten lehren, bei gewollten Verhaltensabweichungen Argumentationshilfen geben. Kinder (v. a. Einzelkinder) sollten lernen, Kontakte zu knüpfen, zu pflegen. **Erwachsene** achten auf Sozialleben, Freundeskreis.

PM: **Zwischenmenschliche Kontakte fördern. Sozialverhaltenstraining. Wertschätzung vermitteln. Kommunizieren, aktiv zuhören. Positives Feedback geben.**

A/B: Angehörige umfassend über Beeinträchtigung informieren. Psychische Grunderkrankung: Betroffener muss wg. Schweigepflicht **Einverständnis** zur **Informationsweitergabe** geben. Betroffene, die ihr Verhalten ändern wollen (sollen), benötigen von Angehörigen Unterstützung: **ungewöhnliches Verhalten nicht verstecken** oder decken; Selbstbewusstsein, Rückgrat stärken.

3   Lebenssituation

3.1   Einsamkeit und soziale Isolation

P: Kontakte in jeder Altersstufe knüpfen, pflegen. KH und PH bieten Umfeld, in dem sich soziale Kontakte knüpfen lassen und auch Außenstehende sich wohl fühlen.

PM: **Begünstigende Faktoren ermitteln,** z. B. Immobilität, Schwerhörigkeit, mangelnde Sprachkenntnis, Verlust eines Partners/Elternteils. Realität prüfen (Vergleich Empfinden – Realität).

Tagesablauf terminieren, Selbstbewusstsein, -wertgefühl **fördern:** z. B. Fähigkeiten unterstützen zu erlernen, die Wohlbefinden positiv beeinflussen; ermutigen ggf. Kurse zu besuchen (sicheres Auftreten, Rhetorik); an Programmen beteiligen, die helfen, die Isolation zu überwinden. Einsamkeit bzw. soziale Isolation mildern, z.B. ruhiger Raum (Erholung), stimulierende Umgebung.

A/B: Einsamkeit überwinden: **etwas unternehmen.** Dort hin gehen, wo Menschen mit ähnl. Interessen sind, z. B. Volkshochschule, Selbsthilfegruppen, Vereine. Vermitteln: ehrenamtliche Tätigkeiten, Kontakte → Gefühl, etwas Sinnvolles zu tun. Alte Freund-, Bekanntschaften aufleben lassen.

4   Psychischer Hospitalismus (Deprivationssyndrom)

P: Körperliche, seelische Zuwendung für regelrechte Entwicklung und Wohlbefinden. Risikogruppen oder -faktoren erkennen. Persönliche Atmosphäre in KH, PH → fördert psychisches, physisches Wohlbefinden, z. B. wohnliche Atmosphäre, Patienten aktiv an der Behandlung beteiligen.

SM: Totalen **Rückzug, Aggressivität abfangen** indem kleine Anzeichen von bedrohlichen Situationen oder Erregungszuständen erkannt werden. Mitpatienten, Besucher aus Gefahrenzone bringen; Betroffenen beruhigen: ruhige Ansprache, spannungsfreie Atmosphäre (nicht zu viele Beteiligte), Angebote zur Ablenkung oder zum Abreagieren (Deeskalation).

PM: Beziehungen im sozialen Netz des Betroffenen, auslösende Faktoren eruieren. Mit Betroffenen vorsichtig, einfühlsam, ruhig umgehen. **Grundregeln:** Geduld haben, Ablehnung nicht persönlich nehmen. Zeit nehmen, echtes Interesse zeigen. Freundliche, aufgeschlossene Begegnungen → Vertrauensaufbau. Schutz, Geborgenheit vermitteln → Sicherheitsgefühl aufbauen.

Betroffenen häufig ansprechen → aus »seiner Welt« holen (aber auch: Rückzugsmöglichkeiten, Ruhepunkte bieten). Ermuntern, über Ängste, Probleme zu sprechen, um auslösendes Moment aufzuspüren. Positive Rückmeldungen geben, wenn Betroffener Kontakt zulässt → spornt an es nochmals zu tun. Besuche, Kontakte zur Außenwelt fördern, (Rück-) Führung in normales Leben.

Stets genau erklären: was man tut, was verlangt wird. Körperliche Berührung, Zärtlichkeit geben (z. B. Kind in den Arm nehmen, Erwachsene über den Arm streicheln, Rückenmassage anbieten). ❶ **Achtung:** Zärtlichkeit, Nähe, Berührung nicht überstülpen → löst evtl. weitere Entfremdung aus.

S11 Stillen beeinträchtigt/ Stillen erfolgreich

Grundständige PD

Stillen beeinträchtigt*: Unwirksames oder nicht mögliches Stillen, verbunden mit Unzufriedenheit bei Mutter und Kind*

Stillen erfolgreich (Gesundheitsdiagnose): Fähigkeit zum Stillen, verbunden mit Zufriedenheit von Mutter und Kind

Befindlichkeit/Beschwerden

Verbale Hinweise:

Mutter: »Ich habe das Gefühl, das Kind wird nicht satt*«, »Ich kann das nicht*«, »Ich will das nicht*«, äußert Schmerzen beim Stillen*

Kind: Schreit, weint während oder nach dem Stillen*

Veränderungen im Verhalten:

Mutter: Unsicher*, traurig*, ungeduldig*, desinteressiert*, resigniert*

Kind: Krümmt sich, sträubt sich gegen das Anlegen, ist unruhig, weint häufig*, schläft nur für kurze Zeit*

Veränderungen des Körpers:

Mutter: Brustentzündung, verstopfte Brustdrüsen*, wunde Brustwarzen, Milchstau, mangelnde Milchproduktion, Suchtsymptomatik*

Kind: Übermäßige Gewichtsab- oder -zunahme*, konzentrierter Urin*, wenig Urin- bzw. Stuhlproduktion*, Lippen-Gaumen-Spalte*, Frühgeburt

Stillen, erfolgreich (Gesundheitsdiagnose)

Mutter: Wünscht zu stillen, beherrscht Anlegen des Säuglings, freut sich

Kind: Regelmäßiges, kontinuierliches Saugen an der Brust 8–10× in 24 h, nimmt im Vergleich zum Alter angemessen an Gewicht zu, hat weichen Stuhl*, unkonzentrierten Urin und mehr als 6 nasse Windeln in 24 h*, weint selten*, ist zufrieden*

NANDA-PD, Taxonomie

Stillen unwirksam NANDA 00104

Stillen unterbrochen NANDA 00105

Stillen erfolgreich (Gesundheitsdiagnose) NANDA 00106

1   Kriterien der Beobachtung

Veränderungen der werdenden Mutter: Übelkeit und Erbrechen, Uterusgewicht ↑, Vagina livide, vermehrte Sekretbildung, Brust stärker durchblutet, ↑ Atemfrequenz , ↑ intravaskuläres Volumen um ca. 35% → HMV ↑, V.-cava-Kompressionssyndrom → ggf. Schocksymptomatik, RR verändert, z. T. orthostatische Hypotonie, ↑ glomeruläre Filtrationsrate um 30–40%. Leber verändert; Fibrinogen, Transferrin, Bilirubin, Cholesterin ↑. Magenpylorus wird lockerer → Refluxneigung. Obstipation; Gewicht ↑ (z. B. 9–18 kg).
❶ **Achtung:** plötzlich ↑ KG → Hinweis auf Ödembildung → abklären! Skelettsystem: Sehnen, Bänder, Gelenke werden durch Hormone lockerer; Haut verstärkt pigmentiert, Striae gravidarum (Schwangerschaftsstreifen). Schilddrüse z. B. Strumabildung. Psychischer Zustand: z. B. 1. Trimenon: Auseinandersetzung, 2. Trimenon: Wohlbefinden, 3 Trimenon: Belastung.
Geburt , Neugeborenes: Geburtsverlauf; Abweichungen von der physiologischen Geburt; Regelrechtes Wochenbett; Sauen, Schlucken des Neugeborenen; Zeichen des reifen Neugeborenen.

Beobachtungstechnik

PA: Schwangere befragen, beobachten; Vater und Familienangehörige berücksichtigen.

- Ist dies Ihre erste Schwangerschaft?
- Wie empfinden Sie diese, wie ist Ihre Einstellung dazu?
- Haben Sie sich das Kind gewünscht?
- Was stört Sie am meisten/was belastet Sie?
- Haben Sie Komplikationen? Wenn ja, welche?
- Wie schlafen Sie am liebsten? Wie können Sie gar nicht liegen?
- Was essen Sie gern? Haben Sie auf best. Nahrungsmittel Heißhunger?
- Wie viel und was trinken Sie am liebsten?
- Wie oft am Tag und was bewegen Sie sich? Treiben Sie Sport?
- Was ziehen Sie gerne an?
- Welche Gewohnheiten haben Sie bei der Körperpflege?

Verlässt die **Wöchnerin** mit ihrem Kind den Kreißsaal, folgende Aspekte beobachten, erfragen:

- Wie ist die Geburt verlaufen, gab es Komplikationen? Wenn ja, welche?
- Wie geht es der Wöchnerin?
- Hatte sie eine Narkose, wenn ja, welche?
- Wie ist die Schmerzsituation, evtl. Schmerzmittelgabe?
- Wie ist die Kreislaufsituation?
- Wurde ein Dammschnitt gemacht, wie ist die Wunde versorgt?
- Wann darf die Frau essen und trinken?
- Hat die Frau schon Wasser gelassen?
- Wie geht es dem Kind?
- Wurde das Kind schon angelegt?

PB: Schwangerschaftsstadien prüfen: Uterusgröße ertasten (12. SSW: Symphysenhöhe, 24. SSW: Nabel, 36. SSW: am Rippenbogen, 40. SSW: 1–2 Querfinger unter dem Rippenbogen).
PM: Beobachten: **Wochenbett:** Brust, Lochien, Dammnaht, psychische Verfassung. **Stillen:** Stillfrequenz, -dauer, pro Mahlzeit, Menge pro Mahlzeit/d.
Neugeborenes überwachen: Apgar-Schema, Reifeschema nach Petrussa, Screening-Siebtestung: Mukoviszidosetest (1. Mekonium → Albumingehalt?), Guthrie-Test (Blut-Test → Stoffwechselerkrankungen?).
Erstversorgung: Schleim im Rachenraum absaugen; BZ, Bilirubin bestimmen; präventive M. (Vitamin-D-/K-Prophylaxe); Vorsorgeuntersuchungen.
PZ: Die Mutter
- Berichtet optimale Begleitung, während Schwangerschaft, Geburt, Wochenbett,
- erkennt Komplikationen in der Schwangerschaft, im Wochenbett, beim Neugeborenen frühzeitig,
- und ihr Partner fühlen sich gut informiert und sicher.

2   Pflegetherapeutisches Konzept

P: In der Schwangerschaft: Schwangerenvorsorge, -beratung (Mutterschutzrichtlinien), Ultraschallscreening von Beginn 9. bis Ende 12. SSW. Selbstbeobachtung erläutern, anleiten. **Vermeiden:** Ruhen, Bewegen, längeres Stehen, Sitzen, Risikosport. **Ernähren:** auf Nikotin verzichten; wenig Kaffee, Schwarztee; keine Drogen.

❶ **Achtung:** Kein rohes Fleisch essen (enthält evtl. Toxoplasmose-Erreger)!
❶ **Vorsicht:** Nicht für zwei essen! ↑ Bedarf: Folsäure, Eisen, Jod, Magnesium, Vitamine, ω-Fettsäuren (Fisch; für Hirnentwicklung des Fötus wichtig).
Sparsam salzen (vermeidet Ödeme). Flüssigkeitszufuhr (ca. 2–3 l/d) als ungesüßter Tee, Wasser, Saft. **Darmträgheit:** wg. Platzmangels beim Wachsen des Kindes → **Gefahr:** Frühgeburt.
Körperpflege, Infektionsschutz: früh mit Bauch-, Brustmassage beginnen; 6 Wo. vor Geburtstermin: Dammmassage. Geburtsvorbereitung: ca. 20. SSW sinnvoll, Säuglingspflegekurs (muss i. d. R. selbst bezahlt werden). PM: **Wochenbettpflege** (▸ Tab. S11.7), frühzeitig mobilisieren, Nachwehen und Rückbildung unterstützen; Wochenbettgymnastik. **Neugeborenenpflege:** Rooming-in; Kleidung, Körper-, Hautpflege, Wasch- oder Badezusätze aus Naturprodukten; offene oder geschlossene Nabelpflege. **Stillmanagement:** Anlegetechnik, Stillprobleme. **Muttermilch gewinnen** (Hygieneregeln!).
A/B: Mutter kann sich angebunden, abhängig und überfordert fühlen, bis sie sich an die neue Situation gewöhnt hat. Nicht Stillen → Risikofaktor für plötzlichen Säuglingstod (SIDS). Zum Stillen ermutigen: gestillte Kinder werden schneller gesund, erkranken deutlich weniger an Mittelohrentzündungen, Magen-Darm-Infekten, Atemwegerkrankungen, Stoffwechselentgleisungen.

3   Pathologische Schwangerschaft

3.1   Pränatale Schädigungen (Fehlbildungen)

P: Pränatale Untersuchungen in der Schwangerschaft → jedoch keine 100%ige Sicherheit.
SM: Kinder mit **Infektionskrankheiten,** z. B. Röteln, **isolieren,** Räume, in denen sie sich aufgehalten haben, desinfizieren. Kommen Kinder mit nach außen **ausgetretenen Organen** zur Welt, Defekte sofort **steril abdecken,** Vitalzeichen überwachen, ggf. Reanimations-M. einleiten, Op. vorbereiten.
PM: Mutter bzw. Eltern Trost spenden, zuhören, Mut machen; im Umgang mit dem Kind anleiten, z. B. Stillen bei Gaumenspalte. Mutter: Diabetikerin oder abhängig → entspr. Prinzipien berücksichtigen. Neugeborene mit Fehlbildungen beobachten, v. a. Atem-, Herz-Kreislauf-Störungen, ggf. peri-op.-M.
A/B: Spätgebärende mit Altersrisiko (≥35 J.): pränatale Untersuchungen empfehlen. Pränatale Fehlbildungen: Fragen zum Schwangerschaftsabbruch, mögl. Hilfestellung bei beeinträchtigtem Kind thematisieren.

3.2   **Extrauteringravidität**

P: Intrauterinpessar mit Vorsicht benutzen, ggf. andere Verhütungsmethoden wählen.

SM: V. a. Tubarruptur: stetige Vitalzeichenkontrolle; sofortige Gabe von Volumen, Blutkonserven; Notfall-Op vorbereiten.

PM: Prä-, post-op. überwachen; Situation wird u. U. wie Fehlgeburt empfunden; das verlorene Kind steht im Vordergrund, verbunden mit der Angst, ob eine intrauterine Schwangerschaft überhaupt mögl. ist; Betroffene benötigt Zuwendung, Gespräche; häufig Trauerarbeit notwendig.

3.3   **Gestosen**

P: Vorsorgeuntersuchungen wahrnehmen. **Risikofaktoren** (v. a. deren Kombination) begünstigen Präeklampsie: chron. Hypertonie, chron. Nierenerkrankung → Pfropfgestose, erbliche Komponenten (z. B. familiäre Hypertonie), Diabetes mellitus, starkes Übergewicht, Alter der Schwangeren >40 J. oder <18 J., schwere Präeklampsie in vorangegangener Schwangerschaft, Mehrlingsschwangerschaft.

SM: Sofort **Bettruhe**, engmaschige Vitalzeichenkontrolle bei der Mutter, kontinuierliche CTG-Überwachung des Kindes.

PM: **Ängste** der Betroffenen: Sorge um Kind, eigene Gesundheit, Familie → Furcht vermeiden, abbauen, therapeutische Beziehung aufbauen, angstmindernde Gespräche.

Spätgestosen: Anstrengung, Aufregung strikt vermeiden: Stressprophylaxe, Raum abdunkeln, Geräusche, Besucheranzahl, -zeiten begrenzen, Körperpflege übernehmen; i. d. R. salzarme, vitamin- und eiweißreiche Kost. Thromboembolie-, Obstipations- (Anstrengung vermeiden), Dekubitusprophylaxe (wg. Bettruhe). Klinische, apparative Überwachung, tägl. KG-Kontrolle, Bilanzierung. Verletzungsgefahr bei **Krampfanfällen** vorbeugen: Guedel-Tubus, Intubationsbesteck, Diazepam, Material für Venenzugang bereithalten.

A/B: Nach Spätgestose: i. d. R. nach ca. 6–10 Wo. Nachuntersuchung → Folgeschäden ausschließen.

3.4   Abort (Fehlgeburt)

P: Bei drohendem Abort (Abortus imminens und incipiens) bei lebendem Embryo: Versuch, Schwangerschaft aufrechtzuerhalten: strenge Bettruhe, nach Blutungsstillstand vorsichtige Mobilisation, bei Hormonmangel evtl. Gelbkörperfunktion (Gestagene) unterstützen, bei Wehen Magnesium oder >16. SSW Tokolytika oral oder i. v., regelmäßige Sonographiekontrolle. Rh-negative Frauen erhalten nach Abort Anti-D-Prophylaxe. Bei erneuter Schwangerschaft zur Rezidivprophylaxe bei Zervixinsuffizienz: Cerclage.

SM: Abortus imminens und incipiens: sofort **Bettruhe**, Aufregung, körperliche Anstrengung vermeiden.

Septischer Abort: M. zur Fieberreduktion, sofort Antibiotika.

PM: Während Einleitung, bei Fruchtausstoßung, nach Abrasio und septischem Abort Patientin überwachen Muss die Frau ihr Kind als Totgeburt gebären: erklären, sich bei starken Schmerzen zu melden und nicht auf die Toilette zu gehen, auch nicht bei Stuhldrang (Zeichen von Presswehen).

Nach Abort: häufig **Trauerarbeit** notwendig.

A/B: Bei habituellem Abort Ursachensuche (organisch, genetisch?) empfehlen.

3.5   Schwangerschaftsabbruch (Interruptio graviditatis)

P: Kinder vor, während Pubertät gründlich aufklären. Jede Frau, die sich für Abbruch entscheidet, muss sich vorher beraten lassen, z. B. Pro familia, kirchliche Stellen. Frau kann **Beratungsschein** (nötig für legale Abtreibung) verlangen, (Angaben: Name, Datum; keine Gesprächsinhalte).

PM: Einstellungen, **Gründe** der Frau **akzeptieren**, auch wenn sie nicht mit eigenen ethischen Vorstellungen übereinstimmen.

Folgen einer Abtreibung: evtl. »Postabortionssyndrom« (PAS); viele Frauen sind danach erleichtert oder entwickeln Schuldgefühle → Trauerprozess. M. wie bei Abrasio.

A/B: Nach Stillstand der vaginalen Blutung sind Vollbäder, Geschlechtsverkehr wieder erlaubt. Auf Wunsch über Möglichkeiten, Methoden der Empfängnisverhütung, Beratungsstellen informieren.

4   Pathologische Geburt

4.1   Mütterliche Geburtsverletzungen – Dammriss und Episiotomie

P: Hebamme schützt den Damm beim Durchtritt des Kopfs mit der Hand durch Gegendruck von außen. Tritt der Kopf durch, presst die Mutter nicht mehr, sondern hechelt (schnell, flach durch Mund atmen, Kopf dabei zurücklegen).
PM: Bei Dammriss und **Episiotomie** Ausfluss (Vorlage inspizieren), Wunde bzw. Naht beobachten; zum Abschwellen die Wunde kurzzeitig mit Eis kühlen, ggf. auf Anordnung abschwellende Tabletten, z. B. Prostaglandinsynthesehemmer; ab dem 3. d post-op. → Duschen, Sitzbad meist mögl.; für weichen Stuhl sorgen; Frau sollte in der 1. Wochenbettwo. nicht viel sitzen.
A/B: Stillende Mütter verzichten möglichst auf Schmerzmed., ggf. Suppositorien.

4.2   Plazentalösungsstörung und Uterusatonie

P: Prophylaktisch Wehenmittel, z. B. Syntocinin i. v. (forciert Plazentalösung).
PM: Nach jeder Geburt Frau befragen, wie der Wochenfluss aussieht, Vorlagen kontrollieren. Bei **Blutungen**: engmaschige Vitalzeichenkontrolle, Bilanzierung, Kontraktionszustand des Uterus, Blutungsstärke, -gerinnbarkeit und -konsistenz kontrollieren.

4.3   Sectio caesarea (Kaiserschnitt)

P: Mut zur Spontangeburt machen. Zu Geburtsvorbereitungskursen raten.
PM: Kind nach Narkose so schnell wie mögl. an Brust anlegen → Mutter lernt stillen, das Kind saugen → Mastitisprophylaxe. Post-op.-M. von Frauen nach Hysterektomie. Lochienfluss, Schnittwunde beobachten, sterile Wundversorgung, rasche Mobilisation (Stand vor dem Bett noch am Op.-Abend), Prophylaxen, z. B. Thromboseprophylaxe, Blasendauerkatheter am 1. d post-op entfernen.
A/B: Mutter nach Sectio geschwächt → zur Erholung längere, ungestörte Ruhepausen. Nach Sectio kann bei weiterer Schwangerschaft durchaus spontan entbunden werden.

5   Erkrankungen im Wochenbett

5.1   Milchstau und Mastitis puerperalis

P: Säugling frühzeitig, regelmäßig, korrekt zum Stillen anlegen. **Wunde Brustwarzen:** u.a. Stilleinlagen aus Bourettseide, Wolle; Brustwarzen nach Stillen mit Muttermilch einreiben, an Luft trocknen lassen.

SM: Stillen im **Vierfüßlerstand** für wenige Mahlzeiten oder in anderen Positionen → Baby saugt zähe Milch mit Unterstützung der Schwerkraft aus → beseitigt Verhärtungen fast sofort. Mutter hat anfangs Schmerzen, Brustspannung lässt jedoch in Kürze nach.

PM: Ggf. Haushaltshilfe suchen; zum Weiterstillen ermutigen; ausreichend Getränke anbieten, kalte Quarkumschläge ≥1 d (▶ Tab S11.14); Brustmassage mit Fenchelöl.

A/B: Korrektes Anlegen ist das A und O.

5.2   Subinvolutio uteri und Lochialstau

P: Mütter sollten versuchen, ihr Kind zu **stillen** → bessere und komplette Rückbildung durch Aktivierung von Oxytocin. Verzögerter Ablauf (zu geringe Blutung) Kind häufig genug anlegen. ❶ **Wichtig:** Fundusstand tägl. kontrollieren → früh verzögerter Rückbildung erkennen.

PM: Harnblase häufig entleeren, für weichen Stuhl sorgen, Eisblase auflegen, viel bewegen, mehrmals tägl. Rückbildungsgymnastik, in Ruhephasen Bauchlage bevorzugen.

5.3   Wochenbettpsychose

P: Mit betroffenen Müttern, ihrem Partner **hohes Rückfallrisiko** bei erneuter Schwangerschaft besprechen. Bei starkem Kinderwunsch nicht gleich abraten, vorausgesetzt, es ist psychiatrische Mitbetreuung in den ersten Mo. post-op. garantiert.

PM: Ständig **überwachen** → Risiko folgenschwerer Konsequenzen bzgl. Eigen- und Fremdgefährdung, z. B. Mutter kann versuchen, Kind zu töten (meist Ersticken, Ertränken).

A/B: Erkrankung bessert sich meist zügig ohne Konsequenzen auf das seelische oder körperliche Befinden für die Betroffene. **Angehörige** sind oft **verunsichert** → Erlebtes ist nicht leicht ungeschehen zu machen → umfassend über Erkrankung aufklären, ggf. nach Ereignis raten Besuch psychologischer Sprechstunde.

❶ Wichtig: Verbale, psychosoziale, bewegungsbezogene Enthemmung, insb. Wahn- und Sinnestäuschungen sind leichter zu erkennen als seelisch-körperliche Blockierung durch Depression.

6   Gefährdete Neugeborene

6.1   Geburtsverletzungen des Neugeborenen

PM: Eltern informieren, beruhigen (vorübergehender Zustand, keine Therapie nötig). Symptome, **Rückbildung** beobachten (Geburtsgeschwulst i. d. R. nach 1–2 d, Kephalhämatom in 2–3 Wo.).

6.2   Neugeborenenikterus (Gelbsucht)

P: Häufiges Stillen bzw. ausreichende Milchzufuhr regt den Darm an → Bilirubinausscheidung ↑.

Trinkt das Kind sehr wenig: evtl. über Magensonde ernähren (z. B. mit abgepumpter Muttermilch).

PM: **Fototherapie:** Neugeborene benötigen ca. 20 ml/kg KG/d mehr Flüssigkeit (über Haut, Atmung wird zusätzlich Flüssigkeit ausgeschieden, oft wässrige Stühle); Fototherapie kurzfristig für Elternkontakt unterbrechen. Atmung, Herzfrequenz, Körpertemp. überwachen (Kinder können überwärmt werden → Atemstillstand). Juckreizstillende M. → häufig eincremen.

S12 Stuhlausscheidung beeinträchtigt

Grundständige PD

Stuhlausscheidung beeinträchtigt*: Schwierigkeiten, den Stuhl auszuscheiden (Verstopfung: Obstipation), ihn zu halten (Durchfall: Diarrhö) oder unwillkürlicher Stuhlabgang (Stuhlinkontinenz) mit der Folge von Unbehagen und/oder der Anwendung von Medikamenten bzw. Hilfsmitteln*

Risikofaktoren/Obstipationsgefahr: Unregelmäßige Defäkationsgewohnheiten, Unterdrückung des Defäkationsreizes*, unzureichende körperliche Aktivität, schwache Bauchmuskulatur, emotionale Belastung/Stress, Verwirrtheit, Depression, ungenügende Ballaststoffzufuhr, Dehydratation, unzureichende Flüssigkeits-/Nahrungszufuhr, Veränderung der Ess- und Trinkgewohnheiten, verminderte Motilität des Magen-Darm-Trakts, Medikamente (z. B. Antiepileptika, Phenothiazinderivate, nichtsteroidale Antirheumatika [NSAR], aluminiumhaltige Antazida, Laxanzienabusus*, Eisenpräparate, Anticholinergika, Antidepressiva, Lipidsenker, Kalziumantagonisten, Kalziumkarbonat, Diuretika, Opiate), Schwangerschaft, postoperative Obstruktion, Erkrankungen (z. B. Megakolon [M. Hirschsprung], rektoanale Fissur, Tumore, Rektozele, Rektalprolaps, Hämorrhoiden)

Kennzeichen

Verbale Hinweise: Klagt über veränderte Stuhlfrequenz, Stuhlmenge und/oder Stuhlbeschaffenheit, Druckgefühl, Völlegefühl, Blähungen, Übelkeit, Abdominalschmerzen; fragt nach Abführmitteln oder Medikamenten gegen Durchfall*; gibt an, den Stuhldrang nicht zu spüren bzw. die Defäkation nicht unterdrücken zu können

Veränderungen im Verhalten:

Verstopfung: Appetitlos*, Pressen beim Stuhlgang, Unterbrechen der Stuhlausscheidung wegen rektaler Schmerzen

Durchfall: Appetitlos*, schwach*, schwindlig*, vermehrter Durst*, häufiger Gang zur Toilette oder Klingeln nach dem Steckbecken

Stuhlinkontinenz: Zieht sich zurück*, dreht sich weg*, kein Augenkontakt* (Situation ist ihm peinlich), depressive Stimmung*, ggf. Bewusstseinsveränderung (Eintrübung, Demenz) und damit Kontrollverlust über den Schließmuskel*

Veränderungen des Körpers:

Verstopfung: Verminderte oder fehlende Darmgeräusche, geblähtes Abdomen

Durchfall: Exsikkosezeichen (hohe Pulsfrequenz, niedriger Blutdruck)*, krampfartige Abdominalschmerzen, vermehrte Darmgeräusche, evtl. Fieber*, Frösteln*

Stuhlinkontinenz: Analbereich häufig feucht, wund

NANDA-PD, Taxonomie

Obstipation NANDA 00011
Obstipation subjektiv NANDA 00012
Diarrhö NANDA 00013
Stuhlinkontinenz NANDA 00014
Obstipationsgefahr NANDA 00015

1 Kriterien der Beobachtung

Stuhlveränderungen: Stuhlgeruch, -farbe und -beimengungen verändern sich mit aufgenommener Nahrung oder durch Krankheitsprozesse. < 3 Stuhlentleerungen/Wo., verbunden mit festem, hartem, bröckligem Stuhl → Obstipation (z. B. chron. habituell, akut durch Stenose). > 3 Stuhlentleerungen/d, verbunden mit wässrigem Stuh → Diarrhö (akut oder chron.). Aussehen kann Hinweis auf Ursache geben: z. B. bleistiftartige Stühle → Verengung des Enddarms; schafkotähnliche Stühle → Verengung im oberen Dickdarmanteil und -spasmen.

Typisch bei Krankheitsbildern: wässrig-schleimiger Stuhl bei Säuglingsdyspepsie; schaumiger, heller Stuhl (säuerlich riechend, verbunden mit Blähungen) bei Gärungsdyspepsie; reiswasserähnlicher Stuhl (gräulich, weißlich) bei Cholera; erbsensuppenartiger Stuhl (gelb-grünlich) bei Typhus; salbenartiger, glänzender Stuhl (stinkend, große Stuhlmenge), Fettstuhl (Steatorrhö) bei Pankreasinsuffizienz; Stuhlinkontinenz bei zerebrale Abbauprozesse (z. B. Demenz), Rückenmarkläsionen.

Veränderte Gasbildung, Darmgeräusche: Meteorismus (Blähsucht, Blähungen): übermäßige Gasansammlung im Magen-Darm-Trakt. Darmgeräusche: ↑bei Diarrhö, Meteorismus, ↓bei Obstipation, gänzlich fehlen bei paralytischem Ileus.

Beobachtungstechniken

PA: Möglichst Einzelgespräche führen.

- Wie oft haben Sie Stuhlgang? Fühlen Sie sich verstopft? Nehmen Sie Abführmittel? Falls ja: manchmal oder regelmäßig? Was tun Sie sonst, um Stuhlgang herbeizuführen?
- Haben Sie Vorerkrankungen im Magen-Darm-Trakt?
- Neigen Sie zu Durchfällen oder anderen Unverträglichkeitsreaktionen auf best. Nahrungsmittel?
- Haben Sie Beschwerden, Auffälligkeiten, Beimengungen beim Stuhlgang bemerkt?
- Können Sie den Stuhlabgang kontrollieren?
- Können Sie die Toilette selbstständig aufsuchen, die Kleidung allein öffnen, sich allein hinsetzen, säubern und wieder aufstehen? Benötigen Sie Hilfe?
- Welche Gewohnheiten haben Sie bei der Stuhlausscheidung (Tageszeit, dabei Zeitung lesen, Zigarette rauchen)? Wie verändert die momentane Erkrankung diese Gewohnheiten?
- Wie viel trinken Sie? Wie viel Obst, Gemüse und Vollkornprodukte essen Sie tägl.?

PB: Stuhl beobachten, Patienten untersuchen: entsorgten Stuhl inspizieren, Bauch auskultieren, palpieren, perkutieren, Stuhlproben untersuchen lassen (z. B. Haemocult-Test).

PZ: Der Patient

- verrichtet seinen Stuhlgang unter Wahrung seiner Intimsphäre, auch wenn er Hilfe benötigt,
- ist über gesunde, der Verdauung zuträgliche Lebensweise (Ernährung, Bewegung, Psychohygiene) aufgeklärt und beraten,
- lernt, mit krankheitsbedingten Veränderungen der Ausscheidung (z. B. Enterostoma) zurechtzukommen.

2　　Pflegetherapeutisches Konzept

P: **Obstipationsprophylaxe: Ernährung** ballaststoffreich. ❶ **Achtung:** Bei zu ↓Flüssigkeitsaufnahme können der Nahrung zugesetzte trockene Ballaststoffe nicht quellen → **Gefahr:** Darmverschluss! **Bewegung;** evtl. **Laxanzien.** Diarrhö-, Meteorismusprophylaxe.

PM: **Souverän mit Ekel, Schamgefühlen umgehen. Stuhlgang fördern:** alternative Methoden, Laxanzien, Einlauf, Klistier/Miniklistier, digitale rektale Ausräumung. **Diarrhö lindern, unterbrechen:** alternative Methoden, Flüssigkeits- und Nahrungsaufnahme fördern, Antidiarrhoika. **Stuhlinkontinenzpflege. Stuhlkontinenztraining:** Defäkationszeittraining (Darmtraining), Beckenbodentraining. **Analbereich pflegen.**
Anus praeter bzw. Enterostoma: beraten über Ernährung, Kleidung, Körperpflege, Beruf, Freizeit, Partnerschaft und Sexualität. Enterostoma: Versorgungssysteme kennen, Anpassen der Basisplatte, Wechsel des Versorgungssystems (▶ Tab. S12.5), Irrigation (▶ Tab. S12.7).
A/B: Für die Probleme von Patienten und Angehörigen offenes Ohr haben, Hilfestellung leisten. **Stuhlinkontinenz:** Krankenkassen bezahlen meist genannte Hilfsmittel, müssen jedoch von Arzt verordnet werden; bei einigen Formen hat Biofeedback Erfolg. **Anus praeter:** Austausch in Selbsthilfegruppen kann Entwickeln von Zukunftsperspektiven unterstützen.

3 Erkrankungen des Dünn- und Dickdarms

3.1 Ileus (Darmverschluss)

P: Mechanischer Ileus häufig bei Älteren, die Obstipation haben oder nicht auf regelmäßigen Stuhlgang achten können (z. B. Demenz) → Bezugspersonen sorgen für flüssigkeits-, ballaststoffreiche Ernährung), Stuhlausscheidungsverhalten beobachten, ggf. Stuhlgang bzw. Verdauung fördern.
SM: Bei Bauchschmerzen, Erbrechen, Stuhl- und Windverhalt → Abdomen abtasten, auskultieren. Bauch gespannt, gebläht, schmerzempfindlich, vermehrte oder keine Darmgeräusche hörbar → sofort Arzt informieren.
❶ **Achtung:** Jeder Ileus ist lebensbedrohlich → Überlebenschance sinkt mit jeder h!
PM: Patient und Angehörige informieren, Zuwendung, seelische Unterstützung geben. Alle 30–60 min **Vitalzeichen kontrollieren**; nach Schmerzen fragen, Knierolle. Nach Diagnosestellung Analgetika n. Anordnung. **Ein-, Ausfuhr** kontrollieren (Bilanzierung), Sekretmenge bei Bilanz berücksichtigen, ggf. Blasendauerkatheter legen; Bettruhe, Nahrungskarenz, Infusionstherapie überwachen, venösen Zugang versorgen; ggf. Magen- oder Duodenalsonde legen; Selbstversorgung unterstützen, v. a. Mundpflege; Pneumonie-, Dekubitus-, Thromboseprophylaxe; ggf. prä-op. M. **Paralytischer Ileus:** nach Anordnung Schwenkeinläufe, intermittierend Darmrohr legen.

3.2   Malassimilation

PM: Bei Diarrhö: Flüssigkeit, Elektrolyte zuführen. Anus mögl. ohne Seife nur feucht reinigen, trockentupfen, ggf. mit Wund- und Heilsalbe eincremen. **Bei KG** ↓: hochkalorische enterale Ernährung, ggf. bilanzierte Diäten oral oder über Magen- bzw. Dünndarmsonde, Diäteinhaltung kontrollieren, Diätassistentin hinzuziehen. **Bei parenteraler Ernährung:** hochkalorische Infusionen verabreichen, überwachen; venösen Zugang versorgen. **Bei Magen- oder Dünndarmsonde:** anleiten (Sonde, Ernährungspumpe), ggf. Kontakt mit Sanitätshaus, Sondenkostlieferant herstellen; bilanzierte Diäten verabreichen.

3.3   Einheimische Sprue/Zöliakie

A/B: Patienten, Bezugspersonen Wichtigkeit der strikten Einhaltung einer glutenfreien Diät vermitteln. Empfehlen, regelmäßig Darmbeschaffenheit kontrollieren zu lassen (frühzeitige Erkennung von Entartungen). Krankenkassen übernehmen Kosten von Elementardiäten bzw. bilanzierten Diäten bei medizinischer Indikation. Weitere Info: Deutsche Zöliakiegesellschaft e. V.

3.4   Morbus Crohn (Enterocolitis regionalis, Enteritis regionalis Crohn)

PM: Körpertemp. morgens und abends messen, bei Fieber ggf. Wadenwickel, Pfefferminzwaschung. Knierolle unterlegen; ggf. bei Pflege der Analgegend (Hautschutz) unterstützen, anleiten.
Akuter Schub: Ein-, Ausfuhrkontrolle; Stuhlausscheidung prüfen, Vitalzeichen ggf. parenterale Ernährung oder Sondenernährung überwachen, venösen Zugang, Ernährungssonde versorgen, Dekubitus-, Thrombose-, Pneumonieprophylaxe. Emotional unterstützen. **Kurzdarmsyndrom:** Tägl. 2–3 l/d trinken!
A/B: Betroffene probieren, welche Nahrungsmittel sie vertragen. Bei hohem KG ↓ in akuten Phasen: kalorienreiche Nahrung. Nikotinkarenz → Rezidivrisiko ↓. Anspruch auf Schwerbehindertenausweis. **Selbsthilfegruppe DCCV:** Auskunft über spez. Kuren, Kliniken für chron. Darmerkrankungen.

3.5   Colitis ulcerosa

SM: Toxisches Megakolon, Perforation oder schwere Blutung → Notfall-Op.
PM: PM ▶ M. Crohn Kap. S12.3.4
A/B: Zur psychosomatischen oder psychologischen Betreuung raten. Entspannungstechniken (z. B. Yoga). Bei Anus praeter auf psychische Situation (Ängste) eingehen; nach Rektokolektomie bleibt meist normale Stuhlausscheidungsfunktion des Afters erhalten. Lebensgewohnheiten umstellen.

3.6   Reizdarmsyndrom (Reizkolon)

PM: Meist schlechte Befindlichkeit → Aufmerksamkeit, Zuwendung, Patient ernst nehmen, auch wenn körperliche Befunde fehlen. Stress, Ärger evtl. durch Entspannungstechniken abbauen bzw. ihrer Entstehung vorbeugen.
Akute Bauchschmerzen: warme Bauchwickel oder -kompressen, Wärmflasche, Bauchmassage, bauchdeckenentlastend mit Knierolle positionieren.
Blähungen: Kümmel, gekaut oder als warmen Tee, schluckweise, mögl. 2–3 Tassen tägl. trinken.
❶ **Achtung:** Minze kann Milchfluss ↓, Fenchel stimuliert Uterus → nicht tägl., nur kleine Mengen in Stillzeit bzw. Schwangerschaft!

3.7   Kolorektale Karzinome

P: Fett-, fleischarme, gemüse- und salatreiche Kost, schnelle Stuhlpassage (tägl. Stuhlgang), Azetylsalizylsäure, Vitamin C, Folsäure. ≥45 J. regelmäßige **Vorsorgeuntersuchungen:** 1×/J. Test auf okkultes Blut im Stuhl, alle 5 J. Koloskopie.
PM: ▶ Kap. A3.3; peri-op.-M. bei Darmerkrankungen, Pflege bei Chemo- oder Radiotherapie. Patient, Angehörige **psychisch unterstützen:** offene und einfühlsame Gespräche, Zuhören, positive Zukunftsperspektiven aufzeigen.
A/B: In den ersten 2 J. alle 3 Mo. Kontrolluntersuchung: Ultraschall, Koloskopie, Rö.-Thorax, evtl. CT und CEA-Bestimmung → Rezidiv, Metastasierung rechtzeitig erkennen.
R: AHB in spez. Tumornachsorgekliniken empfehlen. Schwerpunkt: psychosoziale Betreuung und ggf. Anleitung bzgl. Anus-praeter-Versorgung. Nach langem KH-Aufenthalt (Op., Chemo- und/oder Radiotherapie) → Wunsch, nach Hause zu dürfen, oft größer als Bedürfnis nach AHB. Patienten nahelegen, Kontakt zu Selbsthilfegruppen in Wohnortnähe aufzunehmen.

3.8   Appendizitis (Blinddarmentzündung)

PM: Ähnl. wie ▶ Kap. S12.5. ❶ **Wichtig:** Vitalzeichen, Schmerzen, Nachblutung beobachten → Komplikationen rechtzeitig erkennen; bauchdeckenentlastende Position mit Knierolle; Kostaufbau n. Anordnung bzw. hausinternem Standard.
Nach **Laparoskopie**: am Op.-d trinken, am nächsten essen; VW meist vom 2.–4. d post-op. tägl., danach steriles Pflaster (Wechsel b. B.); Entlassung meist am 4. d post-op., Fäden bzw. Klammern entfernen am 8.–10. d.

4   Erkrankungen der Analregion

4.1   Hämorrhoiden

P: Bei vorwiegend sitzender Tätigkeit bewusst zwischendurch aufstehen, Tätigkeiten auch im Stehen erledigen (z. B. telefonieren). Sport, Bewegung, ballaststoffreiche Ernährung → weicher Stuhl; beugt chron. Obstipation und damit Hämorrhoiden vor.
PM: Post-op. Vitalzeichen, Schmerzen, Nachblutung kontrollieren; auf Seite oder Bauch positionieren. **Infektionsprophylaxe:** ≥2. d post-op. 2×/d und nach jedem Stuhlgang Wunde mit lauwarmem Wasser abduschen, danach Mullkompresse z. B. mit Bepanthensalbe bestreichen und auflegen.
A/B: Ballaststoffreich ernähren (→ regelmäßig weicher Stuhl); Analregion tägl. vorsichtig reinigen (lauwarm abduschen, mit weichem Handtuch trockentupfen). Manuelle Manipulationen vermeiden (Kratzen, raues Toilettenpapier) → kleine Verletzungen, die bluten und sich entzünden. Analverkehr ist ggf. Wundheilung schmerzhaft (Gleitmittel anwenden).

4.2   Anal- und Rektumprolaps

SM: Rektumprolaps bei Kindern: Darm sofort unter schonendem Druck zurückschieben → verhindert Durchblutungsstörungen mit nachfolgender Nekrose; meist ohne Narkose mögl.
PM: Anstrengungen, z. B. schweres Heben, vermeiden. Je nach Ursache: Übergewicht reduzieren, Beckenboden durch Beckenbodentraining stabilisieren.

4.3   Analabszess und Analfistel

PM: Körpertemp.-Kontrolle, um Entzündungszeichen frühzeitig zu erkennen (prä-op. Fieber ≤39°C ist normal). **Peri-op.:** für weichen Stuhl sorgen, evtl. Hohlraumkissen oder Schaumstoff einbetten. **Prä-op.:** bei Fieber fiebersenkende M., Analbereich enthaaren. **Post-op.:** Vitalzeichen, Körpertemp., Schmerzen, Blut-, Exsudatausscheidung überwachen. Fieber: Arzt informieren! Nach jedem Stuhlgang Analbereich lauwarm abduschen, vorsichtig trockentupfen, tägl. steriler VW.

4.4   Analekzem

P: Feuchtigkeit vermeiden: penibles Trockentupfen nach jedem Waschen. Luftdurchlässige, parfümfreie (wg. Allergiegefahr) Slipeinlagen bevorzugen. Bei Inkontinenz oder Harnträufeln: flüssigkeitsaufsaugende Inkontinenzhilfsmittel). Keimverschleppung vorbeugen: Unterhosen aus Baumwolle, tägl. wechseln mögl. bei 95°C waschen.
PM: Nach Defäkation kein Toilettenpapier benutzen, mit lauwarmem Wasser reinigen, mit weichem Handtuch trockentupfen → vermeidet Einrisse, Verletzungen, Feuchtigkeit. Starke Wärme (Juckreiz ↑) vermeiden; Analregion kalt, lauwarm im Wechsel abduschen (Durchblutung ↑, Wundheilung ↑). Handtücher, Unterwäsche tägl. wechseln, bei 95°C waschen. Salben n. Anordnung, nicht kontaminieren!
A/B: Wannenbäder, Saunen, öffentliche Bäder erst nach Abheilung. In der Entzündungsphase auf alles, was Anusbereich reizt verzichten (scharfe Speisen, alkoholische Getränke, Analverkehr).

4.5   Analfissur

PM: ▶ Kap. S12.4.1, Hämorrhoidektomie.

4.6   Analkarzinom

PM: ▶ Kap. S12.5 und PM bei Chemo-/Radiotherapie« (▶ Kap. A3.3). Rehabilitation ▶ Kap. S12.3.7.

5   Perioperative Pflege bei Darmoperationen

5.1   Präoperative Pflegemaßnahmen

PM: Nahrung abbauen, z. B. einige Tage vor Op. ballaststoffarme Speisen; am Vortag der Op. nur noch flüssige Kost; Darm reinigen, z. B. orthograde Spülung; Op.-Bereich rasieren; Blasendauerkatheter legen; geeignete Stelle für Anus praeter ermitteln; prä-op. Kontakt zu Stomatherapeut herstellen.

5.2   Postoperative Pflegemaßnahmen

PM: Positionieren, z. B. Knierollen → entlasten Bauchdecke, lindert Wundschmerz. Bei Op. im Anusbereich (z. B. Rektumamputation) Schaumstoffkissen oder -matratze → mindert Druck auf Gesäß beim Liegen und Sitzen. Magensonde und Blasendauerkatheter entfernen. Stuhlausscheidung fördern. Mobilisieren; Kostaufbau. Drainagen und Fäden entfernen. Enterostoma versorgen.

T1 Trauern gestört

Grundständige PD

Trauern gestört*: Unfähig, die Verlustbewältigung in einer angemessenen Zeit abzuschließen, oder Niedergeschlagenheit, bevor ein erwarteter Verlust eintritt*

Kennzeichen

Verbale Hinweise: »Es ist alles so hoffnungslos«*, »Ich habe keinen Mut mehr«*, »Früher war alles besser«*, äußert Schuldgefühle, seufzt*, stöhnt*, jammert*, schimpft*, spricht wenig*

Veränderungen im Verhalten: Reagiert empfindlich und ungehalten*, weint häufig*, lacht kaum*, ist traurig*, zornig, in sich gekehrt*, meidet Kontakt mit anderen*, isst wenig oder mehr als normal, konsumiert Tabletten oder Alkohol*, schläft schlecht*, Libido ist reduziert, achtet nicht auf sein Äußeres*, ist lustlos*, kann sich schlecht konzentrieren*, macht sarkastische Bemerkungen (schwarzer Humor)*

Veränderungen des Körpers: Gewichtsab- oder -zunahme (Kummerspeck)*, trübe Augen*, ernster, müder Gesichtsausdruck*, eingefallene Wangen*, blasse Hautfarbe*, Kummerfalten*, zusammengesunkene Körperhaltung*

NANDA-PD, Taxonomie

Trauern erschwert: NANDA 00135
Trauern vorwegnehmend: NANDA 00136
Trauern erschwert, Gefahr: NANDA 00172

1   Kriterien der Beobachtung

Trauerphasen nach Elisabeth Kübler-Ross. Trauerzeichen, -arten, beeinflussende Faktoren, familiäre, soziale Bezüge, spirituelle und religiöse Bezüge.
❶ **Wichtig:** Unbewältigte Trauer → häufig psychische und psychosomatische Erkrankungen.
Religiöse Vorschriften, Gebräuche beachten, z. B. bei der protestantischen
oder römisch-katholischen Kirche, bei Islam, Zeugen Jehovas, Judentum,
Buddhismus.

Beobachtungstechniken

PA: Bei der Diagnose »unheilbar« Einstellung zu Leben und Tod ertastend,
vorsichtig erfragen.

- Wie geht es Ihnen derzeit? Haben Sie Schmerzen?
- Wie ist Ihr Appetit, benötigen Sie Hilfe beim Essen?
- Was wissen Sie über Ihre Krankheit, was hat Ihnen der Arzt gesagt?
- Möchten Sie mir einige Fragen zum Thema »Religion« bzw. »Leben und
  Sterben« beantworten? (Ist hier die Antwort »Nein!«, können Pflegende
  antworten:»Gut, sollten Sie später darüber sprechen wollen, geben Sie uns
  einfach Bescheid.«)
- Was für eine Einstellung haben Sie zu Leben und Tod?
- Haben Sie spirituelle, religiöse Vorstellungen über Leben und Tod?
- Stimmen Ihre Werte und Vorstellungen über Leben und Tod überein mit
  denen der Menschen, die für Sie von Bedeutung sind?
- Welche spirituellen Ressourcen und Rituale sind Ihnen wichtig?
- Möchten Sie in der Ausübung Ihrer Religion unterstützt werden?

PB: **Körperlichen Zustand ermitteln:** Ausgangsstatus, bei unheilbar Kranken oder Sterbenden Untersuchung auf das Wesentliche beschränken. **Verhalten beobachten:** Patient welche Trauerphase; Angehörige: Beziehung
zum Strebenden, Grad der Anteilnahme etc.
PZ: Der Betroffene
- lässt Gefühle, Bedürfnisse, Ängste und Sorgen zu und zeigt sie offen,
- kennt und nutzt effektive Strategien, mit Ängsten umzugehen,
- akzeptiert Hilfe und nutzt Pflegende und Angehörige als Hilfe,
- äußert Wünsche und bestimmt, wie sein Leben bis zum Tod gestaltet
  wird.

2 Pflegetherapeutisches Konzept

P: Vorbereitungen treffen: z. B. Patientenverfügung, Betreuungsverfügung, Vorsorgevollmacht, öffentliches Testament, Nottestament oder Testament selbst verfassen.

PM: Trauerarbeit unterstützen: z. B. Sterbende/Angehörige unterstützen, Trauerbewältigungsarbeit.

A/B: Trauernden deutlich machen, dass es eine Zeit danach gibt. Sollen sich Zeit nehmen, Trauer auszuleben (Trauerrituale, z. B. schwarze Kleidung, Totenwache, Totenklage, Totenmahl, Trauerzeit → unterstützen Trauernde, Gefühle auszudrücken).

3 Lebenssituation: Mit dem Tod leben

3.1 Sterben und Tod

PM: Körperliche Beschwerden minimieren, durch Gespräche Angst vor dem Tod nehmen. **Abwägen**, ob PM Erleichterung oder Anstrengung/Belastung bringen; oberstes Gebot: Wohlergehen, Behaglichkeit. Angehörige einbeziehen. **Schlaf gewährleisten.** Wünsche erfüllen: Lust auf best. Speisen, best. Personen noch einmal sehen. Nähe geben, trösten, reden.

Schmerzen reduzieren: Positionierung, Hilfsmittel, Massagen (z. B. Fußreflexzonenmassage), Einreibungen → Linderung, Entspannung, ↓ **Atembeschwerden.**

Appetitlos, Nausea, Emesis: Wunschkost, flüssige, leicht verdauliche Kost.

Durstgefühl, Mundtrockenheit, Exsikkose, Dehydratation: Getränke nach Wunsch anbieten.

Mobilisieren, Körperpflege: je nach Zustand können Sterbenskranke noch für best. Aktivitäten aufstehen oder sich hinsetzen, z. B. Toilette, Toilettenstuhl. Nicht Körperpflege steht bei Sterbenden an 1. Stelle, sondern seine Wünsche. Im finalen Stadium schwitzen viele stark → häufig Waschungen oder Abtupfen mit Wasser.

Verstorbene versorgen: z. B. Todeszeitpunkt genau festhalten und zuständigen Arzt benachrichtigen; Hinterbliebene unterstützen: z. B. tröstende Worte.

A/B: Familienbuch, Renten-, Krankenkassennachweis beim Bestattungsinstitut abgeben (Erstellen der Sterbeurkunde, Abmelden bei genannten Institutionen).

Bestattungsfragen klären: Art der Bestattung festlegen (Erd-, Feuer-, See-bestattung, ggf. Sarg oder Urne aussuchen), Kleidung herrichten (persönliche Kleidung inkl. Unterwäsche, Schuhe oder Totenhemd), Todesanzeige schalten, Trauerbriefe verschicken (Adressliste); Kränze, Sarggesteck usw. bestellen, Bestattungsfeier organisieren, Trauergespräch mit Pfarrer (Trauerrede festlegen). Trauergruppen empfehlen.

3.2   Hirntod und Organspende

P: Sich vor Unfällen schützen, z. B. Sicherheitsgurt, Helm benutzen. Die meisten Hirnverletzungen mit Todesfolge sind verursacht durch Schädel-Hirn-Trauma bei Unfällen.

PM: Organerhaltende Therapie ausführen, überwachen (z. B. Beatmung, M. zur Organperfusion, Bilanzierung), Körper-, Mundpflege.

Angehörige betreuen: Abschied nehmen ermöglichen (haben u. U. den Tod aufgrund der Beatmung nicht realisiert!). Fragen in Ruhe beantworten, evtl. nach Explantation sagen, dass durch die Organe einem oder mehreren Menschen geholfen werden konnte → Gewissheit, dass ihr Angehöriger auch im Tod Sinnvolles und Gutes bewirkt hat.

U1 Urinausscheidung beeinträchtigt

Grundständige PD

Urinausscheidung beeinträchtigt: Eingeschränkt fähig bzw. unfähig, Urin auszuscheiden oder zu halten, mit der Folge von Unbehagen und/oder der Anwendung von Hilfsmitteln

Verbale Hinweise: »Ich kann das Wasser nicht halten«*; beschreibt die Situationen, in denen Urin abgeht (z. B. Niesen, Husten, Lagewechsel, Lasten heben); schmerzhaftes Wasserlassen, Gefühl einer vollen Blase, Harndrang

Kennzeichen

Veränderungen im Verhalten: häufiges Urinieren, Nykturie, benutzt Vorlagen*, unsicher*, schämt sich*

Veränderungen des Körpers: geschwollene Harnröhre (Entzündung), Harnstrahlveränderungen (z. B. durch Prostatavergrößerung), Restharn, Überlaufblase, Harntröpfeln

Dranginkontinenz, Gefahr/Risikofaktoren: Wirkung von Medikamenten (Diuretika), Koffein, Alkohol, Detrusorhyperreflexie als Folgen von Zystitis, Urethritis, Tumor oder Nierensteinen (Detrusor – Muskel zur Urinaustreibung); Erkrankungen des ZVS, beeinträchtigte Kontraktilität des Detrusors, unwirksame Toilettengewohnheiten, geringes Fassungsvermögen der Blase

NANDA-PD, Taxonomie

Urinausscheidung beeinträchtigt NANDA 00016
Stressinkontinenz NANDA 00017
Reflexinkontinenz NANDA 00018
Dranginkontinenz NANDA 00019
Urininkontinenz, funktionell NANDA 00020
Urininkontinenz, total NANDA 00021
Dranginkontinenz, Gefahr NANDA 00022
Harnverhalten (akut, chron.) NANDA 00023

1   Kriterien der Beobachtung

Miktionsstörungen: Urininkontinenz, Enuresis, Harnverhalt, Dysurie, Pollakisurie, Nykturie, Überlaufblase. **Veränderungen der Urinbeschaffenheit:** Beimengungen, Abweichungen von Uringeruch und -farbe, Abweichungen des spezifischen Gewichts. **Veränderungen der Urinmenge:** Polyurie, Oligurie, Anurie. **Veränderung des Harnstrahls.**

Beobachtungstechniken

PA:

- Wie oft müssen Sie Wasser lassen, am Tag und in der Nacht?
- Können Sie die Toilette selbstständig aufsuchen, die Kleidung öffnen, sich hinsetzen, sich säubern und wieder anziehen? Brauchen Sie Hilfestellung oder Hilfsmittel?
- Bestehen Auffälligkeiten bei der Miktion: Schmerzen, Veränderungen des Urins oder des Harnstrahls, Frequenz und Menge der Ausscheidung, Inkontinenz?
- Wird durch die akute Erkrankung das gewohnte Miktionsverhalten beeinträchtigt?
- Kennen Sie die Faktoren, die bei Ihnen Probleme mit der Blase hervorrufen?

PM: Blasenniveau palpieren; **Urin gewinnen** durch normale Miktion (Morgenurin, Spontanurin, Mittelstrahlurin), durch Katheter (Blasendauerkatheterurin, Einmalkatheterisierung); Urinteststreifen anwenden: Glukose-, Proteingehalt, pH-Wert des Urins; **Urinstatus,** bakteriologische Untersuchung; **Urin sieben, spezifisches Gewicht; Flüssigkeitsbilanz** berechnen; **Shuntfunktion** prüfen.

PZ: Der Patient
- ist in der Lage, die Ausscheidung selbstständig oder mit bestimmten Hilfsmitteln vorzunehmen,
- erkennt Veränderungen der Miktion oder der Urinbeschaffenheit und berichtet darüber,
- nimmt an diagnostischen (z. B. Urin sammeln) oder therapeutischen Maßnahmen (z. B. Beckenbodentraining) teil.

2   Pflegetherapeutisches Konzept

P: Zystitis-, Inkontinenzprophylaxe, Harnwegentzündungen und Steinbildungen entgegenwirken.

PM: **Urinausscheidung unterstützen** (▶ Tab. U1.2). Urinausscheidung bei Harnverhalt ermöglichen. **Urinkontinenzpflege** (▶ Tab. U1.3),. **Nationaler Expertenstandard »Förderung der Harnkontinenz in der Pflege«. Urinkontinenztraining**, z. B. Toiletten-, Blasen-, Klopf-, Credé-Handgriff, Selbstkatheterismus Beckenbodentraining, Maßnahmen bei Enuresis. **Blasenkatheter** legen, pflegen, wechseln, Männer und Frauen katheterisieren (▶ Tab. U1.5 und ▶ Tab. U1.6). **Suprapubische Blasendauerkatheter (SPDK)** versorgen, **Harnblase spülen** (Blasenspülung), **Blaseninstillation, Nephrostomie- und Ureterenkatheter, Urostoma versorgen, Diuretika anwenden, Shunt pflegen.**

3   Erkrankungen der Harnblase und Harnröhre

3.1   Zystitis und Urethritis

P: Viel trinken. Intimhygiene, Nieren- und Blasenregion warmhalten.

PM: Wichtigste M.: Blase durchspülen → **2–3 l/d trinken**. Krampfartige **Unterleibsschmerzen** lindern: mit **Wärme** (Wärmflasche, Bauchwickel; Füße, Beine, Unterleib warmhalten).

A/B: Erstmaliger, akuter Harnweginfekt: ↑ trinken, pflanzliche Mittel. Gesteigerte Trinkmenge für 2–3 Wo., auch wenn Beschwerden ↓. Blase häufig entleeren, damit Keime nicht in Richtung Nieren wandern.

3.2   Verletzungen von Harnblase und Harnröhre

P: Beim Autofahren anschnallen.

PM: Auf Anordnung Blase über Katheter spülen → entfernt Blutkoagel; Patient trinkt, solange der Katheter liegt, mind. 2 l/d.

❶ **Achtung:** Katheter nie abklemmen → gefüllte Blase ↑ Druck auf die Naht.

3.3   Harnblasenkarzinom

P: Risikobehaftete Stoffe einschränken bzw. vermeiden, Zystitis austherapieren.

PM: Post-op.-M. , bei künstlicher Harnableitung ▸ Kap. U1.2.

A/B: Regelmäßige Nachsorge → wichtig für weiteren Krankheitsverlauf, d. h. alle 3 Mo. Zystoskopie.

4   Urininkontinenz

P: ▸ Kap. U1.2.

PM: Ggf. post-op. Versorgung, Kontinenz fördern bzw. Einnässen vermeiden (▸ Kap. U1.2).

5   Erkrankungen der Prostata

5.1   Akute und chronische Prostatitis

P: Übermäßige Prostatareizung vermeiden, z. B. Intimbereich warm halten, Unterwäsche tragen, nach dem Schwimmen sofort Badehose wechseln. Chlamydien und Trichomonaden können durch Geschlechtsverkehr übertragen werden → Kondome benutzen.

PM: Akute Phase: **Bettruhe**, ggf. fiebersenkende M., Obstipationsprophylaxe. Ggf. Gespräche über Versagensängste im Sexualleben.

A/B: Kongestionsprostatitis: Bereich schonen, vorläufig kein Geschlechtsverkehr, Obstipation vermeiden. Warme Sitzbäder, feucht-warme Auflagen → schmerzlindernd, entspannend auch bei Prostatodynie.

5.2   Benigne Prostatahyperplasie (BPH)

SM: Harnverhalt: sofort Arzt aufsuchen, Urinableitung i. d. R. mit SPDK.

PM: **Post-op.** i. d. R. Frühmobilisation am gleichen Abend. Blasenspülung für 2–3 d (Blutkoagel ausspülen). 3-lumigen Spülkatheter auf Anordnung meist am 2. oder 3. d post-op. entfernen. Alternativ kann Spülflüssigkeit über SPDK in die Blase eingebracht und über transurethralen Katheter abgeleitet werden. SPDK auf Anordnung meist nach 2–3 d entfernen, transurethraler DK bleibt 10–14 d liegen.

A/B: Erklären, dass nach Katheter entfernen, evtl. Miktionsstörungen auftreten. Oft hilfreich: Beckenbodentraining.

5.3 Prostatakarzinom

P: Rektale Untersuchung zur **Krebsfrüherkennung bei Männern >45 J.**
PM: Einfühlsame Gespräche , peri-op.-M. Nach radikaler Prostatektomie wird ein transurethraler DK zw. Blase und Urethra gelegt → Anastomose Sicherung. Er bleibt bis zur Wundheilung 12–21 d liegen.
❶ **Achtung:** Bei versehentlichem Herausrutschen oder Ziehen des Katheters sofort Arzt informieren! Nie ohne Rücksprache neuen Katheter legen → Verletzungsgefahr. Post-op. verboten: Klistier, Einlauf, Darmrohr, Supp. → Verletzungsgefahr.

6 Urolithiasis (Harnsteinerkrankung)

P: **Steinrezidive** (bei 30–40%) **vermindern**: Alkoholkonsum einschränken. Mineralwasser, Zitronensaft, Kräutertee alkalisieren den Urin → beugt erneuter Steinbildung vor. Eiweiß- (<1 g/kg KG/d) und Natriumzufuhr (<100 mmol/d) einschränken. Urinausscheidung sollte 1,5–2 l/d betragen. Harnsäuresteine: evtl. Allopurinol (Zyloric → Harnsäure ↓).
SM: Stärkere, medikamentös kaum behandelbare Koliken, festsitzende Harnleitersteine oder drohende Urosepsis: **Harnleiterschienen** oder **perkutane Nephrostomie** → sofortige Entlastung des aufgestauten Nierenbeckenkelchsystems.
PM: 3–4 l/d Flüssigkeit anbieten. Patienten zu viel Bewegung animieren. Pflegepersonal oder Patient siebt den Urin. Urinmenge, -farbe, pH-Wert beobachten, spezifisches Gewicht 1×/d kontrollieren. Körpertemp. 2×/d kontrollieren (HWI rechtzeitig erkennen, Urosepsis vermeiden).
A/B: Auf prophylaktischer M. hinweisen: viel Flüssigkeit, Bewegung, Diät einhalten, HWI konsequent behandeln. Je nach Steinart: Ernährung umstellen → steinbegünstigende Substanzen im Blut und Harn ↓.

7   Erkrankungen und Funktionsstörungen der Nieren

7.1   Akute und chronische Pyelonephritis

P: Unteren HWI vollständig ausheilen lassen.
PM: Akute Phase: **Bettruhe**, ggf. zum Toilettengang aufstehen, viel trinken, z. B. Bärentrauben- oder Zinnkrauttee. Lokale Wärme, z. B. Wärmflasche in Nierengegend → schmerzlindernd. Tägl. Flüssigkeitsbilanz, Körpertemp. 2×/d kontrollieren. Bei Fieber: rektal messen, ggf. fiebersenkende M.

7.2   Akute und chronische Glomerulonephritis (GN)

PM: Je nach Ausprägung: mehrwöchige **Bettruhe**, ggf. mit Aufsteherlaubnis für kurze Intervalle, jedoch stets körperlich schonen. Flüssigkeitsaufnahme, Urinausscheidung, KG (Ödem erkennen), RR überwachen. Hypertonie, Ödeme, eingeschränkte Nierenfunktion: i. d. R. kochsalz-, flüssigkeits-, eiweißreduzierte Ernährung (verschlechtert evtl. Nierenfunktion → mit Arzt absprechen!).
A/B: Nach akuter Phase: Patienten, Angehörige zur Selbstbeobachtung anleiten.

7.3   Nephrotisches Syndrom

PM: Körperlich schonen. Puls, RR, KG (Ödem?), Urinausscheidung überwachen; eiweißreiche, kochsalzarme Ernährung; Thromboembolieprophylaxe. Auf Infektionszeichen achten (Körpertemp. ↑, Atemfrequenz ↑, Dysurie).

7.4   Akutes Nierenversagen (ANV)

PM: Patienten meist schwer krank → i. d. R. Intensivstation, ängstlich, oft unruhig → psychische Unterstützung und Zuwendung; häufig immobil, werden parenteral ernährt. Obligate M.: Ein- und Ausfuhrkontrolle 1×/h, 24-h-Bilanzierung; ZVD messen; tägl. Wiegen; engmaschige RR (Hypertonie), Puls (Rhythmusstörungen), Atmung (Lungenödem), Körpertemp. (Infektion), Bewusstsein (Schock, Urämie); spezif. Gewicht, Aussehen des Urins überwachen, dokumentieren.

Sorgfältige Mundpflege, Durstgefühl mit Zitronensaft, sauren Bonbons, Lutschen von Eiswürfel lindern.

Oligoanurie: natrium-, kalium-, eiweißarme Kost. Urämie-Folgen begegnen (trockene Haut, Juckreiz). **Polyurie:** reichlich trinken bzw. Flüssigkeitszufuhr i.v., ggf. 12-h-Bilanzierung. Stark gesalzene Kost (Natriumverluste über Urin ausgleichen). Kaliumreiche Kost (viel Obst, Trockenfrüchte, Nüsse, Kräuter), evtl. zusätzlich med. Kaliumsubstitution. Eiweißgehalt der Nahrung entsp. Nierenfunktion anheben.

7.5   Chronisches Nierenversagen (CNV)

P: Hauptsächlich Typ-2-Diabetiker betroffen → gesunde Lebensführung, um Diabetes zu vermeiden.

PM: Körperlich schonen, psychisch betreuen (Angst vor Zukunft und Dialyse). Dialysestation, Personals vorab kennenlernen → minimiert Ängste. RR, Puls (2×/d), Körpertemp., KG (1×/d) kontrollieren, 24-h-Bilanz. Angeordnete Trinkmenge, i. d. R. eiweiß-, Na-, K-arme Diät überwachen: 0,5–0,7 g Eiweiß/kg KG und kochsalzarmes Mineralwasser. **Na-arm:** keine Konserven, Fertiggerichte, Räucherwaren, salzige Knabbereien;. **K-arm:** Keine Aprikosen, Dörrobst, weiße Bohnen, Linsen, Kresse, Kürbis, Grünkohl, Blumenkohl, Artischocken, Endivien, Kartoffeln, Nüsse, Schokolade. Bei bevorstehender Dialyse Gefäße schonen (keine Blutentnahmen; Shunttraining) → erleichtert Shuntanlage. M. bei Dialyse. Nach **Nierentransplantation** post-op. überwachen, bes. Urinausfuhr. Wg. reduzierter Immunabwehr hygienische Regeln strikt einhalten; Zeichen von Transplantatabstoßung erkennen (Diurese ↓, Serumkreatinin ↑, RR ↑, Fieber); Zeichen sofort Arzt mitteilen.

A/B: Kranke , Angehörige einfühlsam vorbereiten, dass Erkrankung sich nicht bessert, sondern langsam verschlechtert; müssen sich damit auseinandersetzen, ihr Leben umzustellen, lernen, mit Dialyse zu leben oder sich für Organtransplantation entscheiden.

7.6   Verletzung der Nieren

PM: Schwere Verletzungen: Bettruhe. RR, Puls, Schmerzzustand, Bauchdeckenspannung, peritoneale Reizung und Ausscheidung überwachen; ggf. post-op. Überwachung.

7.7   Nierenarterienstenose

PM: Nach Gefäß-Op.: übliche post-op.-Kontrolle von Vitalzeichen, Wunde, genaue Flüssigkeitsbilanz. Am Op.-Abend oder 1. d post-op. Frühmobilisation (Gefäßabknickung vermeiden, d. h. auf längeres Sitzen verzichten, nur leicht aufgerichtete Oberkörperposition bis max. 30°).

7.8   Nierenkarzinom

PM: Nephrektomie post-op.-M.. Erkrankung ist mit Angst, Hoffnungslosigkeit und im Endstadium mit Trauer verbunden. Entspr. PD berücksichtigen. A/B: Nach Tumornephrektomie: In ersten 2 J. engmaschige Nachkontrolle. Bei Mikro- oder Makrohämaturie sucht Betroffener sofort Arzt auf.

8   Fehlbildungen der Harnorgane

8.1   Fehlbildungen der Harnblase

PM: ▸ Kap. U1.2

8.2   Fehlbildungen der Harnröhre

PM: ▸ Kap. U1.2

8.3   Fehlbildungen der Harnleiter

PM: ▸ Kap. U1.2

8.4   Doppelbildungen von Harnleitern und Nieren

PM: ▸ Kap. U1.2

V1 Vergewaltigungssyndrom

Grundständige PD

Vergewaltigungssyndrom: Trauma durch versuchte oder vollzogene erzwungene sexuelle Handlungen bis hin zum Geschlechtsverkehr, mit der Folge einer gravierend veränderten Lebensweise des Opfers*

Kennzeichen

Verbale Hinweise: Spricht über das Ereignis oder schweigt darüber (Kinder verstummen oft*), äußert Rachegefühle, Demütigung, Schuldgefühle, beginnt zu stottern*, spricht leise*, stockend, berichtet von Angstzuständen*, schmerzhafter Intimbereich*, Libidoreduktion bzw. -verlust*

Veränderungen im Verhalten: Weint*, lacht kaum*, schreckhaft*, ängstlich*, aufbrausend*, wird schnell wütend*; meidet soziale Kontakte*, Berührung, Männer*; geht nicht aus*, schläft unruhig*, hat Albträume*, isst wenig oder mehr als normal (Frustessen), konsumiert Tabletten*, Alkohol* usw., vermeidet aufzufallen* (z. B. durch weite, unauffällige Kleidung, keine Schminke), appetitlos*; Übelkeit*, embryonale Körperhaltung*

Veränderungen des Körpers: Muskelverspannungen oder -zittern, Hämatome, Verletzungen, Blutungen, Strangulationszeichen*

NANDA-PD, Taxonomie

Vergewaltigungssyndrom NANDA 00142
Vergewaltigungssyndrom, verstärkte Reaktion NANDA 00143
Vergewaltigungssyndrom, stumme Reaktion NANDA 00144

1 Kriterien der Beobachtung

Typische Verletzungen: Kopf: ausgerissene Haare, Kratz- und Schürfspuren im Gesicht, Schwellungen der Wangen nach Schlägen, Augenhämatome, eingerissene oder ausgerissene Ohrläppchen (Lobulus auriculae), blutige Lippen, eingerissene Mundwinkel, Blutungen der Zunge (nach Zungenbiss). **Oberkörper:** Hämatome, Prellungen, verletzte Brustwarzen, Bisswunden im Busen der Frau oder in der Brust des Mannes. **Unterkörper:** Hämatome, Schwellungen, Blutungen im Genitalbereich. **Extremitäten:** jegliche Verletzungen an den Handgelenken.

Reaktionen in der akuten Phase: **emotional:** Wut, Verlegenheit, Angst vor physischer Gewalt und Tod; **körperlich:** Übelkeit, Schwindel, Reizmagen, verändertes Essverhalten, urogenitale Störung; langfristige Reaktionen: z. B. Veränderungen im Lebensstil, Rückzug aus sozialen Beziehungen.

Beobachtungstechnik

PA: Einfühlsames Signalisieren von Sicherheit und dem Interesse, helfen zu wollen → behutsamer Beziehungsaufbau, Vertrauen schaffen. Länge des Gespräches legt Betroffene(r) fest (kann h, d dauern, bis alle pflegerelevanten Probleme mitgeteilt werden). Nicht in Form eines Interviews fragen!
PB: **Körperlich untersuchen, Beweise sichern:** i. d. R. zu zweit (Arzt, Pflegende), um Ausmaß der Verletzungen festzustellen und Spuren vom Vergewaltiger zu sichern. Betroffene mögl. in die Auswahl der Untersucher (männl., weibl.) einbeziehen!
PZ: Aufbau und Gestaltung einer vertrauensvollen Beziehung. Der Patient
– drückt Gewissheit aus, momentan in Sicherheit zu sein,
– drückt Vertrauen aus, z. B. durch Besprechen der Lebenssituation mit der Pflegeperson,
– nennt verfügbare Auswahlmöglichkeiten zu seiner Unterstützung.

2   Pflegerisches Konzept

P: Gewaltfreie Kommunikation, in Begleitung von anderen Menschen aufhalten, Kontrolle von sexuellen Impulsen, über Gefahr von Infektionskrankheiten (HIV, Hepatitis usw.) und entspr. Labortests informieren.
PM: **Vergewaltigte betreuen**, Privatsphäre wahren, Verhütungsmittel eruieren, Gefahr von Infektionskrankheiten klären. **Vergewaltigungsbewältigung. Vergewaltiger betreuen, pflegen.**
A/B: Angehörigen erklären, dass ein Trauma, ähnl. wie schwere Krankheiten, Zeit braucht, um zu heilen. Wichtig sind Vertrauen, Geborgenheit und Geduld; ggf. anregen, vertraute Gegenstände von zu Hause mitzubringen oder etwas Alltägliches mit der Betroffenen zu tun. Über Selbsthilfegruppen, Beratungsstellen und Unterstützungsmöglichkeiten für Angehörige informieren.

3   Lebenssituation

3.1   Vergewaltigung oder sexueller Missbrauch von Frauen, Männern und Kindern

SM: Informationen über Zivilcourage. Wird man selbst Zeuge → beachten: Hilfe organisieren (Notruf: 110), sich um das Opfer kümmern. Als Zeuge zur Verfügung stellen, Tätermerkmale einprägen. Helfen, ohne sich selbst in Gefahr zu bringen. Andere auffordern, aktiv und direkt mitzuhelfen.

PM: Körperliche Schäden beobachten und bis zur Heilung versorgen. Aktiv zuhören, Zuwendung schenken, sichere Umgebung schaffen, ggf. vor unerwünschtem Besuch abschirmen, Polizei einschalten. Da das grundsätzliche Vertrauen in andere Menschen stark beeinträchtigt sein kann, geduldig und gelassen bleiben, wenn der Patient misstrauisch und ängstlich reagiert.

A/B: Jugendamt ist **zur Inobhutnahme verpflichtet**, bei Gefahr für das Wohl des Kindes/Jugendlichen aufgrund von Misshandlung, Missbrauch oder fehlender Grundversorgung oder wenn Betroffene darum bitten. Kinder, Jugendliche haben das Recht, sich ohne Kenntnis der Eltern bzw. Sorgeberechtigten vom Jugendamt beraten zu lassen, wenn Beratung wegen Notlage erforderlich ist und durch Benachrichtigung der Eltern das Beratungsgespräch gefährdet würde. Sie dürfen eine Person ihres Vertrauens mitbringen. Selbsthilfegruppen, -foren im Internet.

R: Betroffenen profitieren von vertrauensvollen, stabilen Beziehungen zu verlässlichen Freunden und Angehörigen. Bei erheblichem Leidensdruck, z. B. durch Entwicklung psychischer Störungen → u. U. Entlastung durch zusätzliche Psychotherapie; auch für Angehörige oft hilfreich und nutzbringend, denn oft waren Misshandler früher selbst Misshandelte.

V2 Vergiftungsgefahr/Vergiftung

Grundständige PD

Vergiftungsgefahr/Vergiftung*: Gefahr, mit Medikamenten bzw. gefährlichen Substanzen in Berührung zu kommen oder sie versehentlich einzunehmen oder sichtbare Vergiftungskennzeichen*

Risikofaktoren/Vergiftungsgefahr: Unwissenheit bezüglich Medikamenteneinnahme*, -nebenwirkungen (NW)*, mangelndes Sehvermögen*, Tremor*, fehlende Sicherheitsmaßnahmen im Beruf bzw. beim Heimwerken*; giftige Substanzen bzw. Medikamente in der Wohnung*, nicht weggeschlossen*; Vorhandensein von Suchtsubstanzen (z. B. Alkohol, Drogen), verdorbene Lebensmittel*; Umweltverschmutzung*, giftige Pflanzen

Kennzeichen

Verbale Hinweise: »Mir ist schlecht«, äußert Schmerzen, stöhnt, jammert*

Veränderungen im Verhalten: Erbricht*, bewusstseinsverändert*, krümmt sich vor Schmerzen*, lässt unter sich*, schreit*, gewalttätig*, keine Eigenbewegung*, nicht ansprechbar*, reagiert nicht auf Schmerzreize*

Veränderungen des Körpers: Veränderte Hautfarbe* (rötlich, z. B. bei Kohlenmonoxidvergiftung, oder blass, grau, zyanotisch), veränderte Herzfrequenz* (Tachykardie, Bradykardie, Herzrhythmusstörungen), veränderte Atmung* (schnell, langsam), veränderte Pupillen* (weit: Mydriasis, eng: Miosis), veränderte Körpertemperatur (Hypothermie, z. B. bei Barbituratvergiftung; Hyperthermie, z. B. bei Neuroleptikavergiftung), fehlende Vitalzeichen*, bewusstlos*

Besonderheit: Mehrere Personen sind von gleichen Beschwerden betroffen, z. B. bei Lebensmittelvergiftung* (Salmonellen), Pilzvergiftungen*

NANDA-PD, Taxonomie

Vergiftungsgefahr NANDA 00086

1   Kriterien der Beobachtung

Ursächliche Noxen: Arzneimittel (v. a. Schmerz-, Beruhigungsmittel), Rauschmittel (Alkohol, Nikotin, Opiate), Gase (Kohlenmonoxid, Reizgase), Pflanzenschutzmittel (Herbizide, I), Tiergifte (Schlangen, Skorpione), Pilz-Pflanzengifte (Beeren), ätzende Stoffe (Säuren, Laugen). **Vergiftungsintensität** abhängig von: Toxizität des Stoffes (Giftes), Dosis, Einwirkzeit, Art der Aufnahme, Empfänglichkeit des Betroffenen.

Vergiftungszeichen/Spätschäden: gastrointestinal: Erbrechen als Schutzreflex, Übelkeit oder Durchfall; **zentralnervös:** starke Erregung oder Bewusstseinstrübung bis zum Koma, Krämpfe Kopfschmerzen, Schwindel; **psychisch:** Aggressivität, Depressionen, Halluzinieren; **Atmung, Kreislauf:** Atemlähmung, Kreislaufstillstand, Tachy- oder Bradykardie; **lokal:** Hautverätzung nach Kontakt mit Laugen, Säuren. **Herz, Kreislauf** (gestörte Erregungsbildung und -leitung, veränderter Herzmuskel): Herzrhythmusstörung, EKG-Veränderungen, Hypotonie, Lungenstauung.
Leber (Cholestase, Hepatitisähnl. Schädigungsmuster, akutes Leberversagen): Ikterus, Juckreiz, ↑ Leberwerte (AST, LDH, γ-GT, Bilirubin), Leberzirrhose, hepatisches Koma. **Niere** (Nierenversagen/-insuffizienz): ↓ Harnproduktion (Oligurie, Anurie), Hypertonie, ↑ Nierenwerte im Blut (Kreatinin, Harnstoff).
Luftwege/Alveolen (Pneumonie, chron. Bronchitis, z. T. mit Pleuraerguss, Abszess): Fieber <39°C, Husten mit Atemnot, Auswurf, schmerzhaftes Ein- u. Ausatmen, Dys-/Tachypnoe, O_2-Sättigung ↓.
Weitere Zeichen: Sprache: verlangsamt, verwaschen. **Geruch der Ausatmungsluft:** nach Alkohol; Erbrochenem; Bittermandel → Blausäure? **Pupillen:** Miosis → Opiatintoxikation?; Mydriasis → Vergiftung mit Schlafmed. oder trizyklischen Antidepressiva? **Einstichstellen:** häufig an Unterarm, Unterschenkel, Fußrücken, Leiste, Hals (V. jugularis externa), ggf. unter der Zunge. **Verletzungen der Mundhöhle:** durch Zungenbiss nach Krampfanfall, Entfernen von Erbrochenem (Aspirationspneumonie?), Verätzung. **Soziale Einbindung:** gepflegt/ungepflegt, verwahrlost; obdachlos; bestehende Depression.

Beobachtungstechnik

PA: Körperliche Symptomatik beobachten, direktes Umfeld inspizieren; bei Aufnahme nach versteckten Substanzen in persönlichen Sachen suchen.
SM beim Auffinden einer Person: Vitalzeichen, Atmung kontrollieren, Bewusstsein beurteilen → Bewusstseinsstadien (▶ Kap. B2.1) oder Komatiefe

→ Glasgow-Koma-Skala (▶ Kap. B2.1). Ggf. lebensrettende M. einleiten
(▶ Kap. L1). Ist **Vergiftungssubstanz bekannt** → diese bei Alarmierung der
Rettungsleitstelle mitteilen! Informationen und Erste-Hilfe-M. über Giftin-
formationszentralen. **Nach** mögl. **Ursachen suchen** bis Notarztes eintrifft
→ Informationen/Beobachtungen weitergeben: im direkten Umfeld (leere
Med.-Schachteln, sonstige Arzneimittel, leere Flaschen, Alkoholika, Reini-
gungsmittel, Essensreste, Pilze, Spritzenbesteck, Abschiedsbrief?); am Er-
krankten (Einstichstellen/Bisse, Krampfanfall, Grand-mal-Anfall, Wunden,
Verletzungen, Kopfplatzwunde, Bluten aus dem Mund, Zungenbiss, ein-
genässt?). **Substanzen nachweisen** Vergiftungssubstanz asservieren (leere
Med.-Schachteln, Glas mit Pulverresten, Spritze, ggf. Erbrochenes), ins KH
mitnehmen (wichtig für Diagnose, Antidotgabe).

Fremdanamnese: anwesende Personen bzw. Angehörigen befragen:

- Haben Sie irgendetwas beobachtet?
- Kennen Sie diese Person? Wie sind Sie miteinander bekannt oder verwandt?
- Wann haben Sie die Person das letzte Mal gesehen (Datum/Uhrzeit)?
- Wie und wo fanden Sie den Betroffenen?
- Wann fand die Gifteinnahme vermutlich statt?
- Hat der Erkrankte in den letzten d/Wo. Andeutungen gemacht? Ist Ihnen
  sonst etwas Besonderes aufgefallen?
- Handelt es sich Ihrer Meinung nach um Selbstmordversuch oder Unfall?
- Hat er einen Abschiedsbrief geschrieben oder zuletzt telefoniert?
- Sind Ihnen irgendwelche Krankheiten bekannt?
- Hat der Erkrankte regelmäßig Medikamente eingenommen? Wenn ja, welche?
- Nimmt er regelmäßig Alkohol, Medikamente oder Drogen zu sich?

Aufnahmegespräch (Wiederholungen vermeiden!):

- Was, wie viel und wann haben Sie eingenommen (Medikamente, Alkohol,
  andere Substanzen)?
- Gibt es noch leere Medikamentenschachteln, Flaschen (z. B. Reiniger)?
- Warum haben Sie es eingenommen (versehentlich oder in suizidaler Absicht)?
- Nehmen Sie regelmäßig Alkohol oder Medikamente zu sich (chron. Dro-
  gen- oder Alkoholabhängigkeit)?
- Haben Sie Vorerkrankungen und müssen Sie regelmäßig Medikamente ein-
  nehmen?

Fragenspektrum bei chron. Alkohol-, Tabletten- oder Drogenmissbrauch:

- Wie viel Alkohol trinken Sie tägl. (schon nach dem Frühstück, im Lauf des Tages oder erst abends nach der Arbeit)?
- Haben Sie eine Entgiftung gemacht? Gab es dabei Probleme (Delir oder Krampfanfall)?
- Haben Sie im Anschluss daran eine Therapieeinrichtung besucht?

PB: Proben nehmen, beschriften: Blut, Urin, Stuhl, Sekrete (Erbrochenes, Magensaft nach Magenspülung, Bronchialsekret nach Absaugen) → Drogenscreening, ggf. auch Ausatmungsluft auf Toxine untersuchen lassen.
❶ **Wichtig:** Urin, Blut **vor** Antidotgabe asservieren! Alle Asservate in Patientenakte für mögl. Ermittlungszwecke dokumentieren.
PZ: Der Patient
- unterstützt die Maßnahmen der Entgiftung,
- kennt gefährliche Stoffe (Pilze) und die Gefahren einer unsachgemäßen Lagerung,
- beherrscht die richtige Einnahme von Medikamenten,
- kennt die Wirkung von Genussmitteln.

2   Pflegetherapeutisches Konzept

P: Selbstschutz (ggf. Atemschutzmasken tragen); beim Umgang mit vergifteten Patienten Kontamination vermeiden → Schutzhandschuhe/-kleidung.
Versehentliche Einnahmen vermeiden: Reinigungs-, Haushaltschemikalien stets für Kinder, Menschen mit Minderbegabung, psychiatrischen Erkrankungen unter Verschluss aufbewahren. Giftige Substanzen kennzeichnen. Gefährdete schützen. Giftige Substanzen oder Med. in KH, PH etc. stets verschließen!
PM: Gifte entfernen: primär: Betroffene aus Gefahrenbereich bergen, Giftentfernung von der Haut, induziertes Erbrechen, Magenspülung; sekundär: bereits resorbierte Gifte entfernen, z. B. forcierte Diurese, Hämoperfusion/-dialyse; oral eingenommene Gifte Entfernung mit Erbrechen oder Magenspülung. **Bewusstlose** → stabile Seitenlage, stets intubieren, dann in Rückenlage weiterbehandeln.
Ätzende Gifte oder Gase → sofort abspülen, anschließend mit Seife reinigen (Selbstschutz!); Kontamination der Augen → unter fließendem Wasser oder mit Augenspülflasche ca. 10 min gründlich spülen. **Orale Aufnahme**

von ätzenden Substanzen → Patient soll Mund ausspülen und zur Verdünnung ca. 0,5 l Wasser trinken. ❶ **Wichtig:** nur in den ersten Min. sinnvoll!
Gasintoxikation → Patient sofort aus giftgashaltiger Umgebung entfernen, an die frische Luft bringen (Selbstschutz!) → ggf. O_2-Gabe über Nasensonde, Maske oder Intubation.

Antidota verabreichen: korrekt anwenden (»5-R-Regel«: Patient, Med., Dosierung, Applikationsform, Zeitpunkt). **Med. verabreichen:** vorher mit Anordnungen vergleichen; über Gebrauch, Wirkung/NW informieren; nach Verabreichung → Wirkung und NW beobachten, Auffälligkeiten dokumentieren. **Schutz-M.:** Fehler bei der Med.-Verabreichung → sofort Arzt verständigen!

A/B: Betroffene, deren Familien unterstützen, v. a. bei akuter Vergiftung, ausgelöst durch Verwechslung oder suizidal (oft Selbstvorwürfen, weil sie Vorzeichen für Suizid nicht erkannt haben) → ggf. psychiatrischen Dienst oder Seelsorge einschalten. Bei Drogenabhängigen Akzeptanz wichtig: ↓ Risiko des vorzeitigen Abbruchs der Entgiftung → Erfolgschancen ↑; wichtig: Motivationsarbeit, Gelegenheit für Gespräche.

3 Vergiftungen

3.1 Alkoholvergiftung

P: In Schulen aufklären; Jugendschutzgesetz einhalten (kein Alkoholverkauf an Jugendliche <16 J.).
SM: Hämodialyse bei areaktivem Koma mit beatmungspflichtiger, respiratorischer Insuffizienz und instabilem Kreislauf.
PM: **Akute Alkoholvergiftung:** »Ausschlafen«, Vitalzeichen, Atmung überwachen mit EKG-Monitor und Pulsoxymeter; BZ-Kontrollen (Alkoholabbau → BZ ↑); Betroffenen zureden, nicht schreien, keine Macht ausüben; bei Bewusstlosigkeit → stabile Seitenlage. Auf Anordnung Infusionstherapie.
Chron. Alkoholismus: Alkoholentzugssyndrom erkennen (Alkohol-Entzugs-Skala = AES). Krampfanamnese → evtl. Beißkeil, Rivotril bereithalten. Ziel: Patient stimmt Alkoholentgiftung, am besten mit anschließender Entwöhnungstherapie zu → Gespräche anbieten, aktiv zuhören.
Selbstschutz: Bei aggressiven Patienten → PM immer zu zweit, Fixierungsmaterialien bereitlegen (▸ Kap. G3). In Notsituationen darf sofort fixiert werden!

3.2 Alkylphosphatintoxikation

P: Beim Arbeiten mit entsp. Mitteln: Gefahrenhinweise beachten, Schutz-
kleidung; nie in Behälter ohne deutlichen Warnhinweis füllen!
SM: ❶ **Achtung, Selbstschutz:** keine Mund-zu-Mund-Beatmung oder
Mund-zu-Nase-Beatmung! Atmung, Kreislauf aufrechterhalten (Intubation
oder Beutel-Masken-Beatmung).
Orale Giftaufnahme: sofort Magenspülung. Kontaminierte Kleidung entfer-
nen. Kontaktaufnahme über Haut: sofort mit Wasser und Seife reinigen.
Antidot: Atropin.
PM: Intensivmedizinisch überwachen; Alkylphosphatintoxikation selten ak-
zidentiell (Präparate schmecken, riechen extrem abstoßend) → meist Sui-
zid- oder Mordversuch; Gespräche, aktiv zuhören, evtl. psychiatrischen
Dienst oder Seelsorge zuziehen.

3.3 Arsenintoxikation

P: Beim Umgang mit Arsen Mundschutz, Schutzhandschuhe tragen.
SM: 1-h-Regel → Magenspülung; Flüssigkeits-, Elektrolytsubstitution (wg.
Diarrhö), ggf. Katecholamingabe; **Antidot:** DMPS (Dimercaptopropansul-
fonsäure).
PM: Magenschlauch legen, Magenspülung unterstützen. Urin zur Arsenbe-
stimmung sammeln, asservieren. Ausscheidung unterstützen, bilanzieren,
regelmäßig wiegen, zum Trinken anhalten, Infusionstherapie überwachen
(Emesis, Diarrhö). Hautpflege, behutsame Mundpflege, **keine Nassrasur!**
(trockene, schuppige Haut, ggf. Schleimhaut-/Hautblutungen wg. Leberschädigung). Bewegen, Aufstehen, Gehen unterstützen (wg. Muskelschwäche).

3.4 Barbituratintoxikation

P: Über Wirkung der Med. aufklären: Phenobarbital in Hypnotika und Sedativa (z. B. Veronal, Luminal, Medinox, Noctal, Adalin). Intoxitationen
meist durch Suizid oder Überdosierung bei Abhängigkeit. Letale Dosis: ca.
4–6 g.
SM: Notarzt rufen! Leichte bis mittelschwere Vergiftung (Abwehrbewe-
gungen auf Schmerzreize vorhanden): überwachen, evtl. Magenspülung.
Schweren Vergiftung (tiefes Koma): Vitalfunktionen erhalten, bei Atemlähmung Mund-zu-Nase-Beatmung, vor Wärmeverlust schützen.

❶ **Wichtig:** Kein Erbrechen auslösen (Aspirationsgefahr)!
PM: Vitalzeichen, forcierte Diurese überwachen, M. bei Beatmung; Hautpflege, Dekubitusprophylaxe: Barbiturate verengen Kapillaren → **Gefahr:** Dekubitus Grad 1–3.

3.5   Benzodiazepinintoxikation

P: Tranquilizer (z. B. Diazepam [Valium], Flunitrazepam [Rohypnol], Dormicum) unterliegen dem Betäubungsmittelgesetz (BtMG), jedoch nicht der Betäubungsmittelverschreibungsverordnung (BtMVV). **Gefahr:** Einnahme ab 10–14 d → ggf. psychische und physische Abhängigkeit. Intoxikationen oft durch Suizid oder Überdosis in der Drogenszene.
SM: Orale Aufnahme, leichte Vergiftung → u. U. Magenspülung, Gabe von med. Kohle ausreichend; schwere Intoxikation mit Atemstillstandgefahr → evtl. **Antidot:** Anexate (NW: z. T. starke Entzugssymptomatik, deshalb oft kurze Beatmung).
PM: Bei stabiler Atmung: überwachen, »ausschlafen lassen«; Sicherheit geben, ggf. durch Bettgitter; Blut, Urin zur Giftbestimmung asservieren. Kommunikation/Interaktion unterstützen; drogenabhängige oder suizidale Patienten: beruhigende Gespräche.

3.6   Cannabisintoxikation

P: Bereits Kinder über NW, Gefahren aufklären: Cannabis verschlechtert Kurzzeitgedächtnis; hohe Dosen → Schwindel, Angstgefühl, Paranoia, akute exogene Psychose mit Halluzinationen; schlimmste Folgen: amotivales Syndrom, Fertilität ↓, embryonale Missbildungen.
SM: Beruhigen, Ängste nehmen.
PM: Vitalzeichen überwachen; Reste von Plätzchen, Zigaretten sicherstellen (Giftanalyse); psychisch betreuen. **Echte Vergiftungen:** Benzodiazepine (beruhigen) und Neuroleptika (gegen Halluzination).
A/B: Weltweit meistgebrauchte illegale Droge; konsumiert als Marihuana (getrocknete Blätter, Blüten) oder Haschisch. Wirkung: euphorisierend, entspannend, antiemetisch → Diskussion: Einsatz zur Therapie, z. B. gegen Erbrechen bei Zytostatikatherapie.

3.7 Zyanidintoxikation

P: Salz der Blausäure (z. B. in Zigarettenrauch, Bittermandel-, Pfirsich- und Aprikosenkernen, Maniokknollen, Bambussprossen, Leinsamen).

❶ **Wichtig:** 5–10 Bittermandeln können bei Kindern tödlich sein! Verwendung in der Industrie als Lösungs-, Schädlingsbekämpfungsmittel, bei Düngemittelproduktion, zur Edelmetallgewinnung, Stahlhärtung → Schutz-M.!

SM: Aus Gefahrenbereich entfernen; Notarzt rufen. Leichte Intoxikation: **Antidot:** Natriumthiosulfat; schwere Intoxikation: **Antidot:** 4-DMAP (4-Dimethylaminophenol) i.v., dann Natriumthiosulfat-Lsg. infundieren; evtl. Beatmung, kreislaufunterstützende M.

PM: Vitalzeichen, O_2-Konzentration im Blut (Pulsoxymeter) überwachen.

3.8 Kohlenmonoxidintoxikation

P: Vorkommen in Luft, Erd-, Gruben-, Auspuffgasen und bei Verbrennung von Kohle, Erdöl, Holz → Intoxikationsgefahr bei Kohleöfen; Suizid oft durch Einleitung von Autoabgasen.

SM: Aus Gefahrengebiet bergen (Selbstschutz!) → CO wird schnell abgeatmet → O_2 kann sich wieder an Hb binden. **Antidot:** O_2-Zufuhr

PM: Anfangs keine aktivierende Pflege → verbunden mit ↑ O_2-Verbrauch (Gefahr: AZ ↓).

A/B: CO penetriert rasch in die Plazenta → evtl. bleibende Schäden beim Fetus rauchender Mütter.

3.9 Knollenblätterpilzintoxikation

P: Ohne Kenntnis keine Pilze sammeln, zubereiten; bei Unsicherheiten → Apotheke oder Pilzberatungsstelle aufsuchen. Aufnahme: oral, häufig mehrere Familienangehörige betroffen, typische Latenzzeit 7–24 h → sofort Arzt aufsuchen!

SM: Magenspülung; **Antidot:** Silibinin (Legalon), Penicillin.

PM: Intensivmedizinisch. überwachen; vorsichtige Mund-, Nasen-, Blasendauerkatheterpflege, **keine Nassrasur!** (Blutungsgefahr ↑wg. Leberschädigung); Bewusstsein stimulieren, Denkprozesse, Orientierung unterstützen, trainieren. Ggf. Bettgitter (Ammoniak ↑ wg. Leberschädigung → Gedächtnislücken, ggf. totale Desorientierung). Psychisch betreuen → oft mehrere Angehörige betroffen, evtl. schon gestorben.

A/B: Giftige Substanz: Amatoxin. Abbau → Leberschädigung, evtl. Leberkoma → 20% der Patienten mit schweren Vergiftungen sterben nach 7-10 d.

Gesundheitsberatung

- Knollenblätterpilz hat weiße, der Wiesenchampignon rosafarbene bis braune Lamellen.

3.10   Lithiumintoxikation

P: Einsatz als Psychopharmakon → regelmäßig Bestimmung bei längerfristiger Lithiumtherapie.
MT: Reduktion der Lithiumkonzentration → forcierte Diurese mit Triamteren, Spironolacton oder Euphyllin; bei bestehender Niereninsuffizienz → Hämodialyse.
PM: Psychiatrische Grunderkrankung berücksichtigen (mit dem Patienten sprechen); Vitalzeichen überwachen (ggf. Herzrhythmusstörungen, Krampfanfälle); Ausscheidung bilanzieren, tägl. wiegen (wg. Diabetes insipidus, Diarrhö); nicht blähende oder abführende Kost; Nahrungsaufnahme unterstützen (wg. grobschlägigem Tremor). Intimpflege (wg. Diarrhö, Emesis).

3.11   Methanolintoxikation

P: Verwendung als Lösungsmittel, Kraftstoff für Modellflugzeuge, entsteht bei Destillation von Obstschnäpsen. **Letalität:** oral 30–100 ml Methanol. Bei Hautkontakt sofort mit Wasser abwaschen → Resorption toxischer Dosen mögl.
SM: Orale Giftaufnahme: Magenspülung, Gabe von Kohle und Glaubersalz; **Antidot:** Ethanol oral (bei bewusstseinsklaren Patienten vom Notarzt: z. B. 100 ml Schnaps) oder Alkoholkonzentrat i.v.
PM: Psychisch begleiten (u. U. Erblindung); in der Akutphase überwachen; Infusionstherapie überwachen; für Sicherheit sorgen, ggf. Selbstversorgungsfähigkeiten unterstützen (bei Erblindung).

3.12   Nitratintoxikation

P: In Lebensmitteln (Konservierung von Käse, Fleischwaren), Trinkwasser und Pflanzen; als Reinsubstanz vorwiegend in der Industrie oder als **Med.** zur KHK-Therapie → **Gefahr: Überdosierung** Aufnahme: oral (belastete Lebensmittel, Tbl., Kaps.), perkutan (Pflaster), pulmonal (Aerosol).

SM: Vitalfunktionen aufrechterhalten, ggf. intubieren, beatmen. **Antidot:** Toluidinblau oder Methylenblau; je nach Zustand Blutaustauschtransfusion. **PM:** Vitalzeichen überwachen, je nach Zustand intensivpflegerisch betreuen (inkl. Beatmung).

3.13 Opiatintoxikation

P: Opioide, Morphine, wg. Gefahr der Suchtauslösung der BtMVV unterstellt. Gewünschte Wirkung: Blockade von Schmerz, Angst, starke Euphorie, ↑ Selbstbewusstsein → deshalb Konsum in der Drogenszene (z. B. Heroin, Kodein, Dihydrokodein, Morphin, Pethidin [Dolantin], Levomethadon [Polamidon], Tilidin [Valoron N], Fentanyl) → Folgen lebenszerstörend. **Aufklärung** (Schule); **nie** »zum **Probieren**« überreden lassen.
SM: Schwere Intoxikation: Intensivtherapie, Herz-Kreislauf-Funktion unterstützen, Beatmung, Drogenschnelltest; **Antidot:** Naloxon (Narcanti; enge Indikationsstellung → löst bei Abhängigen u. U. starke Entzugsymptome aus).
PM: Urin asservieren, Entzugserscheinungen beobachten, setzen nach ca. 1,5–2 d ohne Suchtstoff ein (Entzugssyndrom); leichte Vergiftung: ausschlafen lassen, überwachen.
A/B: Sehr starke psychische und körperliche Abhängigkeit, häufig Tod durch Überdosierung oder giftige Beimengungen. **Langzeitfolgen:** Persönlichkeitsabbau, Intelligenzverlust, Wahnideen, Reizbarkeit, Aggressivität, Egozentrik, Gehirnschäden, Verwahrlosung, Beschaffungskriminalität/Prostitution, Kachexie bis zum Verfall, häufig Hepatitis, Aids. **Reiner Opiatentzug:** selten bedrohliche Komplikationen → i. d. R: ohne Med. (»kalter Entzug«). Bei vegetativen Entzugsymptomen (Erbrechen, Diarrhö) → Med. Stationäre Entgiftung dauert bei Heroinentzug 5–7 d, bei Methadonentzug 2–3 Wo.

3.14 Paracetamolintoxikation

P: Schmerz-, fiebersenkend, z.B. Ben-u-ron, Talvosilen. **Gefahr:** Wird oft verwendet, gilt deshalb als ungefährlich. Toxische Dosis bei Kindern: ca. 125 mg/kg KG. Letale Dosis bei Erwachsenen: 15–25 g.
SM: Ggf. **Antidot:** N-Acetylcystein.
PM: Je nach Stadium: Vitalzeichen überwachen; **keine Nassrasur!**; vorsichtige Mundpflege, Blasendauerkatheterpflege (Blutungsgefahr ↑ wg. Leberschädigung); Hautpflege (wg. Ikterus, Juckreiz). Psychisch betreuen (→ Lebertransplantation ggf. einzige Rettung).

3.15   Leberzirrhose

P: Häufigste Ursachen in Mitteleuropa: chron. Alkoholabusus (ca. 50%), chron. Virushepatitis (ca. 25%).

PM: Diätberatung (vitaminreiche, eiweiß-, kochsalzarme Mischkost), Ein-, Ausfuhrkontrolle, tägl. wiegen (wg. Ödeme, Aszites → Kochsalz-, Flüssigkeit beschränken; Diuretika → Ausschwemmung ↑); auf regelmäßigen Stuhlgang achten (Ammoniak ↑→ evtl. verwirrt).

Hautpflege, **keine Nassrasur!** (wg. Pergamenthaut; Gerinnungsstörung); Dekubitus-, Kontraktur-, Thrombose-, (wg. AZ ↓), Pneumonieprophylaxe (Aszites → Atmung ↓). Ggf. Aszitespunktion unterstützen. Ösophagusvarizen: (Kap. N1).

A/B: Nicht unbedingt notwendige Med. absetzen (bes. Beruhigungsmittel → können hepatische Enzephalopathie verschleiern). Schädliche Noxen ausschalten!

W1 Wachstum und Entwicklung beeinträchtigt

Grundständige PD

Wachstum und Entwicklung beeinträchtigt*: Abweichungen beim Gedeihen des Körpers und/oder Reifen von geistigen Fähigkeiten*, bei Kindern rückläufige Mechanismen mit Zunahme des Alters*

Risikofaktoren/Entwicklung beeinträchtigt, Gefahr: Angeborene, genetische Störung; falsche Ernährung der Mutter während der Schwangerschaft; Multiparität (Mehrfachgeburten); Fehlbildungen; Konsum von schädigenden Substanzen (Nikotin, Alkohol, Drogen, Medikamente); Infektionen, Frühgeburten, Mangelernährung, gestörtes Fütterungs- oder Essverhalten der Erziehungsperson(en), Anorexie*, Adipositas*, chronische Erkrankungen, Armut

Risikofaktoren/kindliche Verhaltensorganisation unausgereift, Gefahr hohes Risiko: Schmerzen, schmerzhafte Behandlungen; orale oder motorische Probleme; Intoleranz bezüglich Fütterungsversuchen*; überstimulierende Kindsumgebung; fehlende Begrenzungen* (z. B. durch Einhüllen); Infektionen*, Hyperbilirubinämie*, Hypothermie*; körperliche Dysfunktionen* (z. B. respiratorisch, neurologisch, kardial); suchtkrank*

Kennzeichen

Verbale Hinweise:

Allg.: Stottern, spricht undeutlich, veränderter Wortschatz

Bei Kindern: Sprachstörungen, z. B. benutzt eingeschränkten Wortschatz bzw. »Babysprache«* aktiver (aufgeregter besorgter Blick) oder stiller Wachzustand (starrer, abgewandter Blick); irritiertes, panisches Weinen; schwer zu beruhigen; unfähig, die Aufmerksamkeit zu halten; äußert Knochenschmerzen aufgrund des Wachstums*

Bei alten Menschen: Veränderte Stimmlage* (Stimmhöhe bzw. -tiefe), benutzt veralteten Wortschatz*, spricht leise oder sehr laut (bei Schwerhörigkeit*); klagt über Seh-/Hörschwäche*, Mobilitätseinschränkung*, äußert Schmerzen aufgrund degenerativer Veränderungen*

Veränderungen im Verhalten:
Allg.: Unkonzentriert*, lustlos*, aggressiv*, ungehalten*, reduzierte oder übermäßige körperliche Bewegung*
Bei Kindern: Auf die Mutter fixiert*, meidet Kontakt zu anderen Kindern*, hyperaktiv*, unruhig*, gibt keine Antwort auf Fragen*, keine Ausdauer bei Tätigkeiten (z. B. spielen)*; verlangsamtes oder verfrühtes, beschleunigtes Aneignen von Fähigkeiten*
Bei alten Menschen: Eignet sich verlangsamt Fähigkeiten an*, vergisst Gelerntes*, geht langsam*, bewegt sich weniger*, kann nicht lange stehen*
Veränderungen des Körpers:
Bei Kindern: Verändertes Größenwachstum (zu klein, zu groß)*, veränderte Körperproportionen*, mangelnde Intelligenz*, Über- oder Untergewicht*, veränderte Zahnentwicklung*
Bei alten Menschen: Abnahme der geistigen (z. B. reduziertes Kurzzeitgedächtnis) und körperlichen Fähigkeiten*, Zahnverlust*, degenerative Veränderungen (z. B. Arthrose)*, häufig Verlust von Körpergröße, Gewicht, Muskelgewebe*; Flexionshaltung* (gebeugt)

NANDA-PD, Taxonomie

Zahnbildung beeinträchtigt NANDA 00048
Wachstum und Entwicklung verzögert NANDA 00111
Entwicklung verzögert, Gefahr NANDA 00112
Wachstum unproportional, Gefahr NANDA 00113
Kindliche Verhaltensorganisation unausgereift, Gefahr NANDA 00115
Kindliche Verhaltensorganisation unausgereift NANDA 00116
Bereitschaft für eine ausgereifte kindliche Verhaltensorganisation NANDA 00117

1   Kriterien der Beobachtung

Abweichungen im Kindes- bzw. Jugendalter (Zusammenhänge): **Übergewicht:** Fehlernährung, endokrine Erkrankung, falsche Ernährung, Bewegungsmangel, -einschränkungen, Appetitsteigerung in der Adoleszenz, psychische/familiäre Probleme, fehlende Ernährungserziehung. **Untergewicht:** schlechte Versorgung in der Schwangerschaft, Nikotinabusus, Fehlernährung, Erkrankungen (z. B Zöliakie, Diarrhö), Nahrungsverweigerung, keine Zeit zum Essen z. B. wg. Hyperaktivität, appetitlos, Fieber, Stress, Heimweh, Angst, falsches Schönheitsideal, Kummer.

Veränderte **Körperproportionen:** Fehlbildungen, Längenwachstum verändert, Fehlernährung. **Zahndurchbruch/-defekte:** falsche Ernährung, mangelnde Zahnpflege.

Hohe/eingeschränkte/mangelnde **Intelligenz:** fehlende Reize, wenig Beschäftigung, wenig Förderung, intelligenzeinschränkende Erkrankungen, Vernachlässigung, Lernschwäche, viel Fernsehen, geistige Behinderung, Lern-Lese-Schwäche, kein Interesse an Eigenaktivitäten. **Konzentrationsschwäche:** ständig wechselnde, zu starke, zu viele Umgebungsreize, permanente Störungen, starke Unruhe, keine sichere Bindung, Hyperaktivität, konkurrierende Interesse, übermächtige Angst, psychische Probleme. **Überaktivität:** Entzugserscheinungen bei Sucht der Mutter, Stoffwechselerkrankungen, dauernder Umfeldwechsel, Angst, minimale zerebrale Dysfunktion, Überforderung, Angst, etwas zu verpassen, Gruppendruck, überhöhte eigene Erwartungen. **Soziale Integration gestört:** unsichere Bindung, Überbehütung, Angst vor Verlust, Kontakt zu Gleichaltrigen reduziert/nicht gelernt, Einzelgänger.

Physiologische Veränderung im Alterungsprozess: Mobilitäts- und Bewegungseinschränkungen, Gleichgewichtsstörungen, verlangsamte Reaktion, Nachlassen der Sinne, nachlassendes Temp.-gefühl, Nachlassen der Stimme, Durstverlust, Vergesslichkeit, langsameres Lernen, abnehmende Abwehrkräfte, Schlafbedarf ↓, Kontinenzprobleme.

❶ **Wichtig:** nachlassende Stimme, Gehör, Gedächtnis und Kontinenz → fördern soziale Isolation.

Beobachtungstechniken

PA: Kinder möglichst ins Aufnahmegespräch einbeziehen; Jugendliche entscheiden sich für ein Gespräch mit oder ohne Eltern (≥16 Lj. Jugendliche siezen bzw. Anrede vereinbaren, gilt auch für geistig behinderte Menschen); mit alten, z. B. schwerhörigen Menschen laut, deutlich sprechen:

- – Wann haben Sie von der Abweichung erfahren, bzw. wann ist sie das erste Mal aufgefallen?
- – Wie kompensieren Sie das Handicap im alltägl. Leben?
- – Wie erfolgt Ihre Selbstversorgung in der häuslichen Umgebung? Gibt es Aspekte, die wir genauso übernehmen und ausführen sollen?
- – Bei welchen Handlungen wollen Sie unterstützt werden; welche sollen wir übernehmen?
- – Absolvieren Sie ein Übungs- oder Trainingsprogramm, um dem Handicap entgegenzuwirken?

PB: Körpertemp., Puls, Atmung, RR beim 1. Kontakt ermitteln; aktuellen Entwicklungsstatus durch Beobachten, Untersuchen einschätzen; bei Neugeborenen Screeninguntersuchungen und Vorsorgeprogramme feststellen. Körperliche, geistige Fähigkeiten, Verhalten prüfen; Körperlänge, frontookzipitaler bzw. bitemporaler Kopfumfang, KG messen (standardisierte Wiegebedingungen für vergleichbare Messdaten); Somatogramme/Perzentilkurven über längeren Zeitraum führen.

PZ: Das Kind (oder der Patient, der alte Mensch)

– zeigt Zeichen von Selbstbewusstsein,

– kann über seine Einschränkungen sprechen,

– nimmt am normalen Leben teil,

– hat best. Handlungen gelernt.

2   Pflegetherapeutisches Konzept

P: Vorsorgeuntersuchungen für Kinder. Gesunde vollwertige Ernährung → verhindert Übergewicht (↓ Risiko für Hypertonie, Herz-Kreislauf-Erkrankungen, Diabetes mellitus), Sport, Spielen im Freien → verhindert Rückenschmerzen, Wohlstands-, degenerative und Herz-Kreislauf-Erkrankungen. Bei **Älteren**: Knochenabbau bremsen (kalziumreiche Nahrung), Immunsystem stärken (weniger Stress, Alkohol, Nikotin; bei Übergewicht Kalorienreduktion, regelmäßig bewegen, vitaminreiche Ernährung). Trinken auch ohne Durst; kalorienbewusst mit hoher Nährstoffdichte ernähren; geistig fit bleiben (Spazieren gehen, Treppensteigen → Durchblutung ↑ → O_2-Versorgung ↑, Lesen, diskutieren, Lebenserinnerungen aufschreiben, Kreuzworträtsel lösen).

PM: Kinder bei Untersuchungen ablenken, halten. Spielen unterstützen, Lernen fördern. Menschen mit körperlichen und geistigen Handicaps betreuen, Unvoreingenommenheit, Ressource nutzen, wertschätzen; ↓ verbale Kommunikation → Körperkontakt, Mimik, Gebärden, Handzeichen und Spiele; vertraute Umgebung. Entwicklung durch **Kinästhetik** unterstützen; Eltern einbeziehen. **Therapiemöglichkeiten** anbieten, organisieren, z. B. Basale Stimulation; rhythmische Anregung; Bobath-Übungen; Vojta-Methode; Moto-, Hippo-, Mal- bzw. Kunst-, Spiel-, Musiktherapie. Logopädische Übungen (Sprachförderung, Sprachtherapie).

A/B: Entwicklungsförderung nicht ohne Eltern mögl. Frühförderung.

Gesundheitsberatung

– Spielen erhält und fördert kognitive und motorische Fähigkeiten.

3   Gedeihstörungen

Über- oder Untergewicht (▶ Kap. N1). Ursachen für veränderte Körpergröße: Mangel oder Überproduktion von Hormonen, Ernährung, soziales Umfeld.

3.1   Kleinwuchs

P: Osteogenesis imperfecta: gezieltes, vorsichtiges Anfassen, Hochnehmen; harte Ecken oder Gegenstände beseitigen, an denen Betroffener sich stoßen kann.
PM: Prä-op. M. bei operativen Korrekturen. Med.-Einnahme überwachen (bei Hormonbehandlung); informieren über Ilisarov-Apparat; Rahmenbedingungen an Leistungsfähigkeit anpassen; frühzeitig in den Alltag integrieren. Förderung von Selbsthilfe, Selbstständigkeit → unterstützt Selbstbewusstsein. Achondroplasie: nicht zu früh aufrichten → Rücken schonen. Häufig **Infekte** von Mittelohr, Atemwegen: regelmäßig HNO-Arzt konsultieren; Atemstörungen kontinuierlich überwachen!
A/B: Kleinwüchsige sind geistig meist völlig normal entwickelt → wie andere ihrer Altersklasse behandeln! Eltern neigen oft zu Verwöhnverhalten, müssen lernen, weder zu unter- noch zu überfordern. Fragen der Kinder nach der Erkrankung kindgerecht beantworten. Kindern anleiten, sich wirksam und originell anderen gegenüber durchzusetzen. Rückhalt von Familie, Freunden; frühzeitig in altersentspr. Gruppen einbinden. Ungezwungen miteinander umgehen, Themen offenen ansprechen z.B. Kleinwuchs, Anpassung im öffentlichen Leben, Akzeptanz des Andersseins.

3.2   Hoch-, Riesen-, Großwuchs und Akromegalie

P: Regelmäßige Vorsorgeuntersuchungen! Kinder versuchen z.T. kleiner zu wirken → **Gefahr:** Haltungsschäden → durch Sport normalisieren. ↑ Leidensdruck → psychologische Hilfe.
PM: Unterscheiden: Hochwuchs (verstärktes Längenwachstum, oberhalb der 97. Perzentile), Großwuchs (Makrosomie: Überschreiten der altersgemäßen Durchschnittslänge um 23%), Riesenwuchs (Gigantismus oder Hypersomie: Überschreiten der altersgemäßen Durchschnittslänge um 40%), Akromegalie (selektive Größenzunahme der Akren nach Abschluss des Wachstumsalters durch vermehrte STH-Produktion).
❶ **Vorsicht:** Körpergröße vermittelt falsches Bild vom Entwicklungsstand der Kinder → bei Anforderungen biologisches Alter zugrunde legen! Peri-op. M.

bei Entfernung des Hypophysenadenoms. Geschlechtshormontherapie oder
Med.-Einnahme überwachen (bei Akromegalie oft Dopaminagonisten).
A/B: Große Menschen machen anderen oft Angst; Menschen mit Akromegalie werden oft als hässlich empfunden und abgelehnt. Betroffene leiden
darunter → Eltern beraten, »Klub Langer Menschen«.

4   Störungen des Verhaltens

4.1   Aufmerksamkeitsdefizit-Hyperaktivitäts-Störung

P: Frühzeitiges Erkennen → **frühzeitige**, gezielte **Therapie** (lernen, Verhalten anzupassen, mit ihrem Anderssein umzugehen, sich selbst zu akzeptieren) und Vorbeugung von Beziehungsstörungen zw. Eltern, Kind und Umwelt. Familienzentriertes oder Response-cost-Verfahren. Kontinuierliches,
konsequentes unmittelbares Reagieren auf auffälliges Verhalten.
PM: Unterscheiden: Aufmerksamkeitsdefizitstörung (ADS) kann isoliert
oder in Verbindung mit Hyperaktivität (ADHS) auftreten.
KH-Aufenthalt mit neuen Eindrücken und fremden Menschen ist wg.
Reizfilterschwäche starke Belastung → Verständnis entwickeln. Beschäftigung der Kinder, z. B. Entspannungsgeschichten vorlesen, Einreibungen mit
beruhigenden Ölen, warmes Vollbad mit Lavendelöl, Duftlampe, warme
Brustwickel, Spiele, ohne dabei herumzutoben → unterstützen gewünschte
Ruhe. Grenzen setzen, Regeln aufstellen. Belastung der Mitpatienten beachten. Einbeziehen in die Pflege; geringe Frustrationstoleranz bedenken; Lob
und Anerkennung; Aufmerksamkeit bei Wutanfällen entziehen. Eltern einbeziehen, aber auch entlasten. Einheitliches Verhalten im Umgang mit dem
Kind. Med.-Einnahme beaufsichtigen; NW: Appetitveränderungen, Schlafstörungen, Kopf- und Magenschmerzen → enge Indikationsstellung.
A/B: Eltern befähigen zu erkennen, dass ihr Kind auch witzig, phantasievoll,
aufgeschlossen ist, und selbst mit seinem Zustand nicht zufrieden ist. Informieren: Nur strukturiertes, konsequentes Vorgehen mit **Bonus-Malus-Prin-
zip** → hat langfristigen Erfolg. Kontakt zu Selbsthilfegruppen vermitteln.

5   Nebenschilddrüsenerkrankungen

Überfunktion, sog. Hyperparathyreoidismus der Nebenschilddrüse → evtl.
Osteomalazie (Knochenerweichung). **Unterfunktion**, sog. Hypoparathyreoi-
dismus → evtl. Zahnentwicklungsstörungen und Osteodystrophie (► Kap. E3).

6   Nebennierenerkrankungen

6.1   Hyperaldosteronismus/Conn-Syndrom

PM: Bei Beschwerden RR messen, abweichende Werte Arzt mitteilen. Bei Hyperaldosteronismus Wasserlassen häufig → Zimmer mit Toilette oder, je nach AZ, Nachtstuhl, Urinflasche ans Bett. Peri-op. M. bei entfernen eines Nebennierenrindenadenoms.

6.2   Hypoaldosteronismus

P: Informieren: **Addison-Krise** kann durch Stresssituationen ausgelöst werden (z.B. psychische Anspannung, fieberhafte oder schwere Erkrankungen, Op., Schwangerschaft), Stresssituationen erkennen (**Vorboten:** zunehmende Schwäche, Unruhe, Übelkeit, Erbrechen, verminderte Urinausscheidung), damit umgehen. Ältere Patienten, die Kalziumantagonisten oder β-Blocker erhalten: aufklären über Zeichen des Hypoaldosteronismus.
❶ **Wichtig:** Patienten tragen Notfallpackung bei sich: Addison-Notfallausweis und 100 mg Hydrokortison!
SM: Bei Hyperkaliämie >6 mmol/l → **Gefahr:** Herzrhythmusstörungen, Herzstillstand → frühzeitige Therapie mit Mineralokortikoiden. Addison-Krise: sofort Dehydratation ausgleichen, hochdosierte Glukokortikoidgabe, Intensivstation.
PM: M. Addison: Kochsalzgabe, meist lebenslang Glukokortikoide und ggf. Mineralokortikoide → RR regelmäßig messen. In Stresssituationen: Dosisanpassung; bei Schichtarbeitern Med. deren Rhythmus anpassen. KG, Blutbild, BZ, Serumelektrolyten, Symptome des Gastrointestinalstrakts und Bewegungsapparats beobachten. Über NW, Symptome aufklären; zur Selbstbeobachtung anleiten.
A/B: Schwangerschaft bedeutet für Addison-Patientinnen kein Risiko. **Langzeitbehandlung** mit **Glukokortikoiden** → NW: Iatrogenes Cushing-Syndrom, Magen- oder Zwölffingerdarmulkus. Osteoporose, selten Myopathie an Extremitäten, Schulter- und Beckengürtel (Ernährung → Eiweiß und Kalzium anpassen, regelmäßige Bewegung beeinflusst Osteoporose positiv), KG ↑ → evtl. Kalorienreduktion; wg. Gefahr der Flüssigkeitsretention → tägl. KG-Kontrolle; Thromboseneigung ↑ unter Kortikoidtherapie → bei bestehenden Gefäßschäden ggf. Antikoagulanzientherapie; immunsuppressive Wirkung → Infektanfälligkeit ↑ und Wundheilungsstörungen → auf Krankheits- und Entzündungszeichen achten. Neben Nervosität, Schlaf- und Antriebsstörun-

gen euphorische oder depressive Phasen mögl. → Betroffene informieren: Haut wird oft dünner, damit verletzbarer, v. a. bei lokal angewendeten Kortikoiden → vorsichtige Hautpflege, Verletzungen vermeiden! Zugeführtes Glukokortikoid hemmt ACTH und CRH mindert körpereigene Glukokortikoidsekretion. Abruptes Absetzen → akute Nebennierenrindenunterfunktion. Gewissen Schutz bildet Nachahmung des inkretorischen Tagesrhythmus.

6.3 Cushing-Syndrom

P: Bei Hydrokortisonbehandlung für die Therapiedauer Kortisolnotfallausweis bei sich tragen!
MT: Ggf. Tumoren entfernen.
PM: 24-h-Sammelurin (→ Kortisolmetabolitenbestimmung); peri-op. M. bei Hypophysen- oder Nebennierenrinden-Tumorentfernung → anschließend **Hydrokortison**, ggf. lebenslang → **NW:** Infektanfälligkeit, dünne Haut, Hypotonie, Ödemneigung → Infektionsprophylaxe, vorsichtige Hautreinigung und -pflege, keine Pflaster (ggf. hautfreundliches). Regelmäßig RR messen, tägl. wiegen, kalorienreduzierte, salzarme, aber kaliumreiche Ernährung. Op. der Hypophyse nicht mögl. → Radiotherapie unterstützen.
A/B: Post-op. bilden sich die meisten Symptome langsam zurück (außer Osteoporose). Patienten informieren: mit Normalisierung des Plasmakortisolspiegels in der Anfangsphase oft Verschlechterung des physischen und psychischen subjektiven Befindens.

6.4 Phäochromozytom

PM: Katecholaminbestimmung im angesäuerten 24-h-Sammelurin; regelmäßige RR-Kontrollen; peri-op.-M. bei Entfernung des Phäochromozytoms.

7 Noxen

7.1 Nikotin

P: Bei Kinderwunsch oder Schwangerschaft aufhören zu rauchen; gilt für beide Partner.
PM: Über schädliche Auswirkungen aufklären: Tabakrauch enthält >4.000 Inhaltsstoffe, z. B. Teer, Arsen, Benzol, Cadmium, Blausäure, Blei, CO, Ni-

kotin. Nikotin ist suchterzeugend, zählt zu den starken Giften; bereits 50 mg – oral eingenommen – können beim Erwachsenen zum Tod führen! Rauchen → Anzahl lebensfähiger Samenzellen ↓; beeinflusst weiblichen Zyklus; Frühgeburtsrisiko verdoppelt, Rate der Totgeburten um 5 % ↑. Passives Rauchen enthält die gleichen giftigen Inhaltstoffe wie direkt inhalierter Rauch

7.2 Alkohol

P: Schwangere Frauen verzichten auf Alkohol.
PM: Aufklären: Alkohol ist die häufigste bekannte Substanz, die Fehlbildungen in der Schwangerschaft (v. a. in den ersten 4 Schwangerschafts-Mo.) und verzögerte geistige Entwicklung verursacht (kein direkter Zusammenhang zw. Alkoholmenge und Schädigungsgrad)! In BRD werden jährl. ca. 2.000 Kinder mit fetalem Alkoholsyndrom (FAS) geboren. Kinder von männlichen Alkoholikern haben oft gestörte intellektuelle Fähigkeiten; sind hyperaktiver als Kinder nichttrinkender Väter. Alkoholkranke Schwangere, Mütter und alkoholgeschädigten Kinder betreuen, beraten.

7.3 Medikamente und Drogen

P: Nicht immer sinnvoll, Med. abzusetzen. Nichteinnahme kann u. U. mehr Probleme als Einnahme verursachen. Allg. gilt: So wenig wie mögl., aber soviel wie nötig. Für illegale Drogen gilt: Kein Konsum, v. a. nicht während der Schwangerschaft.
PM: Aufklären über Auswirkungen von illegalen Drogen in der Schwangerschaft: **Cannabis** → Körpergröße ↓, Geburtsgewicht ↓ bei Neugeborenen; später Sprach- und Gedeihstörungen; **Amphetamine** (»ecstasy«, »speed«) → Fehl- und Frühgeborenenrate ↑; gehäuft Missbildungen. **Kokain → Gefahr:** Fehl- oder Frühgeburt ↑. **Opiate** (v. a. Heroin) → massive Entzugssymptome, Atemschwierigkeiten, ggf. schwer beherrschbare Krampfanfälle direkt nach der Geburt. Entzugdauer individuell, von der pränatalen Situation abhängig, ggf. Entwicklungsverzögerungen. Bei Abhängigkeit zum Entzug in einer Klinik motivieren. Entzug unterstützen, Halt geben, Verständnis zeigen.

W2 Wissensdefizit

Grundständige PD

Wissensdefizit: Informationsmangel, ungenügendes Verstehen von Informationen und/oder Unfähigkeit, gesundheitsförderliche/-erhaltende Handlungen vorzunehmen*

Kennzeichen

Verbale Hinweise: »Ich kann das nicht, weiß nicht wie das geht«*, äußert Mangel an Informationen, fragt nach Informationen*
Veränderungen im Verhalten: Falsches Ausführen einer Tätigkeit, ungenügende Leistung in einem Test, falsche Beantwortung von Fragen; erregt, unsicher, desinteressiert oder interessiert*, apathisch, unkonzentriert*
Veränderungen des Körpers: Eingeschränkte, abnehmende Intelligenz, herabgesetzte Merk- bzw. Lernfähigkeit oder körperliche Bewegungsfähigkeit (Mobilität)

NANDA-PD, Taxonomie

Wissensdefizit NANDA 00126
Bereitschaft für ein verbessertes Wissen NANDA 00161

1　　Kriterien der Beobachtung

Lernbeeinträchtigungen: Mangelndes Erinnerungsvermögen, kognitive Einschränkung. **Ursachen:** fehlende Entwicklung oder Reife, Gehirn- und Schädelverletzungen, Erkrankungen des Gehirns, neurologische oder psychiatrische Erkrankungen, emotionale, tiefe Depression ausgeprägte Angstzustände, Lernhindernisse, z. B.: Vergessen. Fehlende Klientenorientierung, kein Informationszugang, lerneinschränkende Überzeugung, falsche Auswahl von Informationen, Mangel an Übungsmöglichkeiten, fehlendes Interesse am Lernen, bewusster Informationsverzicht.

Beobachtungstechniken

PA: Offene Fragen stellen, Körpersprache beachten, Fremdbeobachtung einbeziehen. Wissensstand nicht nach Checklisten abfragen! Bei Kindern, Jugendlichen: spielerische Fragestellungen.

- Schildern Sie doch bitte mit Ihren Worten, warum Sie heute zu uns kommen!
- Was wissen Sie (oder Ihre Angehörigen) über die Krankheit/Pflegediagnose?
- Welche Maßnahmen ergreifen Sie in der Situation X?
- Wie häufig benötigten Sie deswegen schon einmal Hilfe?
- Woher haben Sie Ihr bisheriges Wissen?
- Wer hat Ihnen das so erklärt?
- Was möchten Sie bei uns erreichen, dazu lernen?
- Wie kann ich Sie dabei unterstützen?

PB: Weitere Frageinhalte: Lernmotivation, -fähigkeit; Einflussfaktoren (kultureller Hintergrund, Alter, Ausbildungsstand), Lernhindernisse; sachlich richtiges/falsches Wissen, Ursachen für das Wissensdefizit, Wissensbedarf, zu erwartende Lernbedürfnisse, Möglichkeiten der Methodik.

PZ: (sind oft gleichzeitig die späteren Lernziele). Der Betroffene
- nimmt aktiv und selbstständig am Lernprozess teil, übernimmt Eigenverantwortung,
- äußert sein Verständnis über Zusammenhänge,
- erkennt Situationen der Über- oder Unterforderung, verbalisiert diese bzw. kennt sinnvolle Gegenmaßnahmen,
- führt gelernte Handlungen sach- und fachkundig aus, kann sie logisch begründen,
- leitet notwendige Veränderungen der Lebensweise ein, nimmt aktiv am Behandlungs- und Pflegeplan teil.

2   Pflegetherapeutisches Konzept

P: Regelmäßige Begleitung, Kontrolle von Wissen (nicht als Maßregelung, angstfreie Atmosphäre) → sichert langfristig hohes Wissensniveau; unterstützt lebenslanges Lernens → günstig für Lernerfolg von Mitarbeitern und Betroffenen. Loben!

PM: Motivieren, Lernumgebung vorbereiten. Lernziele/-inhalte festlegen. Lernmethodik, Medien auswählen.

A/B: Anleiten: Betroffener erlernt meist eine Tätigkeit (konkretes Wissensdefizit wird behoben) → einsichtiges Verstehen und Lernen neuen Wissens → aus mögl. Alternativen geeignete auswählen. **Ablauf:** verständliches Informationsmaterial **vorbereiten, Vorgespräch führen** (Blickkontakt, auf Körpersprache achten, aktiv zuhören), Zielformulierung, Wissensstand erfragen, **Wissen vermitteln und anwenden,** konstruktive Kritik, positive Verstärkung für gute Leistungen.

Beratung: verschiedene Möglichkeiten vorstellen, vom Grundsatz her offen sein → Patient oder Angehörige entscheiden, ob und welche der Alternativen umgesetzt werden sollen. **Ablauf:** Gespräch vorbereiten (Informationen sammeln, Erwartungen eruieren, Umfeld vorbereiten). Beratungsgespräch führen (Kontaktaufnahme, Gesprächseröffnung, Anliegen/Problemsituation klären, Anliegen zusammenfassen, Wahlmöglichkeiten aufzeigen). Beratungsgespräch beenden, dokumentieren, reflektieren.

3   Lebenssituationen

3.1   Gedächtnisverlust

P: Risikominimierung → organische Amnesie ↓ (z. B. Schutzhelm tragen vermeidet Kopfverletzung).

PM: Fremdanamnese: nahe Angehörige oder Freunde zu Umständen, Veränderungen beim Patienten befragen (→ Hinweise auf Amnesieart). **Gedächtnis unterstützen:** systematisches Wiederholen, erinnern von biografischem Wissen, stützende psychotherapeutische Interventionen, Validation, Realitätsorientierungstraining (ROT), 10 min Aktivierung. Spiele, Musik, Tanz, bildende Künste → stimulieren, mobilisieren → festigen emotionale Bande zw. Pflegenden und Betroffenen. Training kognitiver Fähigkeiten → steigern, erhalten vorhandene Ressourcen, reduzieren krankheitsbedingten Verfall (bes. bei M. Alzheimer). **Selbstständige Lebensführung** trainieren, erhalten; ggf. Fertigkeiten geplant üben: An- und Auskleiden, Essen, Trinken, Körperpflege, Toilettenverhalten, Ausdauer, Konzentration → mehrerer Sinneskanäle aktivieren, verschiedene Lerntechniken einbinden, z. B. Einprägen nach Rhythmus oder Klangmelodie; Einsatz und Gebrauch von Gedächtnishilfen (z. B. Checklisten).

A/B: Angehörige, Betroffene über Krankheitsverlauf und Anleitung informieren, damit sie entspr. M. in den Alltag integrieren können.

3.2   Legasthenie (Lese-Rechtschreib-Schwierigkeit, LSR)

P: Ziel: Früherkennung bereits im Vorschulalter, spätestens aber zu Schulbeginn, um unzureichenden Lernvoraussetzungen mögl. noch vor Schulbeginn begegnen zu können.

PM: Bei deutlichen Problemen auf alphabetischer Stufe → i. d. R. kein Orthographietraining. Mängel auf alphabetischer Stufe → synchrones Sprechschreiben; oft verwendete Wörter mit Lernkartei üben, nach und nach anzahlmäßig reduzieren. **Im Einzelfall:** Training der phonologischen Bewusstheit (vorgesprochene Wörter in Lautbestandteile zerlegen).

Mängel auf orthographischer Stufe: Marburger Rechtschreibtraining; alternativ: Münchner Regelblätter.

Bei sehr schwachen Lesern, Leseanfängern: Kieler Leseaufbau; diese Verfahren unterstützen und helfen → Abbau von leistungsbezogenen Ängsten, fördern Lernbereitschaft. Konzentrations-, Entspannungsübungen.

A/B: Eltern können ihr Kind trotz LRS in seiner Persönlichkeit so stärken, dass es im Erwachsenenalter verantwortungsvolle Position übernehmen kann. Informationen: Bundesverband Legasthenie und Dyskalkulie e. V. (BLV); www.legakids.net. Bei festgestellter LRS kann auf Vergabe von Schulnoten nach Schreibleistung verzichtet werden. Bewertet werden nur inhaltliche Leistungen → meist bessere Noten → Erfolgserlebnisse, Entspannung der Lernsituation.

	Grundständige PD	Zugeordnete NANDA-PD, 2007-2008 (Recom Verlag, Bad Emstal) / Definitionen
A1	**Aktivitätsintoleranz, Gefahr 00094/Aktivitätsintoleranz 00092**	**00092 Reduzierte Belastbarkeit gegenüber Aktivität:** Ungenügende physiologische oder psychologische oder psychische Energie, die benötigten oder gewünschten Aktivitäten des täglichen Lebens durchzuhalten oder zu Ende zu führen.
		00094 Risiko einer reduzierten Belastbarkeit gegenüber Aktivität: Risiko ungenügender physiologischer oder psychischer Energie, die benötigten oder gewünschten Aktivitäten des täglichen Lebens durchzuhalten oder zu Ende zu führen.
		00168 Bewegungsarmer Lebensstil: Berichtet über eine Lebensweise, die durch ein niedriges Aktivitätsniveau gekennzeichnet ist.
		00187 Bereitschaft zu einer verbesserten Selbstbestimmung: Muster der bewussten Teilnahme an Veränderungen, das gestärkt werden kann und für das Wohlbefinden ausreicht.
A2	**Allergische Reaktion, Gefahr/Allergische Reaktion**	**00041 Latexallergische Reaktion:** Hypersensible Reaktion auf natürliche Latexgummiprodukte.
		00042 Risiko einer latexallergischen Reaktion: Risiko einer hypersensiblen Reaktion auf natürliche Latexgummiprodukte.
A3	**Angst 00146/ Furcht 00148**	**00072 Ineffektive Verleugnung:** Bewusster oder unbewusster Versuch, das Wissen oder die Bedeutung eines Ereignisses abzustreiten, um Angst/Furcht zu reduzieren, was aber zur Beeinträchtigung der Gesundheit führt.
		00114 Ortswechselbedingtes Stresssyndrom: Physiologische bzw. psychosoziale Störung, die aus der Verlegung von einem Umfeld in ein anderes resultiert.
		00146 Angst: Unbestimmtes Gefühl des Unbehagens oder der Furcht, das von einer autonomen Reaktion begleitet wird (häufig unbestimmte oder dem Individuum unbekannte Quelle); eine Besorgnis, die durch die Antizipation der Gefahr hervorgerufen wird. Es ist ein Warnsignal für drohende Gefahr und ermöglicht dem Individuum, Maßnahmen zum Umgang mit der Gefahr einzuleiten.
		00147 Todesangst: Unbestimmtes Gefühl des Unbehagens oder der Furcht, hervorgerufen durch die Wahrnehmung einer realen oder imaginären Bedrohung der eigenen Existenz.

A4	**Anpassung beeinträchtigt** 00070	**00148 Furcht:** Reaktion auf eine wahrgenommene Bedrohung, die bewusst als Gefahr anerkannt wird. **00149 Risiko eines ortsselbstbedingten Stresssyndroms:** Risiko einer physiologischen bzw. psychosozialen Störung infolge eines Umgebungswechsels.
A5	**Aspirationsgefahr** 00039/ **Aspiration**	**00179 Risiko eines instabilen Blutzuckerspiegels:** Risiko einer Abweichung des Blutglukose-/ -zuckerspiegels vom Normbereich. **00039 Risiko einer Aspiration** :Risiko, dass feste oder flüssige Substanzen und/oder Sekrete aus dem Magen-Darm-Trakt oder dem Mund-Rachen-Raum in die Trachea oder Bronchien gelangen.
A6	**Atemstörung, Gefahr/Atemstörung**	**00030 Beeinträchtigter Gasaustausch:** Überschüssige oder zu geringe Sauerstoffanreicherung bzw. Kohlendioxydausscheidung in der alveolokapillären Membran. **00031 Ineffektive Selbstreinigung der Atemwege:** Unfähigkeit, Sekrete oder Verlegung der Atemwege zu beseitigen, um freie Atemwege aufrechtzuerhalten **00032 Ineffektiver Atemvorgang:** Inspiration bzw. Exspiration führt nicht zu einer ausreichenden Belüftung der Lungen **00033 Beeinträchtigte Spontanatmung:** Verringerte Energiereserven führen zur Unfähigkeit eines Individuums, die lebenssichernde Atmung aufrechtzuerhalten. **00034 Beeinträchtigter Weaning-Prozess:** Unfähigkeit, sich an das niedrige Niveau der künstlichen Beatmung anzupassen, die den Entwöhnungsprozess unterbricht und verlängert.
B1	**Beschäftigungsdefizit** 00097	**00097 Ungenügende Freizeitaktivität:** Verminderte Anregung durch (oder Interesse oder Beteiligung an) Erholungs- oder Freizeitaktivitäten.
B2	**Bewusstsein gestört**	**00049 Reduziertes intrakranielles Anpassungsvermögen:** Intrakranielle liquordynamische Mechanismen, die normalerweise das erhöhte Liquorvolumen ausgleichen, sind beeinträchtigt, was zum wiederholten unverhältnismäßigen Anstieg des Hirndrucks (ICP) als Reaktion auf eine Reihe schädlicher und nichtschädlicher Reize führt.

Grundständige PD	Zugeordnete NANDA-PD, 2007–2008 (Recom Verlag, Bad Emstal) / Definitionen
C1 **Copingdefizit (Bewältigungsveränderung)**	**00069 Ineffektive Bewältigung:** Unfähigkeit, eine verlässliche Einschätzung der Stressfaktoren durchzuführen, eine unangemessene Wahl von angewendeten Reaktionen bzw. die Unfähigkeit, vorhandene Ressourcen zu nutzen.
	00071 Defensive Bewältigung: Wiederholte Projektion einer falsch-positiven Selbsteinschätzung, die auf einem selbstschützenden Verhaltensmuster basiert, das vor zugrunde liegenden wahrgenommenen Bedrohungen gegen die positive Selbstachtung schützt.
	00073 Behinderte familiäre Bewältigung: Verhalten einer Bezugsperson (Familienmitglied oder andere Bezugsperson) behindert die eigenen Fähigkeiten und die des Klienten, sich erfolgreich Aufgaben zur beiderseitigen Anpassung an die Gesundheitsprobleme zu stellen.
	00074 Beeinträchtigte familiäre Bewältigung: Gewöhnlich unterstützende Bezugspersonen (Familienmitglied oder enger Freund) bietet ungenügende, ineffektive oder erschwerte Unterstützung, Wohlbefinden, Hilfestellung oder Ermutigung, die der Patient brauchen könnte, um Anpassungsaufgaben im Zusammenhang mit ihrer/seiner Gesundheit zu regeln oder zu bewältigen.
	00075 Bereitschaft zu einer verbesserten familiären Bewältigung: Effektive Handhabung von Anpassungsmaßnahmen eines Familienmitglieds, da in die Gesundheitsprobleme des Klienten involviert ist und nun Verlangen und Bereitschaft zeigt, für eine bessere Gesundheit und bessere Entwicklung bezüglich sich selbst und des Klienten
	00076 Bereitschaft zu einer verbesserten gemeinschaftlichen Bewältigung: Muster von gemeinschaftlichen Aktivitäten zur Problemlösung und -bewältigung, die die Anforderungen und Bedürfnisse der Gemeinschaft ausreichend erfüllen, aber im Umgang mit aktuellen und zukünftigen Problemen/Stressfaktoren verbessert werden können.
	00077 Ineffektive gemeinschaftliche Bewältigung: Muster von gemeinschaftlichen Aktivitäten zur Anpassung und Problemlösung, die die Anforderungen und Bedürfnisse der Gemeinschaft nicht ausreichend erfüllen.

00078 Ineffektives Management eines Therapieprogramms: Verhaltensmuster zur Steuerung und Integration eines Programms zur Behandlung einer Krankheit und deren Krankheitsfolgen in das tägliche Leben, das nicht geeignet ist, gesundheitsspezifische Ziele zu erreichen.

00080 Ineffektives familiäres Management eines Therapieprogramms: Verhaltensmuster zur Steuerung und Integration eines Programms zur Behandlung einer Krankheit und deren Krankheitsfolgen in familiäre Prozesse, das nicht geeignet ist, gesundheitsspezifische Ziele zu erreichen.

00081 Ineffektives gemeinschaftliches Management von Therapieprogrammen: Verhaltensmuster zur Steuerung und Integration eines Programms zur Behandlung einer Krankheit und deren Krankheitsfolgen in gemeinschaftliche Prozesse, das nicht geeignet ist, gesundheitsspezifische Ziele zu erreichen.

00082 Effektives Management eines Therapieprogramms: Verhaltensmuster zur Steuerung und Integration eines Programms zur Behandlung einer Krankheit und deren Krankheitsfolgen in das tägliche Leben, das geeignet ist, gesundheitsspezifische Ziele zu erreichen.

00158 Bereitschaft zu einer verbesserten Bewältigung: Muster kognitiver und verhaltensbezogener Anstrengungen, mit Anforderungen umzugehen, das für das Wohlbefinden ausreichend ist und gestärkt werden kann.

00162 Bereitschaft zu einem verbesserten Management von Therapieprogrammen: Verhaltensmuster zur Steuerung und Integration eines Programms zur Behandlung einer Krankheit und deren Krankheitsfolgen in das tägliche Leben, das ausreichend ist, gesundheitsspezifische Ziele zu erreichen und gestärkt werden kann.

| D1 | Denkprozesse gestört 00130 | **00127 Beeinträchtigte Orientierung:** Beständige Orientierungslosigkeit gegenüber Personen, Ort, Zeit oder allgemeinen Umständen über mehr als 3 bis 6 Monate, die ein schützendes Umfeld erforderlich macht. **00128 Akute Verwirrtheit:** Plötzliches Auftreten von reversiblen Störungen des Bewusstseins, der Aufmerksamkeit, Kognition und Wahrnehmung, die sich kurzfristig entwickeln. **00129 Chronische Verwirrtheit:** Irreversible, langandauernde bzw. fortschreitende Verschlechterung des Verstandes und der Persönlichkeit, gekennzeichnet durch eine verringerte Fähigkeit, Umweltreize zu interpretieren; verminderte Denkfähigkeit; manifestiert durch Störungen des Gedächtnis. |

	Grundständige PD	Zugeordnete NANDA-PD, 2007-2008 (Recom Verlag, Bad Emstal) / Definitionen
D1	Denkprozesse gestört 00130	**00130 Gestörte Denkprozesse:** Störung der kognitiven Vorgänge und Aktivitäten.
		00131 Beeinträchtigtes Erinnerungsvermögen: Unfähigkeit, sich an Teile von Informationen oder Verhaltensweisen zu erinnern oder diese abzufragen.
		00154 Ruheloses Umhergehen: Ungerichtete, zielose oder sich wiederholende Fortbewegung, die das Individuum einer Gefahr aussetzt; häufig unvereinbar mit Grenzen, Einschränkungen oder Hindernissen.
		00173 Risiko einer akuten Verwirrtheit: Risiko einer reversiblen Störung des Bewusstseins, der Aufmerksamkeit, Kognition und Wahrnehmung, die sich über einen kurzen Zeitraum entwickeln.
D2	Durchblutungsstörung 00024/ venöse Abflussstörung	**00024 Ineffektive Gewebedurchblutung (Art ist näher zu bestimmen: renal, zerebral, kardiopulmonal, gastrointestinal, peripher):** Reduzierter Sauerstoffgehalt führt zu mangelnder Versorgung des Kapillargewebes.
D3	Dysreflexie autonom, Gefahr 00010/Dysreflexie autonom 00009	**00009 Autonome Dysreflexie:** Lebensbedrohliche, ungehemmte sympathische Reaktion des Nervensystems auf einen schädlichen Reiz nach einer Rückenmarksverletzung bei Th7 oder höher.
		00010 Risiko einer autonomen Dysreflexie: Risiko einer lebensbedrohlichen, ungehemmten Reaktion des sympathischen Nervensystems nach spinalem Schock eines Individuums mit einer Rückenmarksverletzung oder -schädigung bei Th6 oder höher (erwiesen bei Patienten mit Verletzungen bei Th7 oder Th8).
E1	Elterliche Fürsorge beeinträchtigt, Gefahr 00057/Elterliche Fürsorge beeinträchtigt 00056	**00056 Beeinträchtigte elterliche Fürsorge:** Unfähigkeit der Hauptpflegeperson, ein Umfeld zu errichten, zu erhalten oder wiederherzustellen, das das Wachstum und die Entwicklung des Kindes in optimalem Maße fördert.
		00057 Risiko einer beeinträchtigten elterlichen Fürsorge: Risiko einer Entwicklung der Unfähigkeit der erziehenden Person, ein Umfeld zu errichten, zu erhalten oder wiederherzustellen, in dem das Wachstum und die Entwicklung des Kindes in optimalem Maße gefördert werden.

		00058 Risiko einer beeinträchtigten Eltern-Kind-Bindung: Unterbrechung des interaktiven Prozesses zwischen Eltern/Bezugsperson und dem Kind/Säugling, der die Entwicklung einer wechselseitigen schützenden und fördernden Beziehung unterstützt. **00164 Bereitschaft zu einer verbesserten elterlichen Fürsorge:** Ein Muster zur Bereitstellung eines Umfeldes für Kinder oder andere abhängige Personen, das gestärkt werden kann und ausreicht, Wachstum und Entwicklung zu fördern.
E2	Elternrollen-konflikt 00064	**00064 Elterlicher Rollenkonflikt:** Eltern erleben Rollenverwirrung und Rollenkonflikt als Reaktion auf eine Krise.
E3	Empfinden gestört	**00050 Gestörtes Energiefeld:** Störung des Energieflusses, der das Wesen einer Person umgibt, führt zu einer Disharmonie des Körpers, Geistes bzw. der Seele.
E4	Entscheidungs-konflikt 00083	**00083 Entscheidungskonflikt (näher zu bestimmen):** Unsicherheit über anstehende Handlungen, wenn zwischen Handlungen gewählt werden soll, die Risiko, Verlust und Infragestellung von Werten und Glauben beinhalten. **00175 Moralischer Konflikt:** Reaktion auf die Unfähigkeit, die gewählte ethisch-moralische Entscheidung/Handlung auszuführen. **00177 Stressüberlastung:** Übermäßige Anzahl und Arten der Beanspruchung, die Handlungen erfordern. **00184 Bereitschaft zu einer verbesserten Entscheidungsfindung:** Verhaltensmuster des Auswählens von Handlungsweisen, das gestärkt werden kann und ausreichend ist für das Erreichen kurz- und langfristiger gesundheitsbezogener Ziele.
E5	Erstickungs-gefahr 00036	**0006 Risiko einer Erstickung:** Besonderes Risiko der Erstickung (unzureichende Luft zum Einatmen vorhanden).

Grundständige PD	Zugeordnete NANDA-PD, 2007–2008 (Recom Verlag, Bad Emstal) / Definitionen
F1 Familienprozesse beeinträchtigt	**00060 Unterbrochene Familienprozesse:** Veränderung in den Familienbeziehungen bzw. -prozessen. **00063 Gestörte Familienprozesse: Alkoholismus:** Psychosoziale, geistige und physiologische Funktionen im Familienverbund sind chronisch gestört, was zum Konflikt, zur Verleugnung von Problemen, zu Widerstand gegenüber Veränderung, zu ineffektiver Problemlösung und einer Reihe von sich selbst aufrechterhaltenden Krisen führt. **00159 Bereitschaft zu verbesserten Familienprozessen:** Ein Muster von Familienprozessen, das gestärkt werden kann und geeignet ist, das Wohlbefinden der Familienmitglieder zu unterstützen.
F2 Flüssigkeitshaushalt unausgeglichen, Gefahr 00025/Flüssigkeitshaushalt unausgeglichen	**00025 Risiko eines unausgeglichenen Flüssigkeitsvolumens:** Risiko einer Reduzierung, eines Anstiegs oder einer schnellen Verschiebung von intravaskulärer, interstitieller bzw. intrazellulärer Flüssigkeit, einhergehende mit Körperflüssigkeitsverlust, -anstieg oder beidem. **00026 Überschuss des Flüssigkeitsvolumens:** Erhöhte Isotonische Flüssigkeitsretention. **00027 Defizit des Flüssigkeitsvolumens:** Verringerte intravaskuläre, interstitielle bzw. intrazelluläre Flüssigkeit, einhergehend mit Dehydration und Wasserverlust ohne Veränderung des Natriumgehalts. **00028 Risiko eines unzureichenden Flüssigkeitsvolumens:** Risiko einer vaskulären, zellulären oder intrazellulären Dehydration. **00160 Bereitschaft zu einem verbesserten Flüssigkeitshaushalt:** Gleichgewicht zwischen dem Flüssigkeitsvolumen und der chemischen Zusammensetzung der Körperflüssigkeiten, das ausreichen ist, die körperlichen Bedürfnisse zu befriedigen und gestärkt werden kann.
G1 Gesundheitsverhalten unwirksam 00099	**00084 Gesundheitsförderndes Verhalten (näher zu bestimmen):** Aktive Suche (einer Person bei guter Gesundheit) nach Wegen, die persönlichen Gesundheitsgewohnheiten bzw. das Umfeld zu verändern, um ein höheres Gesundheitsniveau zu erreichen. **00099 Ineffektive Aufrechterhaltung der Gesundheit:** Unfähigkeit, Unterstützung zur Erhaltung der Gesundheit zu identifizieren, organisieren bzw. herauszufinden. **00100 Verzögerte postoperative Regeneration:** Höhere Anzahl benötigter postoperativer Tage, um Aktivitäten anzustoßen und durchzuführen, die Leben, Gesundheit und Wohlbefinden erhalten.

G2	Gesundungs-prozess beeinträchtigt	**00101 Verschlechterung des Allgemeinzustands des Erwachsenen:** Fortschreitende funktionelle körperliche und kognitive Störung. Deutlich verringerte Fähigkeiten des Individuums, mit multisystemischen Krankheiten zu leben, Folgeprobleme zu bewältigen und für sich selbst zu sorgen. **00188 Zu Risiken führendes Gesundheitsverhalten:** Unfähigkeit, den Lebensstil/die Lebensgewohnheiten dem veränderten Gesundheitszustand entsprechend zu verändern.
G3	Gewalttätigkeit, Gefahr/Gewalt-tätig	**00138 Risiko einer fremdgefährdenden Gewalttätigkeit:** Verhaltensbezogenes Risiko, bei dem ein Individuum zeigt, dass er/sie physisch, emotional bzw. sexuell anderen Schaden zufügen kann. **00139 Risiko der Selbstverletzung:** Risiko eines absichtlichen selbstverletzenden Verhaltens, das Gewebeschädigungen hervorruft, um mit nichttödlichen Verletzungen Spannung abzubauen. **00140 Risiko einer selbstgefährdenden Gewalttätigkeit:** Verhaltensbezogenes Risiko, bei dem ein Individuum zeigt, dass er/sie sich physisch, emotional und/oder sexuell Schaden zufügen kann. **00151 Selbstverletzung:** Absichtlich selbstverletzendes Verhalten, das Gewebeschädigungen hervorruft, um mit nichttödlichen Verletzungen Spannung abzubauen.
G4	Glaubensverlust	**00066 Sinnkrise:** Beeinträchtigte Fähigkeit, Bedeutung und Sinn des Lebens durch Inbeziehungsetzen mit sich selbst, anderen, Kunst, Musik, Literatur, Natur bzw. einer höheren Macht zu erleben und einzubeziehen. **00067 Risiko einer Sinnkrise:** Risiko einer beeinträchtigten Fähigkeit, Bedeutung und Sinn des Lebens durch Inbeziehungsetzen mit sich selbst, anderen, Kunst, Musik, Literatur, Natur bzw. einer höheren Macht zu erleben und einzubeziehen. **00068 Bereitschaft zu einem gesteigerten spirituellen Wohlbefinden:** Fähigkeit, Bedeutung und Sinn des Lebens durch Inbeziehungsetzen mit sich selbst, anderen, Kunst, Musik, Literatur, Natur bzw. einer höheren Macht zu erleben und einzubeziehen, die gestärkt werden kann. **00169 Beeinträchtigte Religiosität:** Beeinträchtigte Fähigkeit, Vertrauen in den religiösen Glauben zu entwickeln bzw. an Ritualen einer besonderen Glaubenstradition teilzunehmen. **00170 Risiko einer beeinträchtigten Religiosität:** Risiko einer beeinträchtigten Fähigkeit, Vertrauen in den religiösen Glauben zu setzen bzw. an Ritualen einer besonderen Glaubenstradition teilzunehmen. **00171 Bereitschaft zu einer vertieften Religiosität:** Fähigkeit, Vertrauen in den religiösen Glauben zu vertiefen bzw. an Ritualen einer besonderen Glaubenstradition teilzunehmen.

	Grundständige PD	Zugeordnete NANDA-PD, 2007-2008 (Recom Verlag, Bad Emstal) / Definitionen
H1	Haushaltsführung beeinträchtigt 00098	**00098 Beeinträchtigte Haushaltsführung:** Unfähigkeit, selbständig für ein sicheres, entwicklungsförderndes, unmittelbares Umfeld zu sorgen.
H2	Haut- und Gewebeschädigung, Gefahr / Haut- und Gewebeschädigung	**00044 Beeinträchtigte Gewebeintegrität:** Schädigung der Schleimhaut, des Gewebes der Hornhaut, der Haut oder der Subkutis **00046 Beeinträchtigte Hautintegrität:** Veränderte Epidermis bzw. Dermis. **00047 Risiko einer beeinträchtigten Hautintegrität:** Risiko einer negativen Hautveränderung.
H3	Herzleistung vermindert 00029	**00029 Reduzierte Herzleistung:** Das vom Herzen gepumpte Blut ist unzureichend, um den Stoffwechselbedarf des Körpers zu decken.
H4	Hoffnungslosigkeit 00124	**00124 Hoffnungslosigkeit:** Subjektiver Zustand, in dem ein Individuum begrenzt oder keine Alternativen oder persönliche Wahlmöglichkeiten sieht und unfähig ist, Energie für sich zu mobilisieren. **00137 Chronischer Kummer:** Zyklisches, wiederkehrendes und potenziell fortschreitendes Muster einer allgegenwärtigen erlebten Traurigkeit (eines Elternteils, eines Pflegenden, oder eines chronisch kranken oder behinderten Individuums) als Reaktion auf einen beständigen Verlust während des Verlaufs einer Krankheit oder einer Behinderung. **00185 Bereitschaft zur verstärkten Hoffnung :** Muster der Erwartungen und Wünsche, das gestärkt werden kann und für die Mobilisierung der eigenen Energie ausreicht.
I1	Identität gestört 00121	**00121 Gestörte persönliche Identität:** Unfähigkeit, zwischen sich selbst und der Außenwelt zu unterscheiden.

I2	Infektionsgefahr 00004/Infektion	**00004 Risiko einer Infektion:** Erhöhtes Risiko des Eindringens von pathogenen Organismen. **00186 Bereitschaft zu einem verbesserten Immunisierungsstatus:** Verhaltensmuster, das mit lokalen, nationalen bzw. internationalen Immunisierungsstandards zur Vorbeugung von Infektionskrankheiten übereinstimmt und ausreicht, um eine Person, eine Familie oder eine Gemeinschaft zu schützen und gestärkt werden kann.
K1	Kommunikation, beeinträchtigt (verbale nonverbale)	**00051 Beeinträchtigte verbale Kommunikation:** Reduzierte, verzögerte oder fehlende Fähigkeit, Zeichen zu empfangen, zu verarbeiten, weiterzugeben bzw. zu benutzen. **00157 Bereitschaft zur verbesserten Kommunikation:** Ein Muster des Informations- und Ideenaustauschs mit anderen, das gestärkt werden kann und ür die Erfüllung der eigenen Bedürfnisse und das Erreichen der Lebensziele ausreicht.
K2	Kooperations-bereitschaft fehlend (Noncompliance; Therapieverweigerung) 00079	**00079 Nichteinhaltung des gesundheitsfördernden oder therapeutischen Plans:** Verhalten einer Person bzw. des Pflegenden entspricht nicht dem gesundheitsfördernden oder therapeutischen Plan, den die Person (bzw. die Familie oder die Gemeinschaft) und der Pflegende vereinbart haben. Obwohl ein vereinbarter Plan zur Gesundheitsförderung oder der Therapie vorliegt, entspricht das Verhalten der Person oder der Pflegeperson diesem nicht vollständig oder teilweise und kann zu klinisch ineffektiven oder teilweise ineffektiven Ergebnissen führen.
K3	Körperbild-störung 00118/Neglect 00123	**00118 Gestörtes Körperbild:** Verwirrung über das mentale Bild des eigenen physischen Selbst **00123 Neglect:** Beeinträchtigung in der sensorischen und motorischen Reaktion, der mentalen Repräsentation und räumlichen Wahrnehmung des Körpers und des unmittelbaren Umfelds, gekennzeichnet durch eine Nichtbeachtung der einen Seite zugunsten einer Überaufmerksamkeit der anderen Seite. Der Neglect auf der linken Seite ist schwer wiegender und anhaltender als der Neglect auf der rechten Seite.

	Grundständige PD	Zugeordnete NANDA-PD, 2007-2008 (Recom Verlag, Bad Emstal) / Definitionen
K4	Körperschädigung, Gefahr 00035/Körperschädigung	**00035 Risiko einer Gesundheitsschädigung:** Risiko einer Gesundheitsschädigung infolge von Umwelteinflüssen, die die Anpassungs- und Abwehrressourcen beeinflussen. **00038 Risiko einer Verletzung:** Besonderes Risiko einer unbeabsichtigten Gewebeschädigung (z.B. Wunde, Verbrennung, Bruch). **00086 Risiko einer peripheren neurovaskulären Störun::** Risiko einer Unterbrechung der Durchblutung, des sensorischen Empfindens oder der Bewegung einer Extremität. **00087 Risiko eines perioperativen Lagerungsschadens:** Risiko von unbeabsichtigten anatomischen undphysischen Veränderungen, die auf die Lagerung oder Ausstattung zurückzuführen sind, die während des invasiven/chirurgischen Eingriffs eingesetzt wurden.
K5	Körpertemperatur und Schweißproduktion unausgeglichen, Gefahr/ Körpertemperatur und Schweißproduktion unausgeglichen	**00005 Risiko einer unausgeglichenen Körpertemperatur:** Risiko, dass die Körpertemperatur nicht im Normbereich aufrechterhalten werden kann. **00006 Hypothermie:** Körpertemperatur unterhalb des Normbereichs. **00007 Hyperthermie:** Körpertemperatur oberhalb des Normbereichs. **00008 Ineffektive Thermoregulation:** Temperatur schwankt zwischen Hypo- und Hyperthermie.
L1	Lebensgefahr	**00150 Risiko eines Suizids:** Risiko einer selbstzugefügten, lebensbedrohlichen Verletzung. **00156 Risiko eines plötzlichen Kindstodes:** Vorliegende Risikofaktoren für den plötzlichen Tod eines Säuglings unter 1 Jahr.

M1	**Machtlosigkeit, Gefahr** 00152/ **Machtlosigkeit** (Kontrollverlust) 00125	**00125 Machtlosigkeit:** Wahrnehmung, dass das eigene Handeln ein Ergebnis nicht entscheidend beeinflussen wird; wahrgenommener Mangel an Kontrolle über eine aktuelle Situation oder ein unmittelbares Geschehen. **00152 Risiko einer Machtlosigkeit:** Risiko eines wahrgenommenen Kontrollmangels über eine Situation bzw. über die eigenen Fähigkeiten, ein Ergebnis entscheidend zu beeinflussen. **00180 Risiko einer Kontamination:** Besonderes Risiko, umweltbezogenen Schadstoffen in einem Maße ausgesetzt zu sein, das ausreicht, negative Gesundheitsfolgen zu verursachen. **00181 Kontamination:** Ausgesetztsein gegenüber umweltbezogenen Schadstoffen, in einem Maße, das ausreicht, negative Gesundheitsfolgen zu verursachen.
M2	**Mobilität körperlich beeinträchtigt** 00085	**00040 Risiko eines Inaktivitätssyndroms:** Risiko einer Verschlechterung der Körpersysteme aufgrund einer angeordneten oder unvermeidbaren muskuloskeletalen Inaktivität. **00085 Beeinträchtigte körperliche Mobilität:** Einschränkung der selbständigen, zielgerichteten Bewegung des Körpers oder von einer oder mehreren Extremitäten. **00088 Beeinträchtigte Gehfähigkeit:** Einschränkungen sich zu Fuß in der Umgebung zu bewegen. **00089 Beeinträchtigte Bewegungsfähigkeit im Rollstuhl:** Einschränkung der selbständigen Benutzung des Rollstuhls in der Umgebung. **00090 Beeinträchtigte Transferfähigkeit:** Einschränkung der selbständigen Bewegung zwischen zwei nahe gelegenen Oberflächen. **00091 Beeinträchtigte Bewegungsfähigkeit im Bett:** Einschränkung der selbständigen Positionsveränderung im Bett. **00155 Risiko eines Sturzes:** Erhöhte Anfälligkeit des Stürzens, die zu körperlichem Schaden führen kann.
M3	**Müdigkeit/ Erschöpfung** 00093	**00093 Fatigue:** Ein überwältigendes, fortwährendes Gefühl der Erschöpfung und reduzierter Leistungsfähigkeit zur Erbringung von körperlicher und geistiger Arbeit auf gewohntem Niveau.

	Grundständige PD	Zugeordnete NANDA-PD, 2007-2008 (Recom Verlag, Bad Emstal) / Definitionen
M4	Mundschleimhaut und/oder Mundhöhle beeinträchtigt	**00045 Beeinträchtigte Mundschleimhaut:** Schädigung der Lippen bzw. des weichen Gewebes der Mundhöhle.
N1	Nahrungsaufnahme beeinträchtigt, Gefahr/ Nahrungsaufnahme beeinträchtigt	**00001 Unausgeglichene Ernährung: übersteigt den körperlichen Bedarf:** Risiko einer Nahrungszufuhr, die den Stoffwechselbedarf übersteigt. **00002 Unausgeglichene Ernährung:** deckt nicht den körperlichen Bedarf Stoffwechselbedarf. **00003 Risiko einer unausgeglichenen Ernährung:** übersteigt den körperlichen Bedarf **00107 Ineffektives Saug-/Schluckverhalten des Säuglings:** Beeinträchtigte Fähigkeit eines Säuglings, zu saugen oder den Saug-/Schluckvorgang zu koordinieren, die zu einer unzureichenden oralen Nahrungszufuhr im Hinblick auf den Stoffwechselbedarf führt. **00134 Übelkeit:** Subjektives unangenehmes, in Wellen auftretendes Gefühl im Rachen, in der Magengegend, oder im Abdomen, das zum Drang oder Bedürfnis führt, sich zu übergeben. **00163 Bereitschaft zu einer verbesserten Ernährung:** Ein Muster der Nahrungszufuhr, das gestärkt werden kann und für den Stoffwechselbedarf ausreichend ist.
P1	Posttraumatisches Syndrom, Gefahr 00145/ Posttraumatische Syndrom 00141	**00141 Posttraumatische Syndrom** : Anhaltende, fehlangepasste Reaktion auf ein traumatisches überwältigendes Ereignis. **00145 Risiko eines posttraumatischen Syndroms:** Risiko einer anhaltenden, fehlangepassten Reaktion auf ein traumatisches überwältigendes Ereignis.
R1	Rollenverhalten unwirksam 00055	**00055 Ineffektives Rollenverhalten:** Verhaltensmuster und Selbstausdruck passen nicht zu dem Umfeld, zu Normen und Erwartungen. **00061 Rollenbelastung des Pflegenden :** Schwierigkeit in der Rollenausübung pflegender Familienangehöriger.

S1	**Schlafstörung** 00095	**00062 Risiko einer Rollenbelastung des Pflegenden:** Pflegender ist gefährdet, die Rollenausübung als pflegender Familienangehöriger als schwierig wahrzunehmen. **00174 Risiko einer beeinträchtigten Menschenwürde:** Risiko eines wahrgenommenen Verlustes von Respekt und Ehre.
S1	**Schlafstörung** 00095	**00095 Schlafstörung:** Unterbrechung der Dauer und Qualität des Schlafs, die zu einer Beeinträchtigung des Alltags führt. **00096 Schlafentzugssyndrom:** Verlängerte Periode der Schlaflosigkeit (Aufrechterhalten des natürlichen, regelmäßigen Aussetzens des relativen Bewusstseins). **00165 Bereitschaft zu einem verbesserten Schlaf:** Muster eines natürlichen, regelmäßigen Aussetzens des Bewusstseins, das für angemessene Ruhe sorgt, einen gewünschten Lebensstil erhält und gestärkt werden kann. **00198 Gestörtes Schlafmuster:** Zeitlich begrenzte Unterbrechung des Schlafes (natürliche, periodische Aufhebung des Bewusstseins), der Schlafdauer und -qualität.
S2	**Schluckstörung** 00103	**00103 Beeinträchtigtes Schlucken:** Abnorme Funktion des Schluckmechanismus verbunden mit strukturellen oder funktionellen Defiziten der Mundhöhle, des Rachens oder der Speiseröhre.
S3	**Schmerzen akut** 00132/**Schmerzen chronisch** 00133	**00132 Akuter Schmerz:** Unangenehme sensorische und emotionale Erfahrung, die von aktuellen oder potenziellen Gewebeschädigungen herrührt oder als solche Schädigungen beschrieben werden kann (International Association fort he Study of Pain); plötzlicher oder allmählicher Beginn mit einer Intensität von leicht bis schwer und einem erwarteten oder vorhersagbaren Ende und einer Dauer von weniger als 6 Monaten. **00133 Chronischer Schmerz:** Unangenehme sensorische und emotionale Erfahrung, die von aktuellen oder potenziellen Gewebeschädigungen herrührt oder als solche Schädigungen beschrieben werden kann (International Association fort he Study of Pain); plötzlicher oder allmählicher Beginn mit einer Intensität von leicht bis schwer, konstant oder wiederholend auftretend, ohne ein erwartetes oder vorhersagbares Ende und einer Dauer von mehr als 6 Monaten.

	Grundständige PD	Zugeordnete NANDA-PD, 2007-2008 (Recom Verlag, Bad Emstal) / Definitionen
S4	Selbstversorgungsdefizit	**00102 Selbstfürsorgedefizit Nahrungsaufnahme:** Beeinträchtigte Fähigkeit, Aktivitäten der Nahrungsaufnahme auszuführen oder zu Ende zu führen. **00108 Selbstfürsorgedefizit Waschen/Körperpflege:** Beeinträchtigte Fähigkeit, Aktivitäten des Waschens/der Körperpflege auszuführen oder zu Ende zu führen. **00109 Selbstfürsorgedefizit Kleiden/äußere Erscheinung:** Beeinträchtigte Fähigkeit, Aktivitäten des Kleidens und der äußeren Erscheinung auszuführen oder zu Ende zu führen. **00110 Selbstfürsorgedefizit Toilettengang:** Beeinträchtigte Fähigkeit, den Toilettengang durchzuführen oder zu Ende zu führen. **00182 Bereitschaft zu einer intensivierten Selbstfürsorge:** Verhaltensmuster zur Ausübung von Aktivitäten, das gestärkt werden kann und das Erreichen von gesundheitsbezogenen Zielen unterstützt. **00183 Bereitschaft zu einem verbesserten Wohlbefinden:** Verhaltensmuster der Ruhe, Erleichterung und Erhabenheit in physischen, psychospirituellen, umgebungsbezogenen bzw. sozialen Dimensionen, das gestärkt werden kann.
S5	Selbstschutz unwirksam 00043	**00043 Ineffektiver Selbstschutz:** Reduzierte Fähigkeit, sich vor inneren und äußeren Gefahren zu schützen, wie z.B. Krankheit oder Verletzung.
S6	Selbstwertgefühl gestört	**00119 Chronisch geringes Selbstwertgefühl:** Lang anhaltende negative Selbsteinschätzung/Gefühle über sich selbst oder die eigenen Fähigkeiten. **00120 Situationsbezogenen geringes Selbstwertgefühl:** Entwicklung einer negativen Wahrnehmung des Selbstwerts als Reaktion auf eine aktuelle Situation (näher zu bestimmen). **00153 Risiko eines situationsbezogenen geringen Selbstwertgefühls:** Risiko, dass eine negative Wahrnehmung des Selbstwerts als Reaktion auf eine aktuelle Situation entwickelt wird (näher zu bestimmen). **00167 Bereitschaft zu einem verbesserten Selbstkonzept:** Muster von Wahrnehmungen oder Vorstellungen über sich selbst, das gestärkt werden kann und für das Wohlbefinden ausreicht.

S7	**Sexualstörung** 00059	**00059 Störung der Sexualfunktion:** Der Zustand, in dem ein Individuum während der sexuellen Reaktion auf Verlangen, Erregung bzw. Orgasmus eine Veränderung seiner sexuellen Funktion erlebt, was als unbefriedigend, nicht lohnenswert oder unangemessen angesehen wird.
S8	**Sexualverhalten unwirksam** 00065	**00065 Ineffektives Sexualverhalten:** Ausdruck der Sorge bezüglich der eigenen Sexualität.
S9	**Sinneswahrnehmungen beeinträchtigt**	**00122 Gestörte sensorische Wahrnehmung (näher zu bestimmen: visuell, auditiv, kinästhetisch, geschmacklich, taktil, olfaktorisch):** Veränderung in der Anzahl oder Art der empfangenen Reize, begleitet von einer verminderten, übertriebenen, verzerrten oder beeinträchtigten Reaktion auf solche Reize.
S10	**Sozialverhalten beeinträchtigt**	**00052 Beeinträchtigte soziale Interaktion:** Unzureichender, übermäßiger oder ineffektiver sozialer Austausch. **00053 Soziale Isolation:** Von einem Individuum erlebte Einsamkeit, die als von anderen hervorgerufen sowie als negativer oder bedrohlicher Zustand empfunden wird. **00054 Risiko einer Vereinsamung:** Risiko, Beschwerden zu erleiden, verbunden mit dem Wunsch oder Bedürfnis nach mehr Kontakt mit anderen.
S11	**Stillen beeinträchtigt/Stillen erfolgreich** 00106	**00104 Ineffektives Stillen:** Unzufriedenheit oder Schwierigkeit, die die eine Mutter, ein Säugling oder ein Kind während des Stillprozesses erlebt. **00105 Unterbrochenes Stillen:** Unterbrechung des kontinuierlichen Stillprozesses aufgrund der Unfähigkeit oder Unratsamkeit, das Kind zum Stillen an die Brust anzulegen. **00106 Erfolgreiches Stillen:** Mutter-Kind-Dyade/Familie zeigt ausreichende Fertigkeiten beim und Befriedigung mit dem Stillprozess.
S12	**Stuhlausscheidung beeinträchtigt**	**00013 Diarrhö:** Passage von dünnflüssigem, unförmigem Stuhl. **00014 Stuhlinkontinenz:** Veränderung des normalen Stuhlausscheidungsverhaltens gekennzeichnet durch dien unwillkürliche Stuhlausscheidung.

	Grundständige PD	Zugeordnete NANDA-PD, 2007-2008 (Recom Verlag, Bad Emstal) / Definitionen
S12	Stuhlausscheidung beeinträchtigt	**00011 Obstipation:** Verringerung der normalen Ausscheidungsfrequenz begleitet von erschwerter oder unvollständiger Stuhlpassage bzw. Passage von sehr hartem, trockenem Stuhl. **00012 subjektiv empfundene Obstipation:** Selbst-diagnostizierte Obstipation und Missbrauch von Laxanzien, Einläufen und Suppositorien, um eine tägliche Darmentleerung zu gewährleisten. **00015 Risiko einer Obstipation:** Risiko einer Verringerung der normalen Stuhlentleerungsfrequenz begleitet von einer erschwerten oder unvollständigen Stuhlpassage bzw. Passage von sehr hartem, trockenem Stuhl.
T1	Trauern gestört	**00135 Beeinträchtigter Trauerprozess:** Eine Störung, die nach dem Tod einer Bezugsperson auftritt, bei der das Gefühl von Leid, das den Verlust begleitet, nicht die normativen Erwartungen erfüllt und sich in einer funktionellen Störung niederschlägt. **00136 Trauern:** Ein normaler komplexer Prozess mit emotionalen, physischen, geistigen, sozialen und intellektuellen Reaktionen und Verhaltensweisen, in dem Individuen, Familien oder Gemeinschaften ihren aktuellen, vorgezogenen oder wahrgenommenen Verlust im Alltag zum Ausdruck bringen. **00172 Risiko eines beeinträchtigten Trauerprozesses:** Risiko einer Störung, die nach dem Tod einer Bezugsperson auftritt, bei der das Gefühl von Leid, das den Verlust begleitet, nicht die normativen Erwartungen erfüllt und sich in einer funktionellen Störung niederschlägt.
U1	Urinausscheidung beeinträchtigt 00016	**00016 Beeinträchtigte Urinausscheidung:** Störung der Urinausscheidung. **00017 Stressurinkontinenz:** Plötzlicher Verlust von Urin während Aktivitäten, die den intraabdominalen Druck erhöhen. **00018 Reflexurinkontinenz:** Unwillkürlicher Urinabgang in annähernd vorhersagbaren Intervallen, sobald ein bestimmtes Blasenvolumen erreicht ist. **00019 Dranginkontinenz:** Unwillkürliches Harnlassen, das kurz nach einem starken Harndrang auftritt. **00020 Funktionelle Urininkontinenz:** Unfähigkeit einer normalerweise kontinenten Person, rechtzeitig zur Toilette zu gelangen, um unbeabsichtigten Urinabgang zu vermeiden.

V1	**Vergewaltigungs-syndrom** 00142	**00021 Totale Urininkontinenz:** Kontinuierlicher und unvorhersagbarer Urinabgang. **00022 Risiko einer Dranguninkontinenz:** Risiko eines unwillkürlichen Urinabgangs, verbunden mit einer plötzlichen, starken Empfindung eines Harndrangs. **00023 Harnverhalten:** Unvollständige Entleerung der Harnblase **00166 Bereitschaft zu einer verbesserten Urinausscheidung:** Ein Muster urinausscheidender Funktionen, das gestärkt werden kann und den Ausscheidungsbedürfnissen gerecht wird. **00176 Überlaufinkontinenz:** Unwillkürlicher Urinabgang verbunden mit einer Überdehnung der Blase. **00142 Vergewaltigungssyndrom:** Anhaltende, fehlangepasste Reaktion auf eine erzwungene, gewalttätige sexuelle Penetration gegen den Willen und das Einverständnis des Opfers. **00143 Vergewaltigungssyndrom: gemischte Reaktion:** Erzwungene gewalttätige sexuelle Penetration gegen den Willen und das Einverständnis des Opfers. Das aus diesem Angriff oder versuchten Angriff resultierende Traumasyndrom beinhaltet eine akute Phase der Desorganisation des Lebensstils des Opfers und einen lang andauernden Prozess der Reorganisation des Lebensstils. **00144 Vergewaltigungssyndrom: stumme Reaktion:** Erzwungene gewalttätige sexuelle Penetration gegen den Willen und das Einverständnis des Opfers. Das aus diesem Angriff oder versuchten Angriff resultierende Traumasyndrom beinhaltet eine akute Phase der Desorganisation des Lebensstils des Opfers und einen lang andauernden Prozess der Reorganisation des Lebensstils.
V2	**Vergiftungs-gefahr** 00037/ **Vergiftung**	**00037 Risiko einer Vergiftung:** Besonderes Risiko eines unbeabsichtigten Ausgesetztseins oder der Einnahme von Medikamenten oder gefährlicher Substanzen in toxischen Dosen. **00178 Risiko einer beeinträchtigten Leberfunktion:** Risiko einer gestörten Leberfunktion.
W1	**Wachstum und Entwicklung beeinträchtigt**	**00048 Beeinträchtigte Zahnbildung:** Unterbrechung der Zahnentwicklung/Dentition oder Störung der intakten Struktur einzelner Zähne. **00111 Verzögerte(s) Wachstum und Entwicklung:** Abweichung von altersbezogenen Normen.

Grundständige PD	Zugeordnete NANDA-PD, 2007-2008 (Recom Verlag, Bad Emstal) / Definitionen
W1 Wachstum und Entwicklung beeinträchtigt	**00112 Risiko einer verzögerten Entwicklung:** Risiko einer Verzögerung von mindestens 25% einer oder mehrerer sozialer oder selbstregulierender Verhaltensweisen oder der kognitiven, sprachlichen, grob- oder feinmotorischen Fähigkeiten. **00113 Risiko eines unproportionalen Wachstums:** Risiko eines Wachstums, das oberhalb des 97. Perzentils oder unterhalb des 3. Altersentsprechenden Perzentils liegt, wobei zwei Prozentbereiche überschritten werden. **00115 Risiko eines desorganisierten Säuglingsverhaltens:** Risiko einer Veränderung der Integration und Modulation der physiologischen und verhaltensbezogenen Systeme eines Säuglings (d.h. autonome, motorische, zustandsbezogene, organisatorische, selbstregulierende und aufmerksamkeits-interaktionale Systeme). **00116 Desorganisiertes Säuglingsverhalten:** Beeinträchtigte Integration physiologischer und neurobehavioraler Reaktionen eines Säuglings auf das Umfeld. **00117 Bereitschaft zu einer verbesserten Organisation des Säuglingsverhaltens:** Ein ausreichendes Muster der Modulation der physiologischen und verhaltensbezogenen Systeme eines Säuglings (d.h. autonome, motorische, zustandsbezogene, organisatorische, selbstregulierende und aufmerksamkeits-interaktionale Systeme), das aber verbessert werden kann.
W2 Wissensdefizit 00126	**00126 Fehlendes Wissen (näher zu bestimmen):** Mangel oder Defizit an kognitiven Informationen bezogen auf ein spezielles Thema. **00161 Bereitschaft zum vermehrten Wissen:** Das Bestehen oder die Aneignung kognitiver Informationen über ein spezielles Thema ist ausreichend, um gesundheitsbezogene Ziele zu erreichen, und kann gestärkt werden.

Nachschlagen und Weiterlesen

Berger S, Mosebach H, Wieteck P (Hrg., 2008) NANDA I – Pflegediagnosen. Definitionen & Klassifikationen, 2007-2008, Recom, Bad Emstal

Eveslage K (2006) Pflegediagnosen: praktisch und effizient. Springer Heidelberg, Berlin

Doenges ME, Moorhouse MF (2004) Pflegediagnosen und Maßnahmen. Huber, Bern

Heuwinkel-Otter Nümann-Dulke, Matscheko, (Bd.1 2006; Bd. 2 2006; Bd. 3 2007) Menschen pflegen. Springer Berlin, Heidelberg

Heuwinkel-Otter A, Nümann-Dulke A, Matscheko N (2009) Menschen pflegen – Der Praxisbegleiter für Pflegeprofis. Springer Berlin, Heidelberg

Lernplattform: www.Menschen-pflegen.ist-mehr.de

NANDA-International (2005) NANDA-Pflegediagnosen. Definition und Klassifikation 2005–2006. Huber, Bern

Stichwortverzeichnis

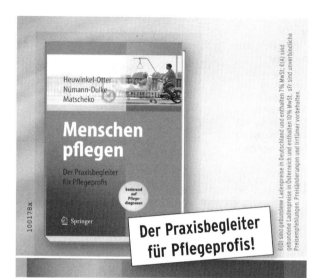
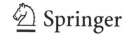